汉竹编著•亲亲乐读系列

备孕怀孕分娩坐月子知识早知道

陈达书 主编

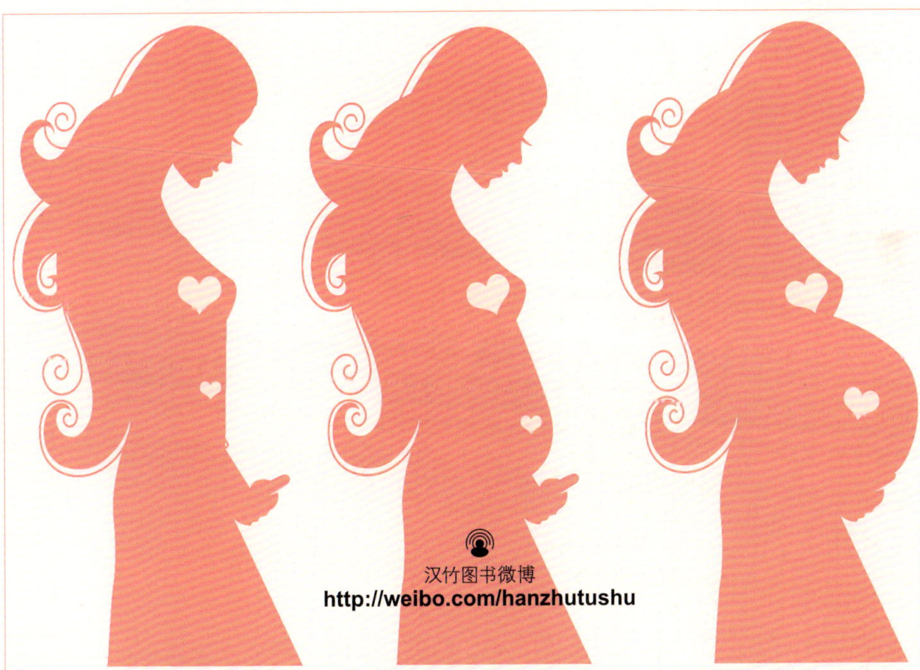

汉竹图书微博
http://weibo.com/hanzhutushu

江苏凤凰科学技术出版社
全国百佳图书出版单位
·南京·

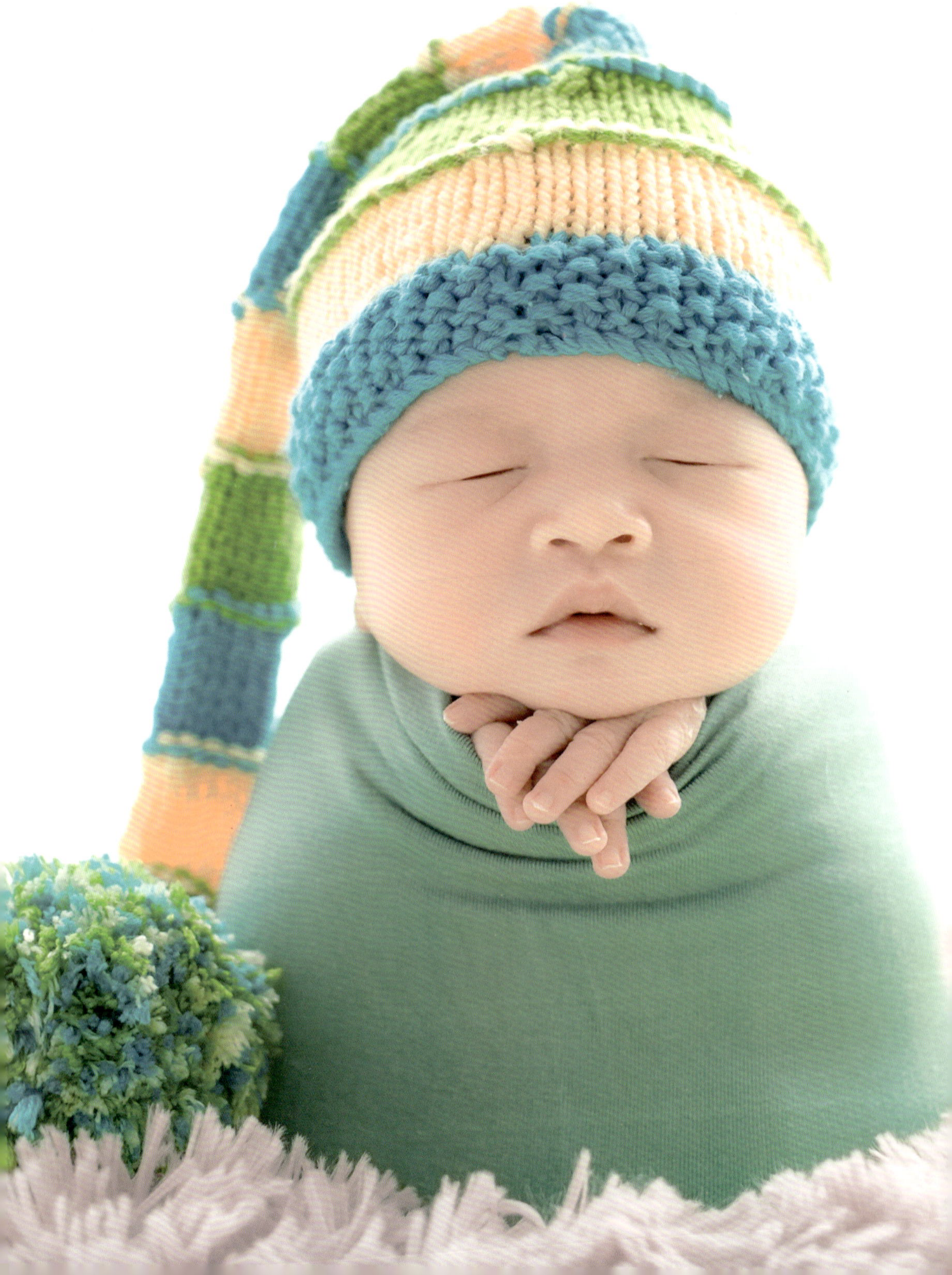

导读

孕前检查要做哪些项目？

怀孕了，怎么吃对胎宝宝发育好？

如何减轻分娩疼痛？

月子里能洗澡、洗头吗？

宝宝应该按时喂养还是按需喂养？

……

对于正在准备或已经在孕育宝宝的年轻父母来说，有太多的问题和困惑。别着急，翻开此书，这些问题都能从中找到答案。

本书从备孕、怀孕、分娩、坐月子四方面入手，针对这四个时期中女性常会提出的养护疑问，进行营养、生活细节规范指导。

备孕期，分为孕前检查、优生优育、生活细节及饮食指导等内容，为备孕夫妻解答备孕期的种种困惑。孕期10个月，每个月分为本月大事、产检、饮食营养、生活细节、常见不适症状、胎教几部分内容，让孕妈妈轻松度过孕期。分娩阶段，提供临产征兆、分娩方式、减轻疼痛的技巧、分娩当天饮食指导的知识，让孕妈妈缓解焦虑，顺利生下宝宝。产后6周，每周分为本周大事、科学护理、饮食指导、新生儿护理的内容，让新妈妈安心坐月子，养育健康宝宝。其中怀孕10个月的“本月大事”和产后6周的“本周大事”针对女性在怀孕及产后会遇到的事件进行梳理，提前规划并告知注意事项，简单直观地给出养护建议。

在内容形式上，本书将百科知识图表化，使“大厚全”的信息更容易检索，使枯燥的内容变得生动易读。此外，本书还在关键知识点上添加了二维码，提供孕期实用计算、知识点提炼、注意事项提前提醒等功能，增加了阅读的趣味性。

相信这本书会成为你的良师益友，陪你轻松度过从备孕到产后的这段充满新奇、困惑却又无比幸福的时光。

目录

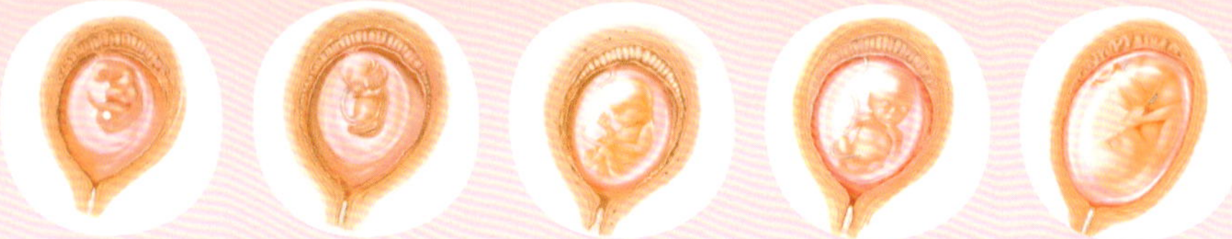

第一章　轻松备孕好怀孕

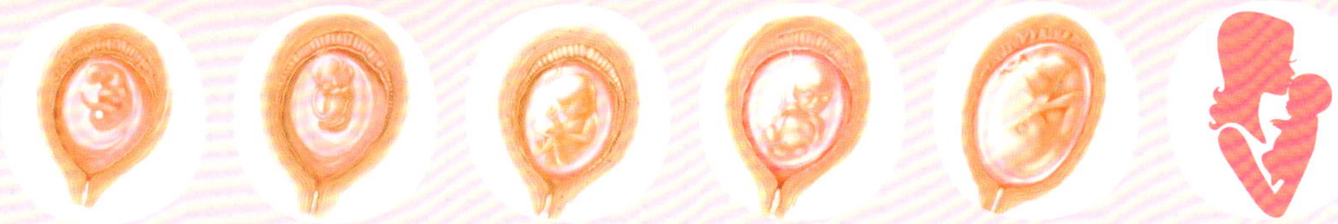

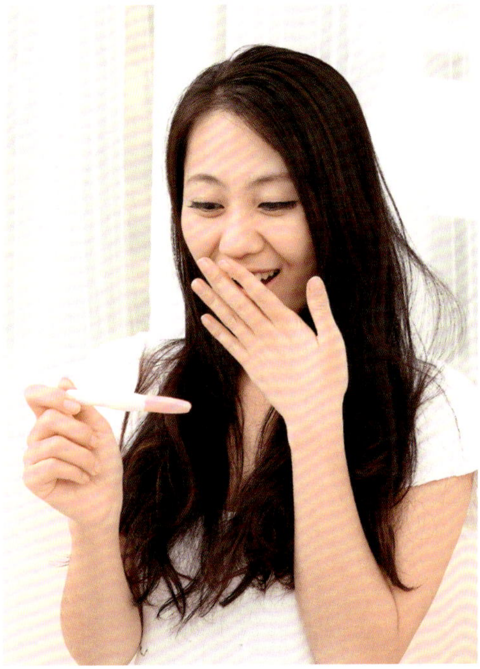

第二章　10 月孕期轻松度过

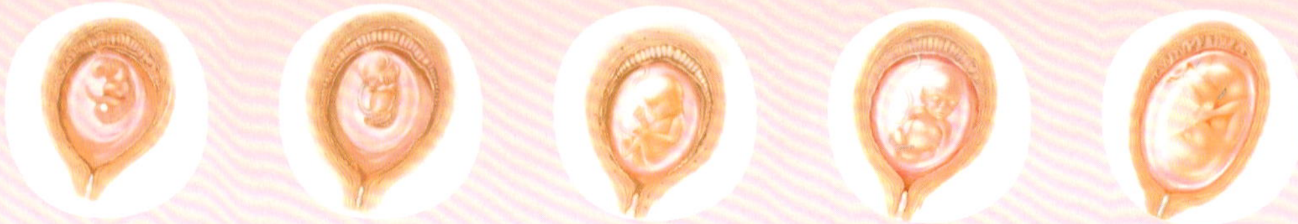

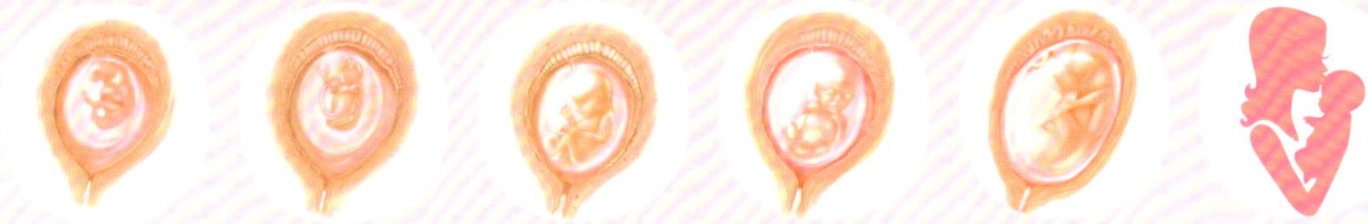

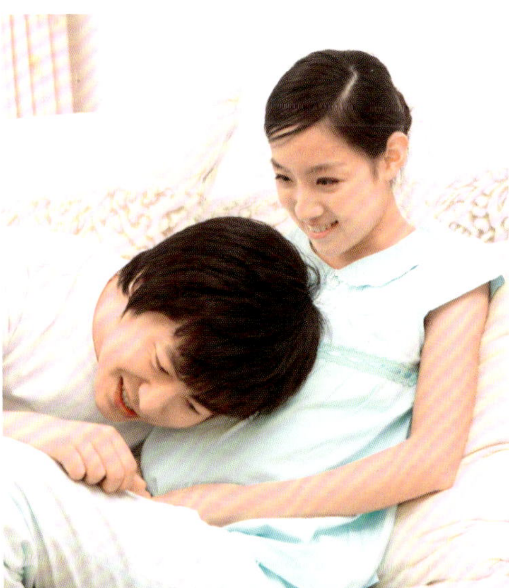

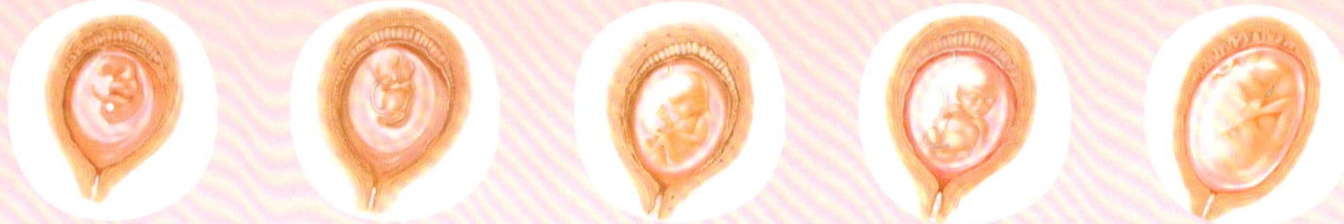

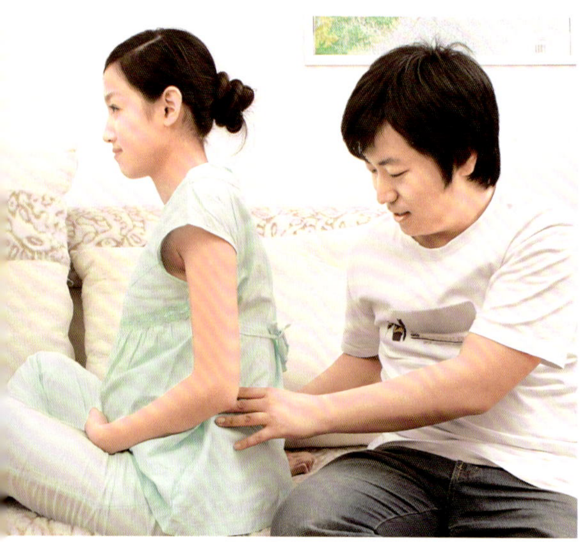

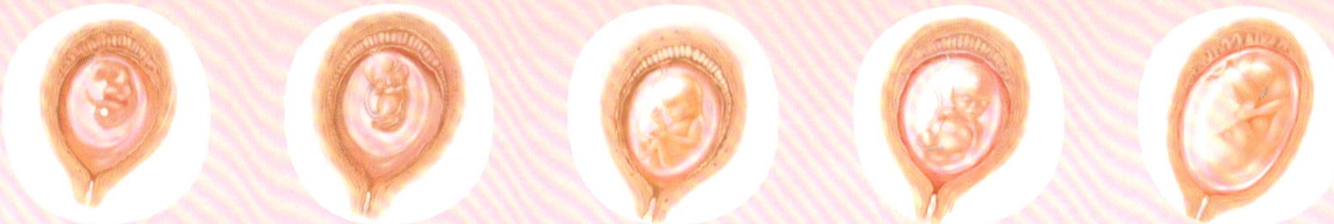

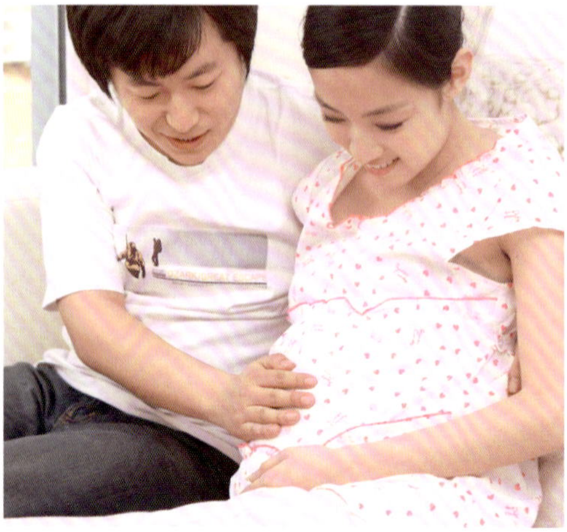

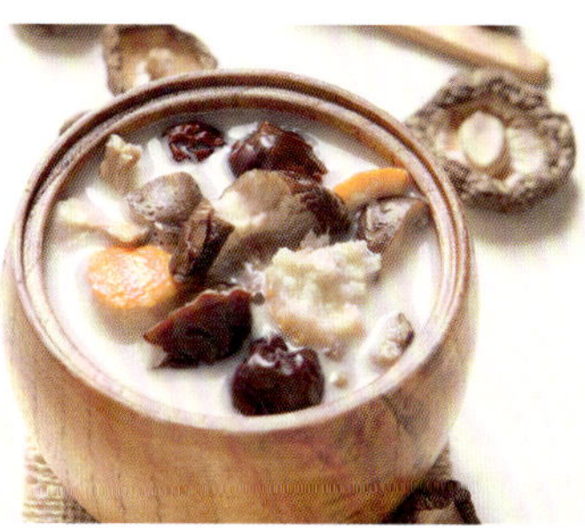

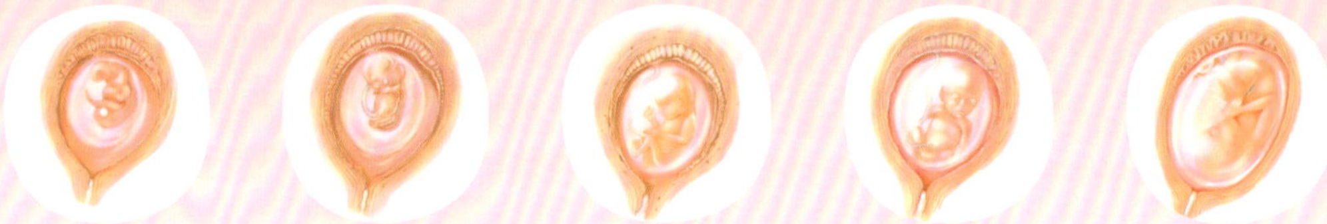

第三章 顺利分娩

第四章 坐月子养身体

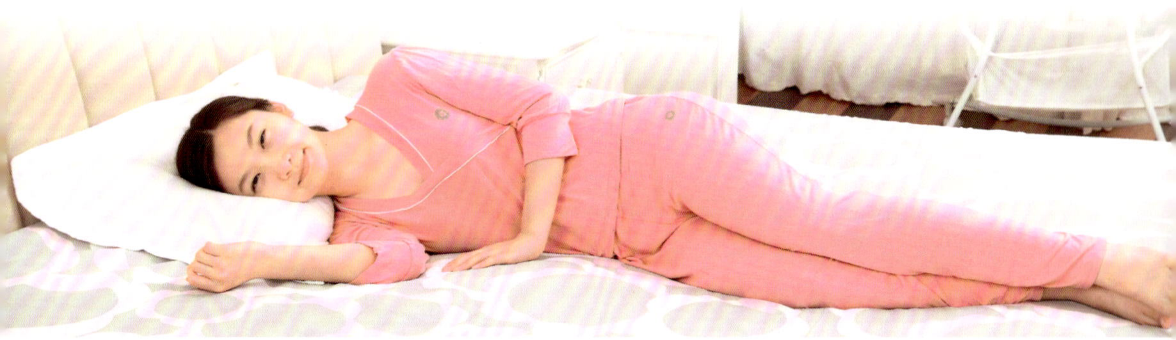

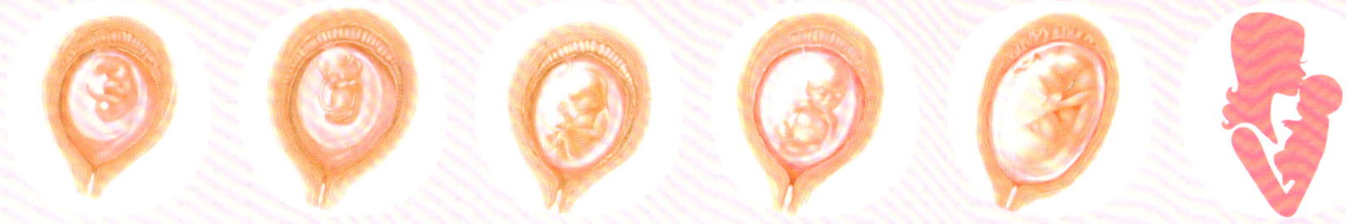

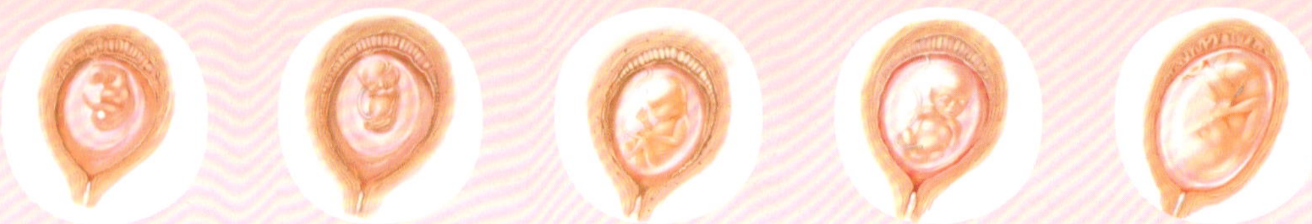

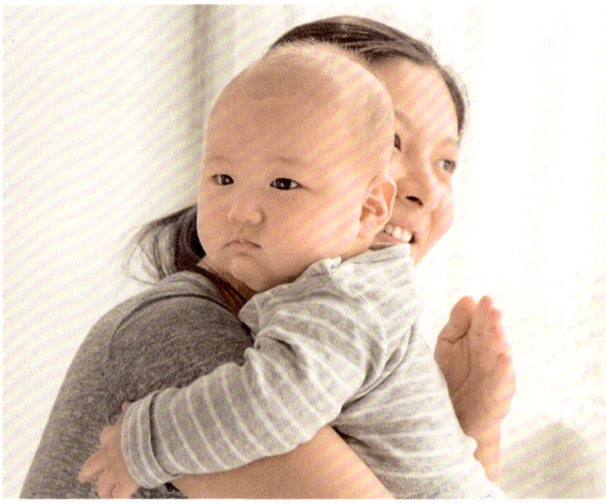

附录

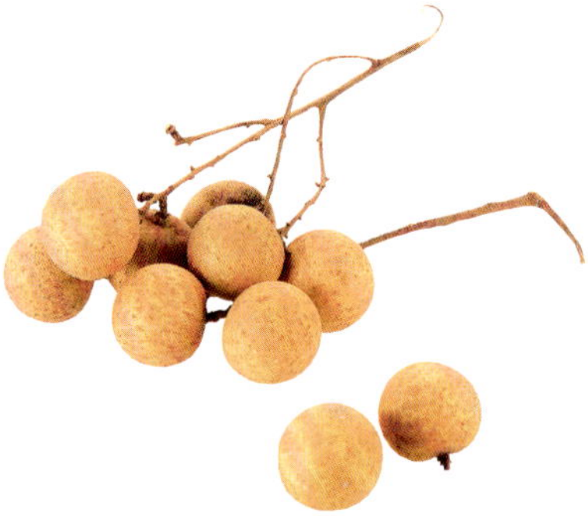

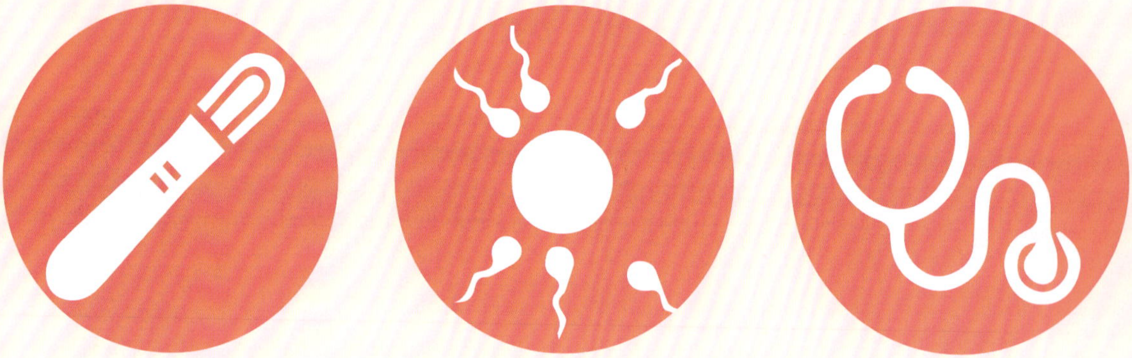

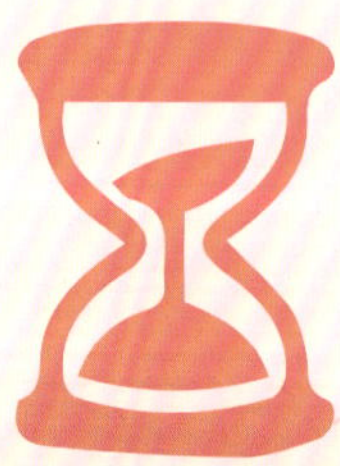

第一章
轻松备孕好怀孕

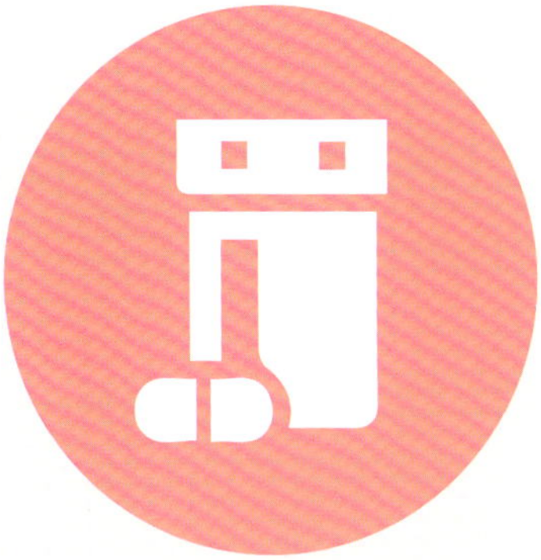

孕前准备是优生优育的基础。备孕夫妻至少在孕前 3 个月，就要做一些精心的准备与计划。备孕夫妻要提前学习一些备孕知识，改掉生活中的不良习惯，保证身体的健康，并做好充分的心理准备，以最佳的状态迎接胎宝宝的到来。实际上，孕前了解的知识越精准，准备做得越充分，就越容易增加怀孕的概率，将来准爸爸和孕妈妈在应对孕期里可能出现的种种问题时也会越从容淡定。

孕前检查不容忽视

通过孕前检查，备孕夫妻可以很好地了解自己的身体状况，继而对症调理或治疗，有助于顺利孕育胎宝宝。

普通体检不能代替孕前检查

很多人都有这样的想法：自己在单位每年都进行体检，身体很正常，还用得着再重复地做孕前检查吗？专家认为，一般的体检并不能代替孕前检查。普通体检是以最基本的身体检查为主，而孕前检查主要是针对生殖器官以及与之相关的免疫系统、遗传病史等进行检查。

孕前检查什么时候做

都说不能让自己的孩子输在起跑线上，所以父母在决定孕育宝宝的时候就要做好充分的准备，特别是孕前检查一定不能省略，并且孕前检查的时间也要把握好。那么，什么时间做孕前检查最好呢？孕前检查应至少提前 3 个月进行，而且夫妻双方最好都做检查。提前 3~6 个月检查，一旦发现问题，有时间进行干预和治疗，并能留出时间来补充叶酸，调整饮食和接种疫苗。

男性也要做育前检查

孕育一个健康的宝宝，是每个家庭所希望的。而健康宝宝必须是由健康的精子和健康的卵子结合而成，因此不仅备孕女性需要做孕前检查，备育男性的检查也很重要。男性方面对胎宝宝流产、早产及对婴儿出生缺陷、肿瘤等多方面的影响已被医学证实。比如环境因素、个人习惯均可导致男性的精液异常，影响下一代健康。所以男性做育前检查也是非常必要的。

没做孕前检查就怀孕也不必惊慌

如果夫妻双方身体都健康，没有接触过 X 射线、有毒物质，在没有做孕前检查的情况下怀孕了，也不要过分紧张，一定要积极去医院做定期产检。如果产检结果正常，就不需要过分担心。

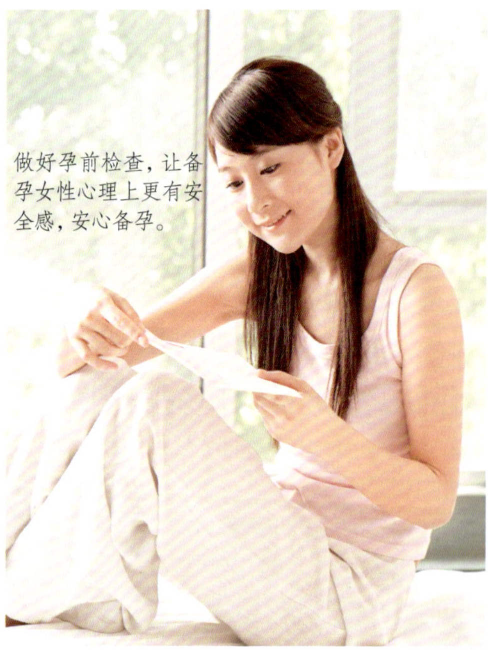

做好孕前检查，让备孕女性心理上更有安全感，安心备孕。

备孕女性必查项目

孕前检查的意义在于预防，及时发现问题，这样，不但可以在心理上做好怀孕的准备，还可以积极采取一些措施，对身体进行调整，为顺利受孕、生产提供保障。

检查项目	检查内容	检查目的	检查方法	检查对象	检查时间
生殖系统检查（3年内未行宫颈筛查者应行TCT筛查）	通过白带常规筛查滴虫、真菌、支原体感染、衣原体感染、阴道炎症，以及淋病、梅毒等性传播疾病	是否有妇科疾病，如患有性传播疾病，最好先彻底治疗，排除宫颈病变，然后再怀孕	普通的阴道分泌物检查	所有育龄女性	孕前任何时间
优生四项检查（TORCH）	弓形虫、风疹、巨细胞病毒和单纯疱疹病毒四项	是否感染病毒及弓形虫	静脉抽血	所有育龄女性	孕前3个月
肝功能检查	肝功能检查有大小功能两种，大肝功能检查除了乙肝全套检查外，还包括血糖、胆汁酸等检查	如果母亲是肝炎患者，怀孕时需要做一些预防措施，以免把肝炎病毒传染给宝宝	静脉抽血	所有育龄女性	孕前3个月
尿常规检查	尿色、酸碱度、尿蛋白、比重、管型、尿糖定性	10个月的孕期对母亲的肾脏系统是一个巨大的考验，身体的代谢增加，会使肾脏的负担加重，孕前检查有助于肾脏疾患的早期诊断	尿液检查	所有育龄女性	孕前3个月
血常规检查	血色素、白细胞、血小板	排除血液问题及贫血、感染	静脉抽血	所有育龄女性	孕前的任何时间
心电图检查	心脏情况	排除先天性心脏病等	心电图	所有育龄女性	孕前的任何时间

注：以上检查项目可作为备孕女性孕前检查的参考，具体检查项目依个人身体情况以及各地医院及医生提供的建议为准。

女性孕前检查前的注意事项

1. 备孕女性在进行孕前检查的当天早晨，要禁止进食，禁止喝水。
2. 孕前检查时要注意避开月经期，选择月经停止后3~7天进行孕前检查比较好。
3. 检查前7天内不要有性生活，检查前1天保证精力充沛，注意不要清洗阴道。
4. 检查前3~5天饮食要清淡，不要吃猪肝、猪血等含铁量高的食物。
5. 检查前1天晚上10点之后不能进食和饮水。

备育男性必查项目

备育男性主要检查生殖系统、前列腺和精液等。通过检查可以了解男性性功能如何，性器官发育是否正常。如果性功能异常或性器官发育异常，都会造成不育。

检查项目	检查内容	特别提醒	检查时间
体格检查	常规检查	医生会询问过往病史及家庭遗传病等情况，必要时会检查染色体、血型等	育前3个月
精液检查	精子计数、精子形态、精子存活率及精子活力	如果检查发现异常，需及早采取措施，戒除不良卫生习惯，补充营养	育前3个月
前列腺检查	有无炎症	如果检查发现异常，需及时治疗，否则会影响精子的正常功能，间接地导致男性不育	育前3个月
内分泌检查	主要检测睾丸的雄性激素（主要是睾酮）的分泌状况	如有必要可测定甲状腺素或肾上腺皮质激素	育前3个月
睾丸活检	检查睾丸曲细精管的生精功能及间质细胞的发育情况	一般宜直立位或平卧位进行	育前3个月
染色体核型分析	检查外生殖器官是否畸形、睾丸是否发育不良以及有无原因不明的无精子症	—	育前3个月
生殖系统检查	检查阴茎、阴囊、睾丸、精索、附睾等	生殖系统的健康与否对下一代的健康影响极大	育前3个月

注：以上检查项目可作为备育男性孕前检查的参考，具体检查项目依个人身体情况以及各地医院及医生提供的建议为准。

精液检查，看这几项就够了

精液检查主要检查精子的活跃度和畸形率、精子计数等。当有前列腺炎、精囊炎、附睾炎或者精子少、畸形率高时，都需要积极治疗。正常男性每次排精2~5毫升，若少于1毫升则为不正常。正常精液为乳白色或淡黄色，有特殊腥味。如果精子质量不好或数量不足，受精卵异常的概率就很大。

男性育前检查注意事项

1. 检查前3天不要抽烟喝酒，不要吃油腻、糖分高的食物。

2. 育前检查前3~7天不能有性生活。

3. 体检前1天应洗澡，保证身体的清洁。

4. 抽血要空腹，因此检查前1天晚饭后不要再吃东西，保证在抽血前空腹8小时以上。

孕前接种疫苗，很有必要

孕前接种相应的疫苗，不仅能让孕妈妈们免于生病的困扰，更能让胎宝宝在出生后降低发生某些疾病的概率，所以孕前接种疫苗是很有必要的。

宜先接种疫苗后怀孕

先种疫苗后怀孕是很有必要的，因为有一些疫苗在体内产生抗体需要的时间比较长，一旦怀孕后，就不应该再接种疫苗，以免胎宝宝发生感染。风疹疫苗就是需要提前接种的一种。对于风疹疫苗可能很多人不熟悉，但是如果说先天性心脏病，相信所有人都不会陌生。先天性心脏病的发生虽然有多种因素，但风疹病毒的感染是导致先天性心脏病的主要原因。风疹病毒抗体阴性的育龄妇女应该接种风疹疫苗。

乙肝病毒可通过胎盘屏障，直接感染胎宝宝，使胎宝宝一出生就成为一名乙肝病毒携带者。乙肝疫苗是需要按照三针的程序接种的，所以也是需要提前接种再怀孕的。虽然流感疫苗可以在孕期接种，但为了怀孕全程都能得到主动免疫的保护，建议孕前注射。

扫一扫，教你正确接种疫苗

那么孕前疫苗究竟该怎么接种呢？一起来详细看看。

孕前需要接种的疫苗

接种疫苗	接种原因	注射时间
风疹疫苗	风疹病毒感染的危害主要发生在妊娠早期，孕妈妈感染了风疹病毒，会有25%的风险在孕早期发生先兆流产、流产、胎死宫内等严重后果	至少在孕前3个月接种
乙肝疫苗	乙肝发病率较高，如果在妊娠期感染乙肝病毒，而且发展为急性重症肝炎后，不仅会危及孕妈妈生命，更会通过胎盘或分娩时的体液传染给胎宝宝	建议在孕前9个月进行注射
甲肝疫苗	甲肝病毒可以通过水源、饮食传播，所以经常在外就餐的备孕期女性更应该提前进行甲肝疫苗的注射	至少在孕前3个月接种
流感疫苗	因为孕期女性免疫受抑制，免疫力也会较非孕期差些。因此建议备孕期女性注射流感疫苗。体质较差的女性更建议接种	整个孕期都能接种，更建议在孕前1个月接种
水痘疫苗	水痘具有终身免疫性，如果孕妈妈小时候出过水痘，则无须考虑接种水痘疫苗，反之还是小心为妙。因为在孕早期感染水痘病毒，会引起胎宝宝先天性水痘或新生儿水痘。如果在怀孕晚期感染，则可能导致孕妈妈发生严重肺炎甚至危及生命	孕前3~6个月

把握怀孕好时机

要想生一个聪明、健康的宝宝，除了孕前检查，还有很多事需要注意，不仅要进行饮食、生活的调整，还要了解优生优育知识。

怀娃，在最好的时候

健康、成熟的精子与卵子是宝宝聪明、健康的先决条件。精子和卵子的质量受年龄、季节、环境、心情、营养等许多外界因素的影响。因此，备孕夫妻想要孕育聪明健康的宝宝，从备孕时期就应开始注意了。

孕前3个月，调整性生活频率

夫妻性生活频率过高，可能会降低受孕的概率。因为夫妻性生活频率过高，就会导致精液量减少和精子密度降低，使精子活动率和生存率明显下降，受孕的机会自然就会降低。因此，在孕前3个月到1个月，建议每周进行一两次性生活为宜。到了孕前1个月，可以在女性排卵期前后适当增加性生活次数，隔日或者每3天1次。

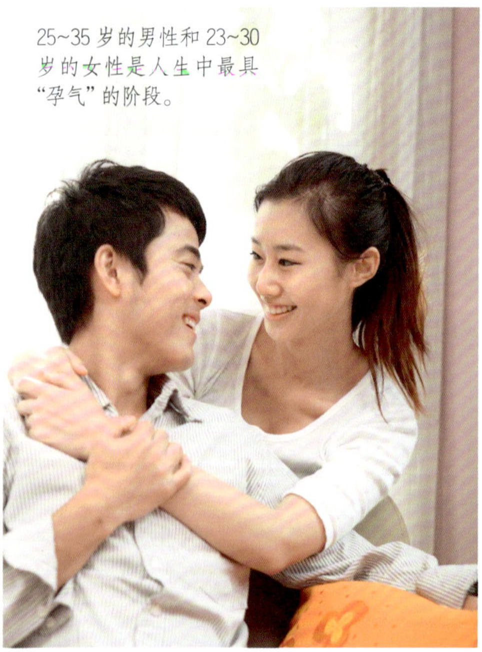

25~35岁的男性和23~30岁的女性是人生中最具“孕气”的阶段。

生育的最佳年龄

按照人体正常的生理成熟水平，男性的最佳生育年龄为25~35岁，女性的最佳生育年龄为23~30岁。男性在35岁以后，体内的雄性激素开始衰减，平均每过一年其睾丸激素的分泌量就下降1%，精子基因突变的概率也相应增高，精子数量和质量都得不到保证，对胎宝宝的健康也会产生不利影响，因此男性最佳生育年龄为25~35岁。女性在23~30岁时，生理成熟，卵子质量高，精力充沛，容易接受孕产、育儿方面的知识。此时若怀孕生育，分娩危险小，胎宝宝生长发育良好，也有利于孕育胎宝宝和抚育婴儿，因此女性的最佳受孕年龄是23~30岁。而35岁以上的女性，卵巢功能减退，卵子质量下降，受孕能力下降，受孕后胎宝宝发生畸形的可能性增加，流产率也会增加，难产的发生率也将随着年龄的增长而提高，因此女性应该尽量在35岁以前受孕。

怀孕的最佳季节

怀孕的最佳季节为夏末秋初，最佳月份为 7~9 月，宝宝出生最佳月份为 4~6 月。经研究发现，精子在秋季活动能力最强，而 7~9 月份气候舒适，这个时期受孕，胎宝宝在宫内受到病毒感染的概率较小，备孕女性的休息、营养和各种维生素的摄入都比较充分，均有利于受孕。

在怀孕初期 40~60 天发生妊娠反应时，正好处在 9 月或 10 月，这时孕妈妈大多胃口差，爱挑食，但此时蔬菜、瓜果品种繁多，可以调节增进食欲，保障胎宝宝的营养需求。

怀孕两三个月后正值晚秋，气候凉爽，孕妈妈食欲渐增，对胎宝宝的生长发育十分有利。

如果在夏末秋初怀孕，相应的预产期为次年 5 月前后。分娩之时正是春末夏初，气温适宜，也是“坐月子”的最佳季节。

不宜受孕的三种情况

1. 旅途中：在旅途中夫妻都会过度耗损体力，加上生活起居没有规律，经常会睡眠不足，每日三餐的营养也容易不均衡。这样不仅会影响受精卵的质量，还容易引起子宫收缩。胚胎的着床和生长也会受到影响，导致流产或先兆流产发生，所以旅途中不宜受孕。

2. 使用某些致畸药物期间：如治疗青春痘的药物，需停药至少 3 个月才能怀孕。备孕时如在服用某种药物，需咨询医生药物是否会有致畸作用。询问清楚，遵从医生的指导排除致畸因素方可安心备孕。

3. 染发后：准备怀孕的前半年和怀孕期间最好不要染发。染发剂是一种化学物品，里面含有一些致癌物质，会通过头皮的毛孔渗透到体内，影响胎宝宝发育，造成胎宝宝畸形。爱美的备孕女性应该多为将来的宝宝健康着想，暂时不要染发。备育男性也应尽量避免染发，因为夫妻同睡，妻子或多或少都会触摸到丈夫的头发，有害物质也会对胎宝宝造成影响。

想要生个聪明健康的宝宝，备孕时就要注意避免各种不利因素。

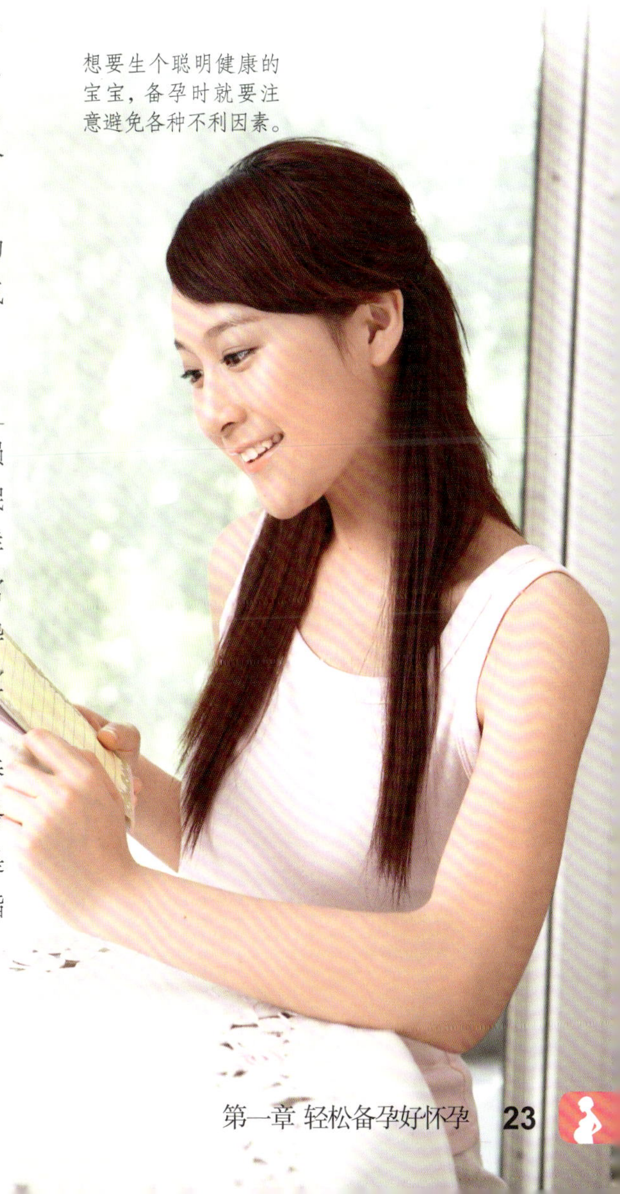

算准排卵期，安排好性生活

医学上将排卵日的前 5 天和后 4 天，连同排卵日在内共 10 天称为排卵期。找出排卵期后，可以从排卵期第一天开始，每隔一日同房一次，怀孕的概率会较高。

对于月经周期正常的女性：

以月经周期为 28 天为例来算，这次月经来潮的第 1 天在 9 月 29 日，那么下次月经来潮是在 10 月 27 日（9 月 29 日 +28 天），再从 10 月 27 日 -14 天，则 10 月 13 日就是排卵日。排卵日及其前 5 天和后 4 天，也就是 10 月 8 日到 10 月 17 日这 10 天为排卵期。

对于月经不规律的女性：

对于月经不规律的女性来说，无法通过月经时间来推算排卵期。这部分女性只能通过排卵试纸或者到医院通过 B 超测排卵，才能知道自己的排卵期。

扫一扫，算出你的排卵期

输入最短一次月经周期天数和最长一次月经周期天数，即可算出你的排卵期。

排卵期，有哪些特别感觉

白带变化：正常的白带平时是没有味道的白色稀糊状液体，排卵期间变成鸡蛋清状的稀薄液体。这种状态一般持续两三天，是女性最易受孕的时间。

抵抗力下降：在排卵期，女性的阴道黏液会变得稀薄，这是为了让精子能更容易地通过从而增大受孕成功的机会。与此同时，女性的鼻腔黏液也会减少，这就增加了细菌侵入人体循环系统的机会。

排卵期出血：为排卵后症状，通常持续两三天，出血量不多，有时仅表现为白带略带红色。

体温上升：排卵前的基础体温较低，排卵后体温略有升高。一般两者温差可达 0.5℃左右。

女性排卵期注意事项

排卵期内，洗浴最好选择淋浴，并用流动的水清洗私处；用清水清洗私处，不宜使用洗浴用品；方便后，卫生纸应从前向后擦拭，以免肠道细菌进入阴道，引起炎症；床上用品要经常更换，保持清洁。

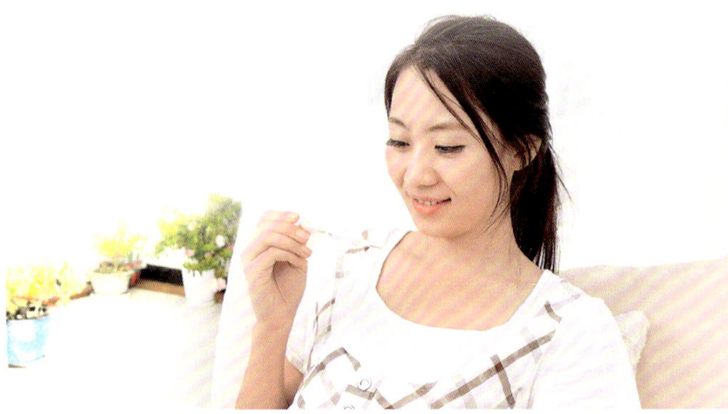

特殊情况如何备孕

备孕夫妻要知道，并不是什么情况都适合受孕，为了生一个健康、聪明的宝宝，有下列特殊情况的备孕女性一定要在康复后再考虑受孕问题。

人工流产或早产后别急着怀孕

无论人工流产还是早产，都已经进入了一个妊娠的过程，只要开始妊娠，身体各器官都会为适应怀孕而发生相应的变化，如子宫逐渐增大变薄、卵巢增大、停止排卵、乳房增大，心肺功能增强、心血排出量增加、血压发生变化、循环血容量增加，内分泌系统发生变化等。人工流产后，身体需要一段时间的调整才可能完全恢复，而有些器官的恢复时间可能更长。

葡萄胎手术后1年才能怀孕

葡萄胎是指胎盘绒毛基质微血管消失，从而绒毛基质积液形成大小不等的水泡，形似葡萄。葡萄胎在清宫后，并不一定会被完全治愈，原残留在宫腔内的少量滋养细胞经过一段时间后可重新活跃，甚至发生恶性变化。因此，做过葡萄胎手术后的患者，要定期复查，一旦发现早期病变，可及时接受治疗，争取较好的治疗效果。葡萄胎清宫后，应避孕1年才能再次受孕。

子宫肌瘤手术后1年半再怀孕

子宫肌瘤是由子宫平滑肌细胞增生而形成的，是女性生殖器官中最常见的良性肿瘤。做子宫肌瘤手术后多久可以怀孕，与剔除肌瘤的数目多少、肌瘤大小及肌瘤部位有关。如果肌瘤不多，又在浆膜上（子宫外壁），子宫肌瘤术后半年就可以怀孕；如果肌瘤比较大、穿透内膜，或者数目较多，就需要避孕1年半，然后确认已完全康复再怀孕。子宫肌瘤剔除术后怀孕者，应及时到医院做相关检查，这是因为分娩过程中出现异常的可能性比正常子宫者多，需密切观察。子宫肌瘤剔除术后可能会复发，因此在产后还应定期随诊检查。

流产后丈夫要抽空多陪陪妻子，帮助她走出流产阴影，心情愉悦有利于再次受孕。

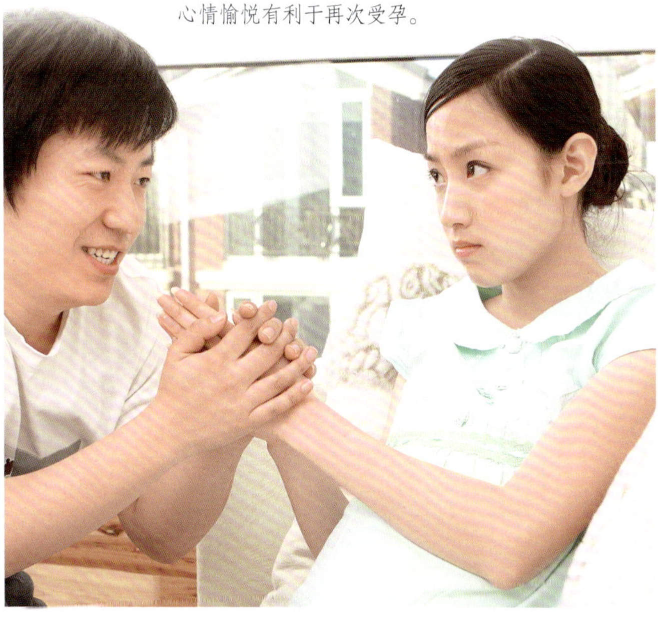

备孕营养与食谱

要想孕育健康聪明的宝宝，备孕夫妻从怀孕前 3 个月，就应该开始平衡膳食，以保证自身获得均衡的营养。还要注意科学、合理地摄取食物和营养，确保身体的健康与活力，有助于孕育，为怀上优质的一胎打下坚实的“物质”基础。

备孕女性的营养准备

孕前准备中，营养储备是优孕的关键，却往往被忽略。其实，科学的孕前营养准备有助于备孕女性顺利受孕，孕前点点滴滴的付出和努力都为孕育健康聪明的宝宝提供助力。

孕前宜养成良好的饮食习惯

备孕女性要养成良好的生活习惯，防止过饥过饱，防止偏食、挑食、暴饮暴食，要合理安排一日三餐，饥饱适中。备孕女性尤其不宜长期吃素食，因为长期食用素食会影响女性体内性激素分泌，出现停止排卵或月经周期间隔变短等症状，久而久之会造成不孕。因此，备孕女性孕前要保持饮食平衡，做到结构合理、荤素搭配、粗细搭配。

宜少吃甜食

一般甜食都是高脂肪、高热量食物，常食甜食容易引起体重上升，过胖对受孕极为不利。而且，大量吃甜食还会增加患糖尿病、心血管疾病的概率，同时容易引起龋齿，影响备孕女性的身体健康。所以，备孕女性要少吃甜食，管好自己的嘴，才能为即将到来的胎宝宝做个好榜样。

宜提前 3 个月服用叶酸

叶酸是一种水溶性 B 族维生素，是促进胎宝宝神经系统和大脑发育的重要物质。孕妈妈补充叶酸可以有效预防胎宝宝神经管畸形，还可降低胎宝宝眼、口、唇、腭、胃、肠道等器官畸形的概率。

备孕女性在备孕期就应该开始补充叶酸，最好从怀孕前 3 个月开始补充。可以在补充叶酸增补剂的同时，多吃些绿叶蔬菜等含叶酸较多的食物。

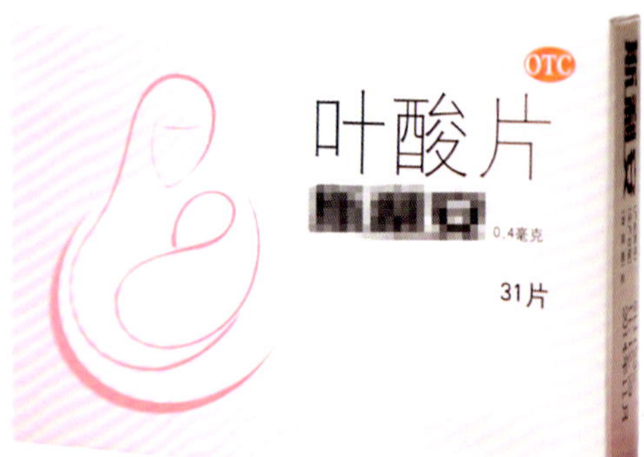

宜讲究食物搭配原则

饮食调理最重要的是要做到平衡膳食，从而保证摄入均衡适量的营养素，因为它们是胎宝宝生长发育的物质基础。所以，备孕女性的饮食应尽量品种多一些，做到粗细搭配，荤素搭配，不偏食、不挑食，保证全面、均衡营养的补充。除此之外，也要讲究食物搭配的技巧，大米与多种食物搭配可提高蛋白质的利用率，如蒸米饭或煮粥时加入水果、蔬菜、肉、蘑菇等；小米与豆类搭配可弥补赖氨酸不足，用小米煮粥时，可加入绿豆、黄豆、红薯、红小豆等同煮；四季豆与肉类搭配可补充构成蛋白质必需的氨基酸。

备孕女性的重点营养摄取

许多营养素可以在人体内储存很长时间，这就为备孕女性提前摄取营养、为孕期做准备创造了条件。

备孕女性储备营养，一则可以满足受孕期间的营养需求；二则可以在孕早期发生呕吐不能进食时，动用储备而不致影响胎宝宝的成长。

铁：铁是人体生成血红蛋白的主要原料之一，缺铁会导致胎宝宝宫内缺氧，生长发育迟缓，出生后智力发育障碍。在饮食中，备孕女性要多吃瘦肉、动物肝脏、猪血、鸭血、葡萄及蛋类、绿色蔬菜、豆制品等。这些食物都富含铁元素，且易于被人体吸收。此外，蔬果中的维生素C可以促进铁的吸收，补铁的同时要适当食用含维生素C的蔬果。

钙：钙摄入不足，会直接影响孕妈妈的身体与胎宝宝的发育。在孕期，孕妈妈体内的钙就会输送到胎宝宝身上，钙缺乏会影响胎宝宝乳牙、恒牙的钙化和骨骼的发育，出生后使宝宝出现佝偻症；也会导致孕妈妈出现小腿抽筋、疲乏、倦怠，产后出现骨软化和牙齿疏松或牙齿脱落等现象。

叶酸：叶酸的摄入在整个孕期都非常重要，尤其是孕前和孕早期。缺乏叶酸将可能导致胎宝宝神经管异常等严重的后果，最好从孕前3个月开始补充叶酸。

锌：锌在生命活动过程中起着转运物质和交换能量的作用，故被誉为“生命的齿轮”。它是整个孕期都要注意补充的营养素。

碘：碘堪称“智力营养素”，孕前补碘和孕期补碘一样重要。备孕女性可以通过检测尿碘水平来判断体内是否缺碘。

孕前3个月就要加强营养储备，为未来胎宝宝的生长发育打好基础。

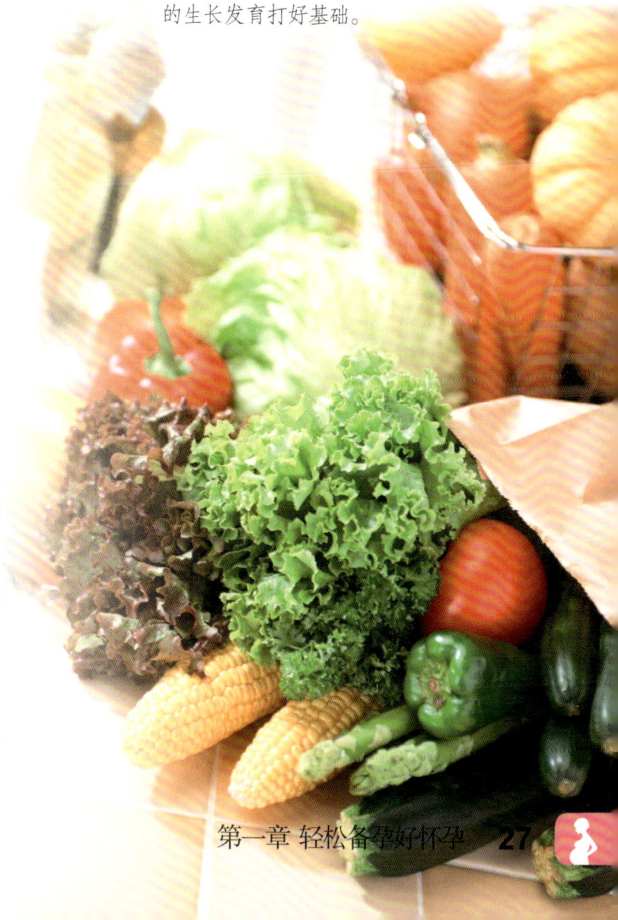

助好孕食谱

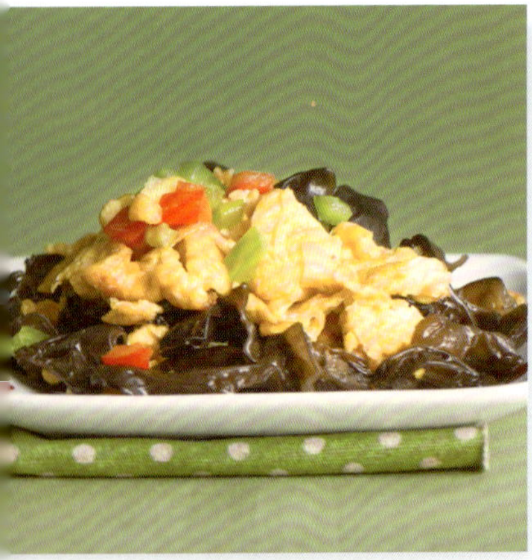

木耳炒鸡蛋

原料：干木耳5克，鸡蛋2个，盐、红椒、青椒各适量。

做法：1.干木耳泡发，洗净；红椒、青椒洗净，切丁；鸡蛋加入适量盐，打散。2.油锅烧热倒入鸡蛋液，炒成块，盛出备用。3.油锅烧热，加入木耳翻炒，倒入炒好的鸡蛋块和红椒丁、青椒丁，炒均匀后加入盐即可。

营养功效：木耳中含有丰富的铁，铁元素对女性来说尤为重要。备孕女性经期子宫出血，容易造成铁流失，适当吃些木耳可帮助女性补血。

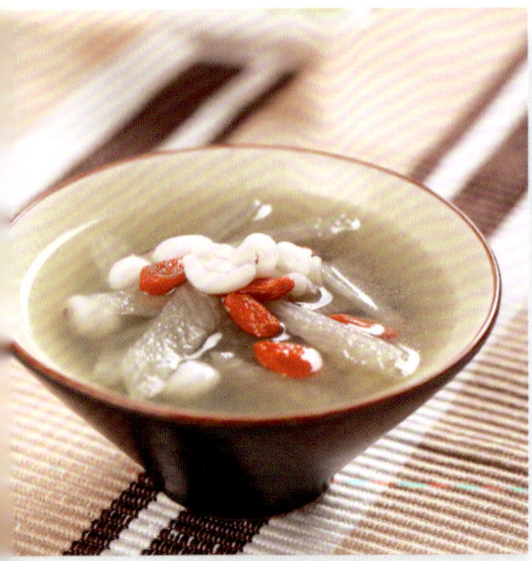

墨鱼补肾汤

原料：生地黄、枸杞子各10克，山药100克，墨鱼150克，盐适量。

做法：1.墨鱼洗净，切块；生地黄、枸杞子洗净；山药削皮，洗净，切块。2.将墨鱼块和其他食材加清水放入锅内，大火煮沸后，转小火煮至墨鱼熟烂。3.加盐调味即可。

营养功效：此汤可养阴润燥、滋补肝肾，是一款高营养、低脂肪又美味的汤。

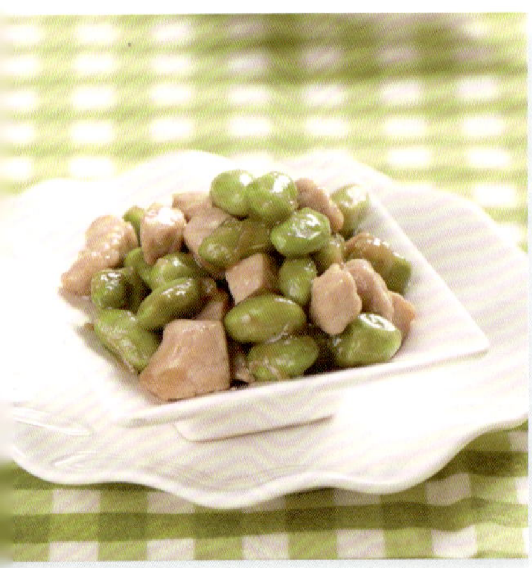

毛豆暖宫鸡丁

原料：肉桂、白术各4克，干姜10克，人参9克，熟地黄6克，毛豆1杯，鸡胸肉150克，淀粉、香油、盐各适量。

做法：1.干姜、人参、白术、熟地黄分别洗净，放入锅内，加水煮沸后改小火煮15分钟，加肉桂，稍煮后滤出汤汁。2.鸡胸肉切丁，加入药汁及淀粉拌匀；毛豆洗净煮熟。3.锅内烧热油，放入鸡丁，炒熟后盛出，再放入毛豆，淋上药汁，焖煮5分钟，再放入鸡丁，加盐调味，淋上香油。

营养功效：这道菜可改善备孕女性宫寒症状。

芦笋蛤蜊饭

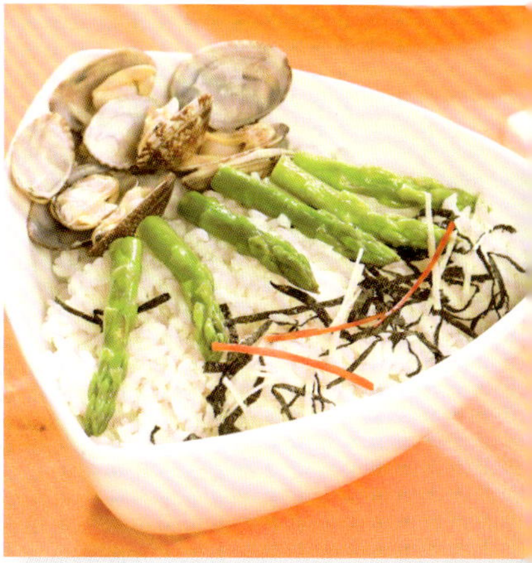

原料：芦笋 6 根，蛤蜊 4 只，海苔丝、姜丝、大米、红椒丝、红酒、醋、白糖、盐、香油各适量。

做法：1. 芦笋洗净，切段；蛤蜊泡水，吐净泥沙后，用清水煮熟；大米洗净。2. 将大米放入电饭锅中，加适量清水，用姜丝、红酒、醋、白糖、盐拌匀，再把芦笋铺在上面一起煮熟。3. 将煮熟的米饭盛出，放入蛤蜊、海苔丝、红椒丝，加香油拌匀即可。

营养功效：芦笋可补充叶酸，促进新陈代谢，预防便秘。

绿豆薏米粥

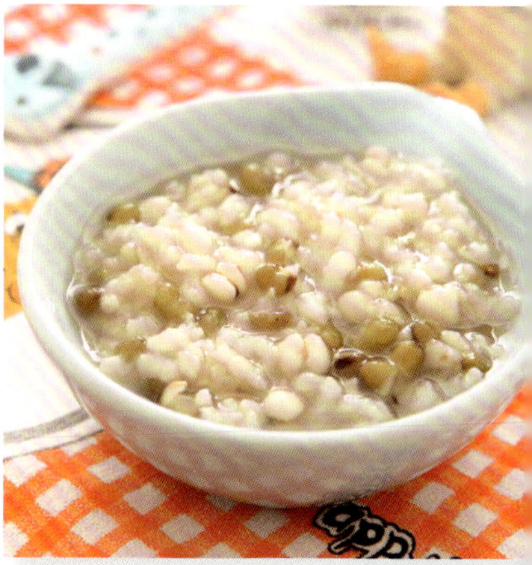

原料：绿豆、薏米各 50 克。

做法：1. 薏米及绿豆洗净后用清水浸泡一夜。2. 将浸泡的水倒掉，绿豆和薏米放入锅内，加入适量清水，用大火烧开后改用小火煮至熟透即可。

营养功效：绿豆中所含蛋白质、磷脂均有兴奋神经、增进食欲的功能，对于孕前压力过大的备孕女性来说是很好的调节剂。还可以在粥里放些核桃或燕麦，营养又美味。

牛奶洋葱汤

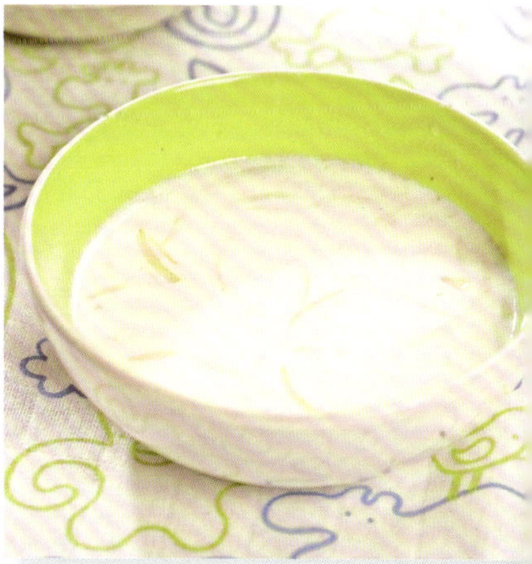

原料：牛奶 300 毫升，洋葱 1 个，橄榄油、盐各适量。

做法：1. 洋葱去蒂，切丝，锅中放入橄榄油，油六成热时将洋葱丝入锅炒香。2. 加水以小火慢慢熬出洋葱的甜味。3. 待洋葱软烂后，加入牛奶煮沸，加盐调味即可。

营养功效：橄榄油富含多种维生素，有抗氧化的作用，并能改善各种系统功能。更为难得的是，橄榄油性质稳定，正常加热后不会产生对人体有害的自由基。

备育男性的营养准备

精子的产生、发育、成熟到输送等诸多环节都需要有一个适宜的外部和内部环境。外部环境中的各种污染物、内部环境温度都与精子成长息息相关。因此，备育男性要全面地重新审视自己的生活方式，尽最大努力保护精子的质量。

宜多吃蔬果

备育男性一般都喜好荤食，不喜欢吃水果和蔬菜，这是不正确的。水果、蔬菜中含有大量的维生素，是男性生殖生理活动所必需的营养素，适量食用蔬菜和水果，有利于增强性功能和促进精子的生成，提高精子的活性，延缓衰老。缺乏这些维生素，常可造成生精障碍。多吃水果、蔬菜，少吃一些肉，尤其是脂肪含量高的肥肉，有利于保持理想体重，进而利于睾丸激素水平的稳定。

宜补硒和锌

备育男性宜多吃含硒较多的食物，如海带、墨鱼、虾、紫菜、肉类（特别是动物的肾脏）、谷类等。因为，缺硒会减少精子活动所需的能量来源，使精子的活动力下降，影响生育能力。

另外，缺锌的男性可能会有阳痿和不育现象。锌在男子性腺和精子中的浓度非常高，对于精子的外层和尾部的形成起重要作用。锌缺乏的症状表现为性成熟较晚、性器官较小以及丧失生育能力。补充充足的锌，这些问题就会得到改善。男性精液中的含锌量应保持在 0.15~0.3 毫克 / 升的健康标准。含锌的食物有牡蛎、蛤蜊、多种坚果、香蕉、圆白菜、猪肝、瘦肉等。

养“精”蓄锐补维生素

有些备育男性为了提高自己的生育能力会服用性保健类的药物，经常服用这类药物易导致机体遭受损害，重则引起睾丸萎缩、前列腺增生、垂体分泌失调等病症。而现代医学研究表明，男性生育能力、精子活力与人体内的维生素含量有关，因此备育男性要多食用富含维生素的食物。

维生素对精子的作用及相关食物来源

维生素种类	作用	食物来源
维生素 A	增加精子数量和提高精子活力	鱼油、动物肝脏、乳制品、蛋黄、黄色及红色蔬菜和水果
维生素 C	提高精子质量，延长精子寿命	柑橘类水果及其果汁、草莓、木瓜、猕猴桃、土豆、西蓝花、绿叶蔬菜
维生素 E	提高精子的活性，促进精子生成	黄豆、坚果、谷类、蛋类、植物油、深绿色蔬菜

宜适当补充脂肪

性激素主要是由脂肪中的胆固醇转化而来，胆固醇是合成性激素的重要原料。脂肪中还含有精子生成所必需的脂肪酸，如果缺乏，不仅影响精子的生成，还可能引起性欲下降。

宜多吃羊肉

羊肉含有丰富的优质蛋白质、B 族维生素，以及钙、铁、磷等微量元素。羊肉补肾壮阳，适合男士经常食用。进入备育期的男性更应多吃羊肉，清汤涮羊肉是一道不错的美味。

宜服用叶酸

男性多吃富含叶酸的食品可降低染色体异常的精子所占比例。有研究表明，每天摄入充足叶酸的男性，其染色体异常的精子所占比例明显低于叶酸摄入量低的男性。形成精子的周期长达 3 个月，所以备育男性和备孕女性一样，也要提前 3 个月注意营养补充，可每天补充 0.4 毫克叶酸。

少吃芹菜、少喝奶茶和可乐

据报道，国外有医生经过实验发现，健康良好、有生育能力的年轻男性连续多日食用芹菜后，精子量会明显减少，所以备育男性要少吃芹菜。

目前市面上的珍珠奶茶多是用奶精、色素、香精和木薯粉（指奶茶中的珍珠）及自来水制成。而奶精的主要成分是一种反式脂肪酸，会减少男性激素的分泌，对精子的活跃性产生负面影响。

另外，备育男性最好少喝可乐。研究发现，可乐可能会伤害精子，影响男性的生育能力。若受损伤的精子一旦与卵子结合，可能会导致胎宝宝畸形或先天不足。

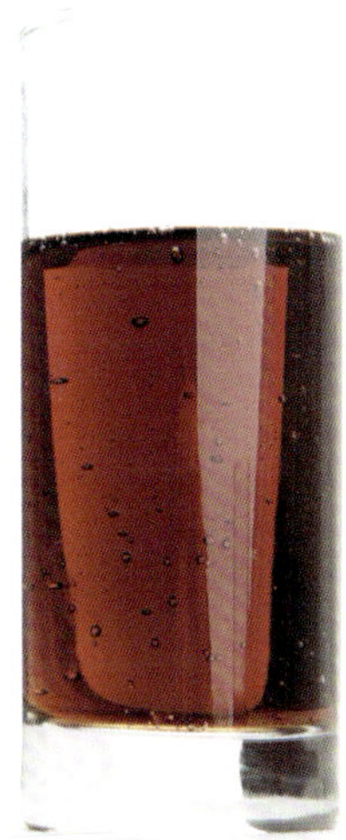

3 种食物提高精子质量

精子和卵子的质量直接决定将来宝宝的健康状况，因此备育男性也需要吃一些对精子质量有助益的食物，为将来胎宝宝的健康打下基础。

虾：虾性温、味甘，能补肾壮阳，提高精子的活力，备育男性日常饮食可适当多摄入一些。

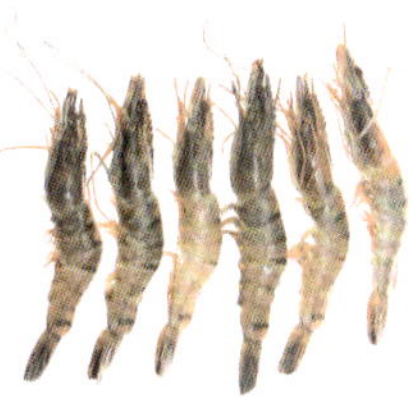

牡蛎：牡蛎中含有的锌，在精子的代谢过程中是必需的物质，同时它还能增强精子的活力。

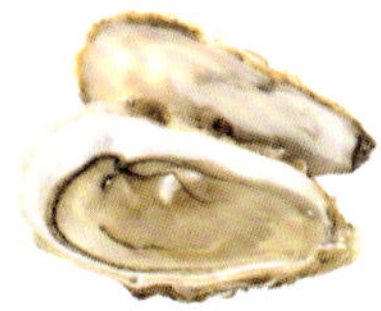

鳝鱼：鳝鱼中含有的精氨酸是构成精子的主要营养物质。备育男性适当吃些鳝鱼，有利于精子的生成，以及精子活力的提高。

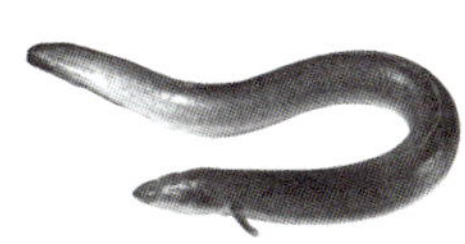

助好育食谱

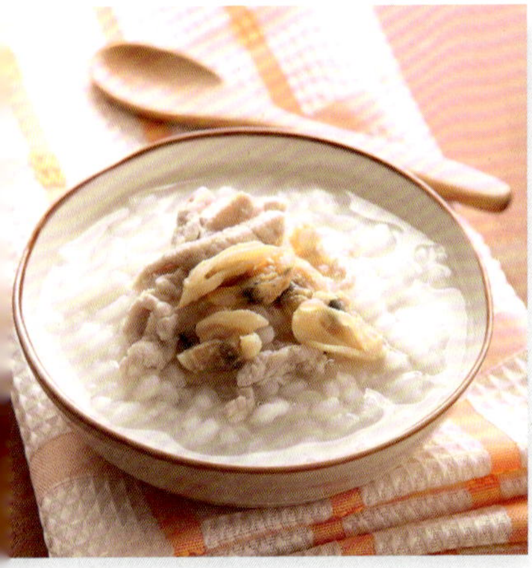

牡蛎粥

原料：牡蛎肉 100 克，大米、猪瘦肉各 30 克，料酒、熟猪油、盐各适量。

做法：1. 大米、牡蛎肉分别洗净，猪瘦肉洗净，切丝。2. 大米放入锅中，加适量清水，待米煮至开花时，加入猪瘦肉、牡蛎肉、料酒、熟猪油、盐，煮成粥即可。

营养功效：牡蛎中含有的锌，在精子的代谢过程中是必需的物质，同时它还能增强精子的活力，可以维持男性的生殖功能。

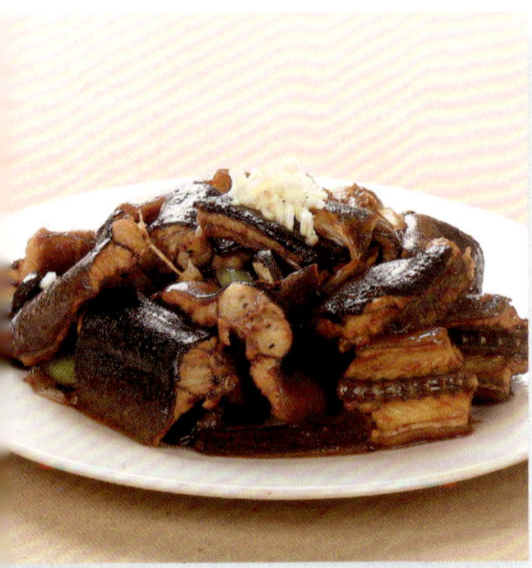

红烧鳝鱼

原料：鳝鱼 250 克，蒜蓉、葱花、酱油、盐各适量。

做法：1. 鳝鱼宰杀后去内脏、洗净，切成 3 厘米长的段。2. 起油锅，放油烧热后，先入蒜蓉，随即倒入鳝鱼段，翻炒 3 分钟，再焖 3 分钟；加盐、酱油、冷水 1 大碗，继续焖烧 20~30 分钟，至汁水快干时，撒入葱花，关火盛出即可。

营养功效：鳝鱼中含有的精氨酸是构成精子的主要营养物质。备育男性适当吃些鳝鱼，利于精子的生成，以及精子活力的提高。

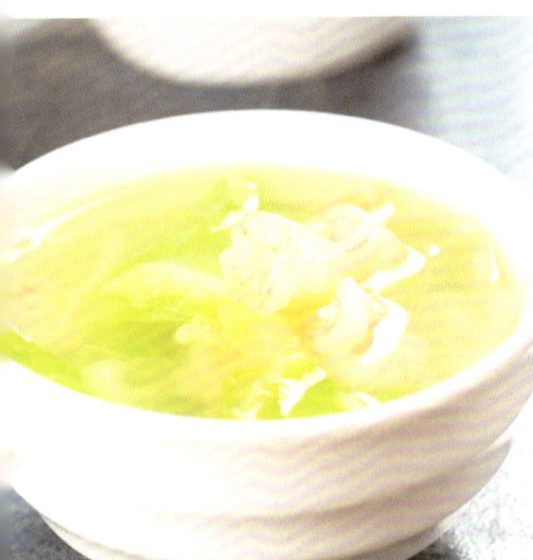

海鲜蔬菜汤

原料：虾仁 5 只，圆白菜、洋葱各 1/2 个，橄榄油、姜末、鸡汤各适量。

做法：1. 圆白菜、洋葱分别洗净，洋葱切成条，圆白菜用手撕成大片。2. 锅中倒入适量橄榄油，把洋葱条和姜末炒出香味，再倒入圆白菜片。待圆白菜熟时倒入鸡汤（以盖住食材为准）。3. 开锅后放入虾仁，焖 5 分钟即可。

营养功效：海鲜汤美味营养，富含多种维生素和矿物质，可增加精子的数量和提高精子的活力。

洋葱牛肉卷

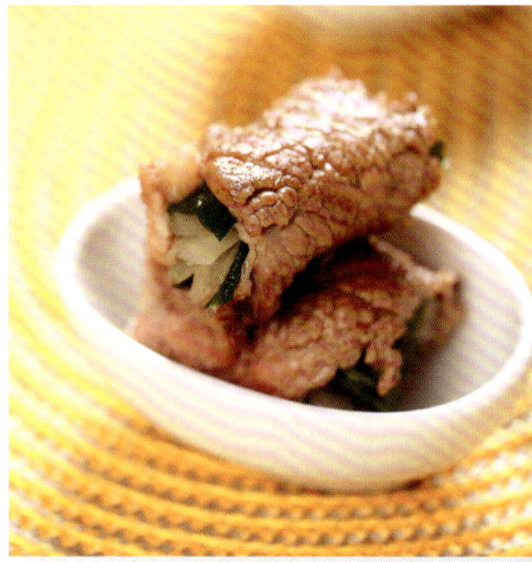

原料：牛肉片100克，洋葱1/2个，韭菜20克，胡椒粉、盐各适量。

做法：1. 韭菜去老叶及粗头部，洗净切段；洋葱切丝。2. 锅中倒油，油热后，放入洋葱丝、韭菜段，加胡椒粉和盐拌炒，熟后盛盘。3. 将牛肉片铺于平底锅上，开小火煎熟，将盘中熟料夹入牛肉片中卷起即可。

营养功效：这道菜可补虚养身、壮阳补精，是备育男性一道必备的美味佳品。

糯米香菇饭

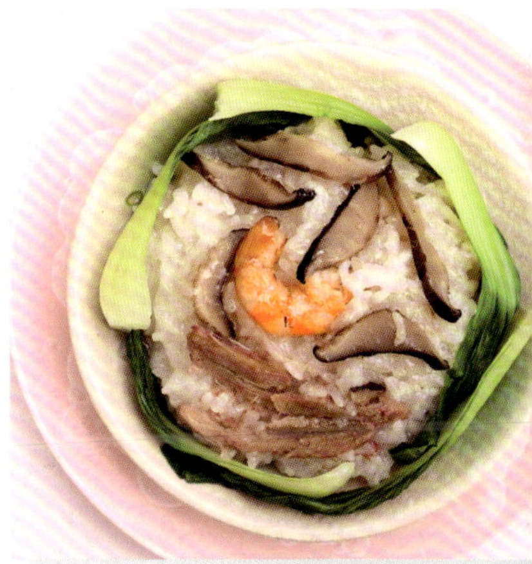

原料：糯米、猪里脊肉各100克，鲜香菇6朵，油菜1棵，虾仁2只，姜、料酒、盐、酱油各适量。

做法：1. 糯米洗净后用清水浸泡2小时，沥干水分；猪里脊肉、姜分别洗净、切丝；香菇切片；油菜洗净；虾仁泡软。2. 电饭锅中倒入少量油，待油热后放入姜丝、猪里脊肉丝，略炒至变色，放虾仁、香菇片、油菜、料酒、酱油、盐，倒入糯米，加入水，蒸熟即可。

营养功效：糯米中锌含量较高，可增强精子的活力。

银耳鹌鹑蛋

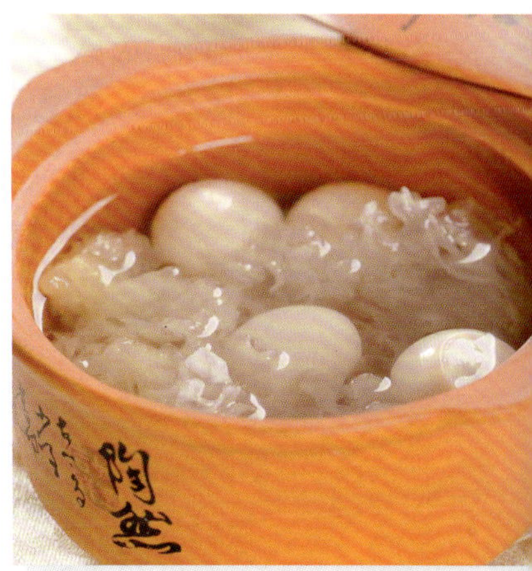

原料：干银耳1朵，鹌鹑蛋6个，冰糖适量。

做法：1. 干银耳泡发，去蒂，放入碗中加清水，上蒸笼蒸透；鹌鹑蛋煮熟，剥去壳。2. 锅中加清水、冰糖煮开后放入银耳、鹌鹑蛋，稍煮即可。

营养功效：银耳富含维生素A、维生素D，能增加精子数量和提高精子活力，减少精子受损概率。还可以放入适量西蓝花，可补叶酸，也可以将银耳和鹌鹑同炖。

科学生活，调好身体助好孕

进入备孕期，夫妻双方的生活都需要调整得更加规律、健康，并排除环境中可能会给受孕带来危险的各种因素，以良好的身体状态来迎接宝宝。这期间有许多问题都需要备孕夫妻引起注意。

女性备孕做什么

我们周围的环境和生活中的一些小细节，可能在不知不觉中影响到身体的健康，尤其对备孕女性来说，一定要加以注意，为自身和宝宝创造一个良好的生存环境。

制订健身计划

孕妈妈如果体质不好，会影响胎宝宝发育。因为身体不够强健易导致子宫和腹肌收缩能力弱，也不能保证胎宝宝顺利分娩。同时，怀孕和分娩中需要消耗大量体力，并可能感染各种疾病。所以，若能拥有健康的身体，对怀孕、生育是很有好处的。

备孕女性在孕前制订科学、合理的健身计划，不但能提高身体的耐久性、力量性和柔韧性，同时也能使身体和情绪处于较佳状态。备孕女性至少要在孕前 3 个月就开始健身，运动一定要循序渐进，不要让身体太劳累，这样才有助于调整好身体，准备怀孕。适合孕前的健身运动有游泳、健美操、跳慢舞、跑步、散步、瑜伽等。过于激烈、刺激的运动，不宜在孕前进行。

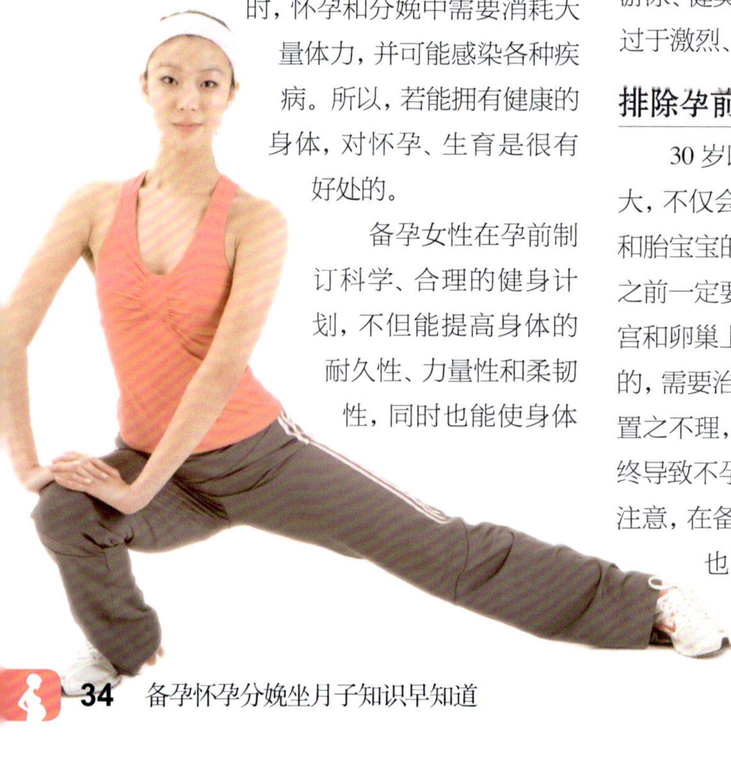

排除孕前各种疾病

30 岁以后，女性妇科疾病发生的概率较大，不仅会影响受孕，在怀孕后也会使自身和胎宝宝的健康受到很大影响。因此，怀孕之前一定要先积极地进行妇科治疗，部分子宫和卵巢上的疾病，经医生评估后需要治疗的，需要治疗后再怀孕。如果身体有问题却置之不理，身体不适不说，严重的可能会最终导致不孕。所以，大龄女性平时更要多多注意，在备孕期间调整月经周期，各种炎症也要治愈后再受孕。别太心急，调理好身体，好孕自然会来。

适宜体重才好孕

备孕女性孕前太瘦有可能会闭经造成不孕；太胖则会增加女性孕期患妊娠高血压疾病、妊娠糖尿病的概率，还容易生出巨大儿。因此，备孕女性要争取将体重调整到标准范围内。以下方法可以帮助孕前体重较重者控制体重：

1. 要控制进食量。主要控制糖类食物和脂肪量高的食物，米饭、面食等主食均不宜超过每日标准供给量。动物性食物中可多选择脂肪含量相对较低的鸡、鱼、虾、蛋、奶，少选择脂肪含量相对较高的猪、牛、羊肉，并可适当增加一些豆类及豆制品的摄入，这样既可以保证蛋白质的供给，又能控制脂肪量。少吃油炸食物、坚果类的食物，这类食物含脂肪量也较高。

2. 不要多喝饮料和果汁。可多吃一些蔬菜、水果，注意要选择含糖分少的水果，既能缓解饥饿感，又可增加维生素和矿物质的摄入。可选择热量比较低的水果作为零食，不要选择饼干、糖果、薯片、市售果汁饮料等热量比较高的食物作为零食。

3. 增加体育活动。超重的备孕女性可以通过运动锻炼的方式来减重。

宜远离放射线治疗，并谨慎用药

放射线治疗能杀伤人体内的生殖细胞，孕前 4 周内接受过放射线治疗，极容易出现孕育问题。所以，准备怀孕的女性最好不要接受 X 线照射。

无论是口服药还是外擦用药，使用之前必须经有资质的妇产科医生的同意和指导。要是准备怀孕，夫妻二人在怀孕前的 2~3 个月用药一定要谨慎，服用及停用药物一定要遵从医嘱。

小心饲养宠物

小动物身上可能有一种叫作弓形虫的寄生虫，孕妈妈一旦受感染，会直接影响胎宝宝发育，致畸严重。尤其是在怀孕前 3 个月，一旦发生先天性感染，大约 40% 的胎宝宝可能受到严重损害，出现流产、死胎或新生儿疾病。因此家养宠物如果想避免被送养的命运，应该到宠物医院做全面的检查，一旦发现弓形虫感染，应及时为宠物治疗。备孕女性接触宠物后，要及时洗手，以免感染宠物身上的病原体。另外，无论夫妻双方是否饲养了宠物或接触过野生动物，孕前都应去医院进行 TORCH（优生四项）检查，确认无致畸微生物感染后再怀孕。

若孕妈妈在怀孕前没有感染过弓形虫，最好将宠物带至宠物医院检查。

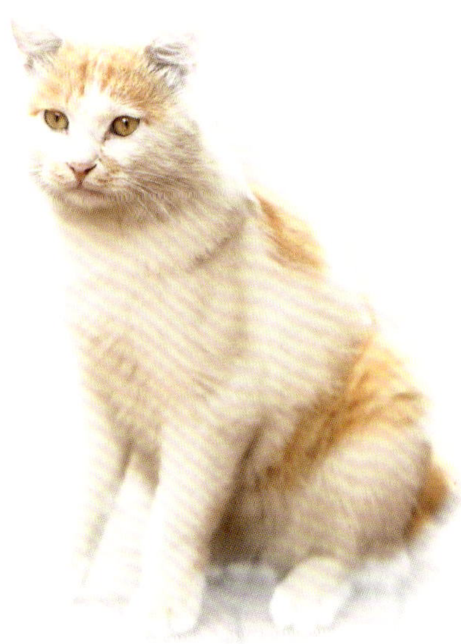

男性备育做什么

备育男性的一些生活习惯不但影响自身的健康，也会对备孕女性产生影响，进而影响以后胎宝宝的健康，应引起注意。

久坐后宜起来活动

久坐不动对腰椎、颈椎、肌肉、血液循环不利，但是你可能不知道，久坐还是不育的罪魁祸首。久坐，尤其是坐松软的厚沙发，整个臀部陷入沙发中，沙发的填充物和表面用料就会包围、压迫阴囊，导致局部温度升高，对精子的形成不利。所以，为了健康，不要久坐不动。至少每2小时站起来活动活动，做做工间操，眺望一下远方；看电视时可站着，还可进行原地跑、连续下蹲等运动；饭后可与家人一起去散步。这些不但有助于提高生育能力，还可预防其他疾病。

改变趴着睡的习惯

有研究报告表明，有大约40%的性功能障碍是由不良睡觉姿势引起的，其中趴着睡（俯卧）影响最大。因为趴着睡会使男性阴囊温度升高，并且这些热量不容易及时散发出去，对精子生长有不良影响，甚至会影响生育。对于备育男性来说，改变一个长期养成的习惯不是件易事，但是为了宝宝，为了自身的健康，一切努力都是值得的。

理想体重有利于生育

新的研究显示，肥胖男性与体重正常的男性相比，劣质精子更多。肥胖影响男性精子数量和质量的原因，可能是脂肪组织会影响到性激素代谢；也有说法是因为肥胖男性的体温比正常人高，阴囊部位的温度高，从而直接影响到睾丸的生精能力。相反，如果体重过轻，也影响生育。研究表明，体重指数（即BMI）在20~24的男性拥有较高水平的正常精子。

扫一扫，计算你的体重指数

这个计算公式对男女都适用，备孕女性也应在孕前积极管理体重。

体重指数

BMI（Body Mass Index）即体重指数，是目前常用的用来判断胖瘦的数据。它是通过人的身高和体重的比例来估算标准体重的一种方法，BMI指数低于18.5为偏瘦，在18.5~24为正常，在24以上为超重，超过29为肥胖。

BMI的计算公式：

$$\frac{\text{体重}\ \square\ \text{千克}}{\text{身高}\ \square\ \text{米} \times \text{身高}\ \square\ \text{米}} = \text{BMI}\ \square$$

戒烟、戒酒很重要

长期吸烟、饮酒会对精液的质量造成一定的影响，增加畸形精子的比例。吸烟时香烟中的尼古丁、焦油等有害物质，通过血液进入人体，杀灭男性体内正常的精子，从而使精子数量减少，同时会降低精子的活性，阻碍精子的正常发育，使精子质量下降。

酒精是男性生育能力最常见的“杀手”。喝酒对精子的影响非常大，过量饮酒或者长期饮酒会对男性精子质量产生严重的危害，还可能造成性功能障碍、生育能力低下等。

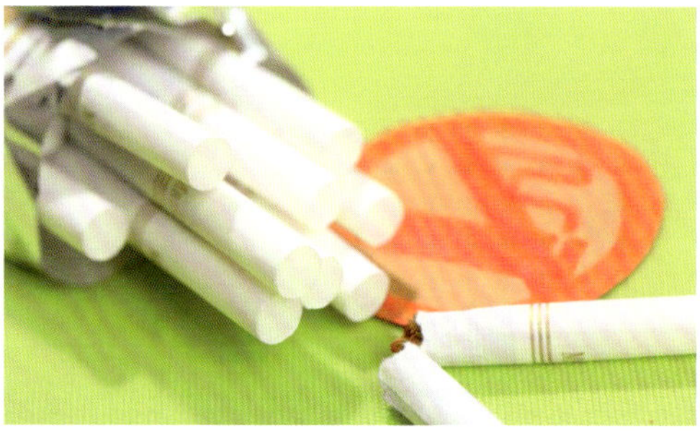

远离高温环境

阴囊对温度的变化非常敏感，温度对精子的产生有很大影响。医学发现，阴囊内温度比机体内温度低 1~1.5℃，是生精最适宜的温度。若阴囊内温度过高，生精就会出现障碍。若备育男性使阴囊长时间处于高温环境中，会出现精子数量减少、成活率低，甚至精子发育不完全等情况。因此，备育男性应在妻子怀孕前 3 个月远离高温环境，以确保精子的健康。

此外，备育男性应尽量避免导致阴囊温度过高的行为，平时不要洗桑拿浴，不要穿过紧的衣裤，不要长时间使用电热毯。在使用笔记本电脑时也不宜将笔记本电脑放在腿上，因为笔记本电脑发热会使男性生殖区域温度增高。

宜做提高男性性功能的运动

提高男性性功能的运动主要以锻炼腰腹部、提升臂力为主，全身锻炼为辅，主要有跑步、滑冰、游泳、俯卧撑及仰卧起坐等。仰卧起坐、俯卧撑、提肛这 3 项运动，可以让男性下体周围肌肉张力、收缩功能增强，并增强局部血液循环扩张、充血，促进男性下体血液充盈，从而增强男性的性功能。仰卧起坐和俯卧撑，每项每天至少做 20 次，而提肛运动随时随地都可做，可起到提高性功能的作用。

忌随意吃药

男性在备育期间生病吃药最好是先向医生咨询，在医生的指导下进行治疗。适当减少用药量，因为很多药物毒性很强，部分药物能通过血-睾屏障进入睾丸，从而影响睾丸功能，干扰精子的形成，并影响精子与卵子健康结合。药物也可直接扰乱精子 DNA 的合成，容易使遗传物质成分发生改变、染色体异常和精子畸形等。还有少量药物成分可随精液通过性生活进入阴道，经阴道黏膜吸收后进入血液循环，使低体重儿、畸形胎的发生率增高。

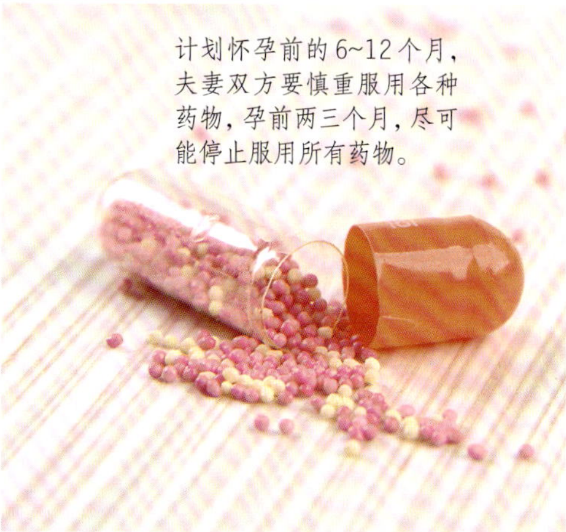
计划怀孕前的6~12个月，夫妻双方要慎重服用各种药物，孕前两三个月，尽可能停止服用所有药物。

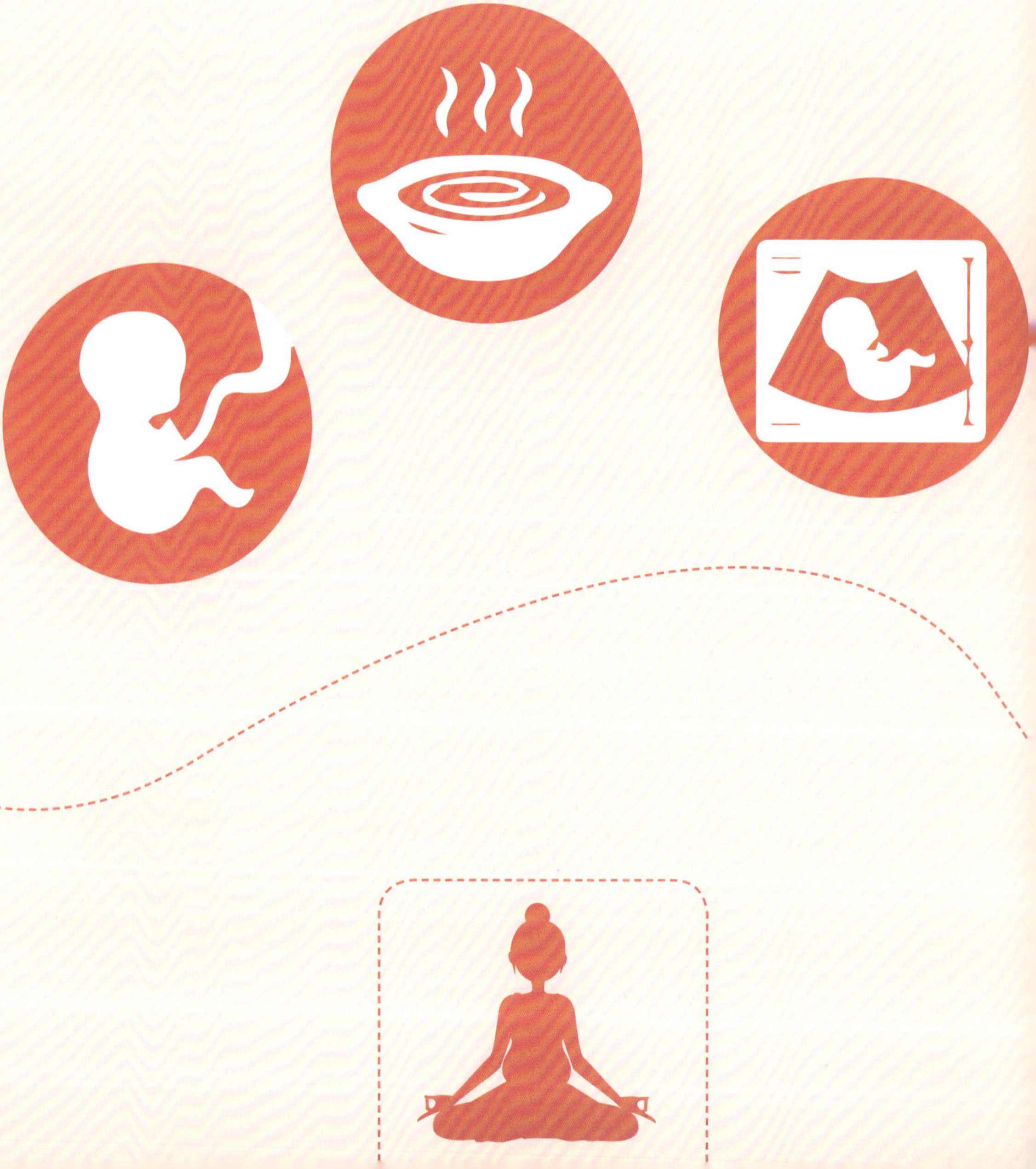

第二章
10 月孕期轻松度过

期待着，准备着，一颗小小的“种子”终于在妈妈的体内生根发芽。为了胎宝宝能顺利度过 10 个月，孕妈妈和准爸爸需要重新调整自己的生活，精心养胎，合理膳食，适当运动，避开怀孕中的不利因素。同时，保持愉快的心情也很重要，因为情绪也会影响到胎宝宝。所以请孕妈妈和准爸爸一起为胎宝宝保驾护航，愉快度过 10 个月的甜蜜时光吧。

孕1月

本月大事提前知

在孕妈妈还没有感觉到胎宝宝存在的时候，胎宝宝已经悄悄地在孕妈妈的体内生长了。下面就来看看本月有哪些大事需要孕妈妈注意吧。

扫一扫，
本月注意事项都知道

远离危险

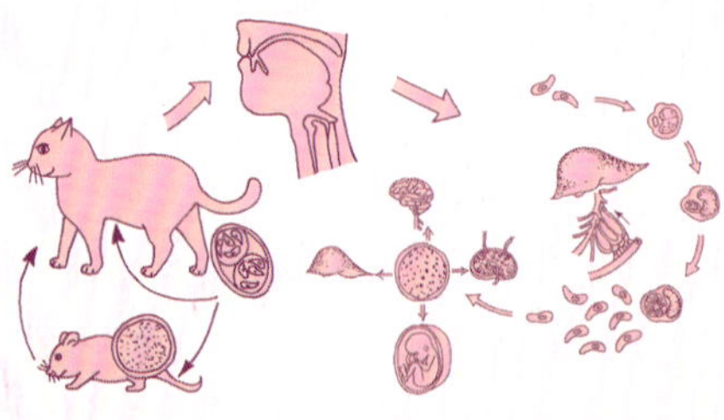

妥善安排你的宠物

决定宠物是否需要去宠物医院检查或送养的标准是备孕女性体内的弓形虫抗体。如果怀孕前感染过弓形虫，怀孕后即使再次感染，因为体内有弓形虫抗体，也不会对胎宝宝造成影响。

身体变化

阴道少量出血要重视

一般受精卵在子宫壁上着床时，可能会有轻微的阴道出血现象，应注意出血量和颜色。若颜色极淡，痕迹也浅，有可能是受精卵着床引起的。

远离危险

不要入住新房

新装修的房子里含有的苯、甲醛等有害气体，对人体遗传物质有很强的损伤作用，还会对胎宝宝的发育产生不利影响。

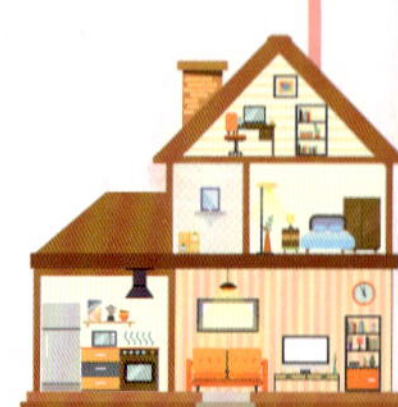

不适与用药

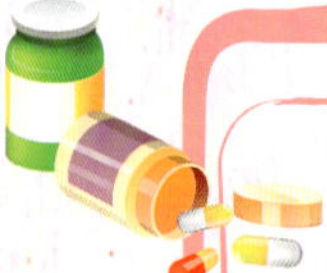

不要随意用药

本月正值胎宝宝胚胎发育时期，妊娠 4 周后药物对胚胎的影响很大，不要因为自己一时的鲁莽行为而影响了孕育计划。如果一定要用药，需询问医生，看是否对受孕和胚胎发育有影响。

身体变化

停经是怀孕的信号

怀孕的第一个信号是月经停止来潮。所以有性生活的女性都应该记住自己的月经日期，可用日历做记录。

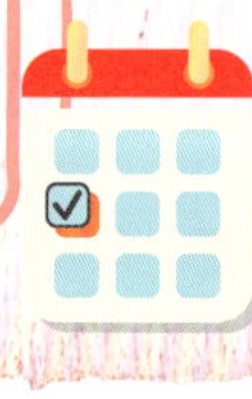

职场安排

远离危险岗位

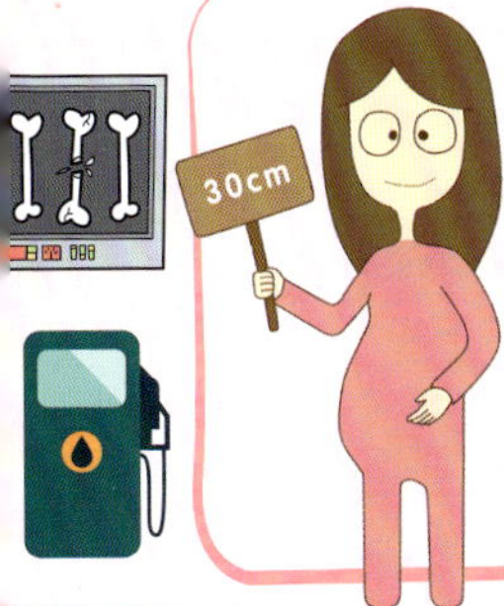

如果你是从事化工生产工作、高温作业、振动作业及经常接触辐射环境的工作，还是先暂时选择离开吧。

日常规划

做好孕育财务预算

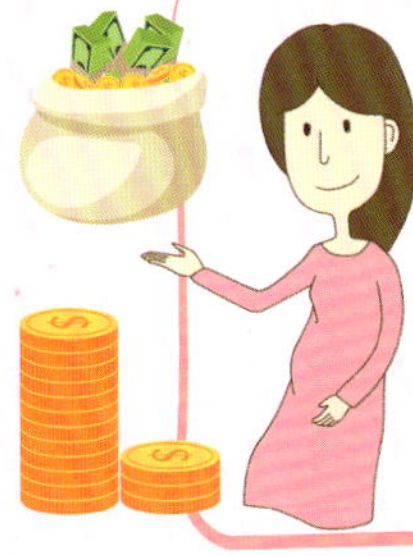

事先算好经济账，能让自己在未来的日子里从容不迫，有更多的心思放在宝宝的抚育上面。

日常规划

推算排卵期，迎接宝宝

多关注自己的月经期和排卵期。一般在排卵日前后同房，受孕机会比较大。

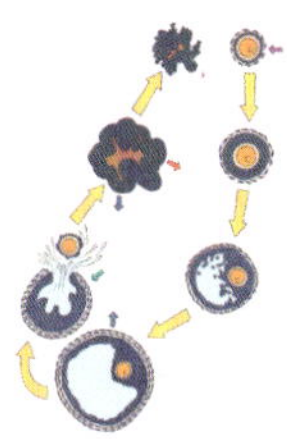

调整生活习惯

戒烟

香烟中的尼古丁有致血管收缩的作用，不利于受精卵着床。香烟燃烧所产生的有害物质容易导致基因突变，引起胎宝宝畸形或智力低下。

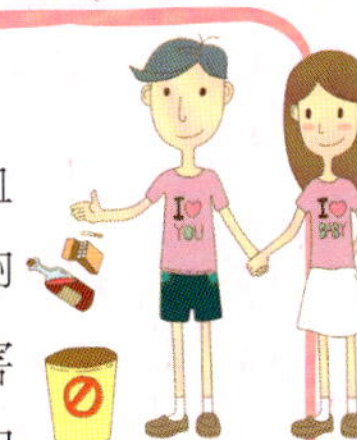

调整生活习惯

换掉你的护肤品

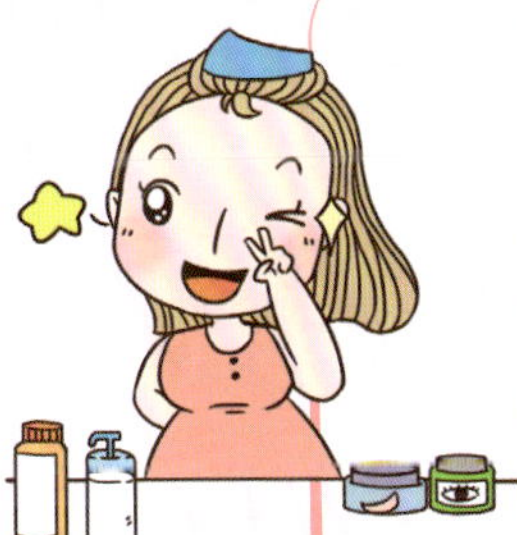

大多数孕妈妈怀孕后还在用原来的护肤品或化妆品，也有的孕妈妈停用了所有的化妆品，包括护肤品，这都是不科学的。孕妈妈可以选择没有刺激成分、不含香料的保湿润肤品，也就是人们常说的“基础类保养品”。

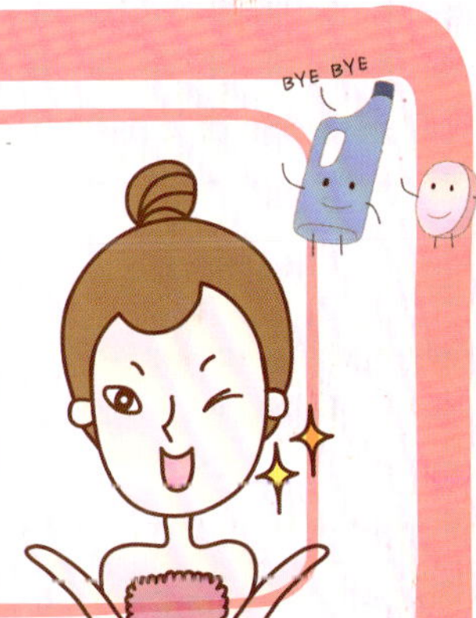

产检

出现怀孕症状去验孕

最早在性生活后10天，就可以用早孕试纸采用尿液检测的方法确定是否怀孕，如果测不出来也可以到医院进行血HCG(人绒毛膜促性腺激素)检查。

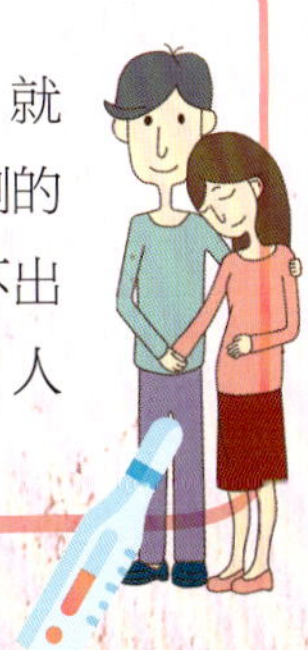

营养

食补雌性激素为胎宝宝“着床”做准备

雌性激素有助于刺激子宫内膜增生，为受精卵“着床”做好准备。孕妈妈可以在本月补充一些有助于调节雌性激素的食物，如卷心菜、大豆等。

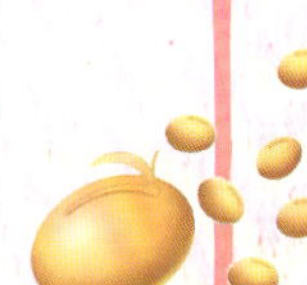

产检早知道

本月既是备孕的目标月，也是怀孕开始的第 1 个月，此时孕妈妈可能感觉不到变化，但精子与卵子已经相遇形成受精卵并通过输卵管进入子宫，在孕妈妈的体内“安营扎寨”。有些孕妈妈会出现疲倦、低热等类似感冒的症状，这是胎宝宝到来的前兆，一定不要忽视。

孕 1 月产检项目

产检项目	检查内容和目的	参考值
血液检查	确认是否怀孕，卵子受精后 7 日即可在血清中检测出 HCG	HCG 参考值： 非怀孕：0~5.3IU/L 孕 7~10 日 > 5.0IU/L 孕 30 日 > 100IU/L
了解家族病史	过去用药的历史及医院就诊的一般记录、个人家族疾病史	为了宝宝健康，千万不要对医生隐瞒自己及家族的病史
血压检查	孕妈妈血压过低和血压过高都不利于孕妈妈和胎宝宝健康，需及早检查	正常血压为： 收缩压（即高压）90~140mmHg 舒张压（即低压）60~90mmHg
体重检查	测算体重指数（即 BMI）： BMI = 体重（千克）/[身高（米）]^2	BMI 小于 18.5，属于低体重孕妈妈 BMI 介于 18.5 到 23.9，属于正常体重孕妈妈 BMI 大于 24，属于超重孕妈妈
尿常规检查	主要检查尿糖、尿蛋白、有无泌尿系统感染等	尿蛋白：尿液中没有白蛋白或仅有微量白蛋白，或 24 小时尿蛋白定量 <0.5g

注：以上产检项目和标准可作为孕妈妈产检参考，具体产检项目以各地医院及医生提供的建议为准。

扫一扫，了解产前检查准备事项

怀孕之后，定期产检几乎成了孕妈妈每月的必修课。那么，有哪些准备工作要做呢？

专家详解你的产检报告

有些女性孕初期 HCG 比较低，用试纸测出线条颜色比较浅，无法判断是否怀孕。这种情况下可以去医院验血检查，通过分析 HCG 和黄体酮（孕酮）判断是否怀孕。

通常来说，采用验血的方法是最准确的。

未怀孕的女性，血 HCG<5.3IU/L。

在怀孕最初 3 个月，HCG 水平每 2.2±0.5 天约升高 1 倍，黄体酮在孕期也会明显增高。

一次过产检，专家来支招

一旦受孕成功，受精卵会不断分裂，并且会分泌

HCG，当 HCG 进入母体血液，会再经母体肾脏从尿液中排出。所以，当 HCG 浓度达到一定程度时，便可通过验孕试纸检测是否怀孕。

验孕试纸验孕

1. 确定验孕试纸是否在保质期内。

2. 尽量采用晨尿进行检测，如果第一次排尿时没有及时检测，也要确保尿液在膀胱中 4 个小时之后再检测。

3. 不要为了增加尿液而喝过多的水，这会稀释激素的水平。

4. 药物可能会影响测试的结果，所以尽量不要在服用药物后检测。

5. 验孕过早可能得到不准确的检测结果。验孕应在同房 10 天后进行，此时得到的结果会比较准确。

6. 在家自行用验孕试纸测出怀孕后，应去医院验血及 B 超确认，排除异位妊娠、葡萄胎等情况。另外，如果是异位妊娠的话，HCG 水平可能会很低，无法通过试纸检测出来，因此月经规律的女性突然停经，即使验孕试纸结果为阴性，也要及时去医院检查。

抽血验孕

血液检查跟尿检的原理差不多，都是通过体内 HCG 的变化来判断是否怀孕。一般可于同房后 20 天左右，去医院检查血液中 HCG 的含量。检查时不需要空腹。

本月产检注意事项

第一次产检时医生会问一些问题，如末次月经日期、夫妻同房日期、直系亲属和丈夫及其家族的健康情况等。孕妈妈一定要如实回答，最好准爸爸也同行，说清关于自己及家族的健康情况。

重视孕早期检查

有些人认为，孕早期（孕 1~3 月）肚子里的宝宝还太小，没什么可检查的。也有人害怕检查造成流产，因此拖到孕中期才去进行产检，其实这些想法都是不正确的。

孕早期是胎宝宝重要组织、器官的分化期，对外界的不良刺激最为敏感，是胎宝宝畸形的高发期，所以孕早期的保健尤为重要。

一般来说，如果已经停止避孕或准备怀孕过程中月经时间推后，就应立即去医院检查，越早诊断妊娠、越早开始保健，对宝宝健康越有利。

要警惕宫外孕

宫外孕又叫异位妊娠，顾名思义，就是受精卵在子宫腔内膜以外的地方着床、发育。受精卵不老老实实地待在子宫，还会跑到哪里去呢？答案是：输卵管、卵巢、宫颈和腹腔等，其中，95% 的异位妊娠都发生在输卵管。随着受精卵的发育，输卵管会破裂，引起大出血。发病率约为 1%，是孕产妇死亡的主要原因之一。因此孕妈妈要在确认怀孕后就去医院进行排查。

整个孕期的产检一般会做 9~15 次。初次产检在怀孕 4~8 周进行，然后孕 28 周前每月 1 次，孕 28~36 周，每 2 周 1 次；孕 37~40 周，每周 1 次。有异常情况，遵医嘱增加产检次数；如无异常情况，应按照医生约定复诊的日期去检查。

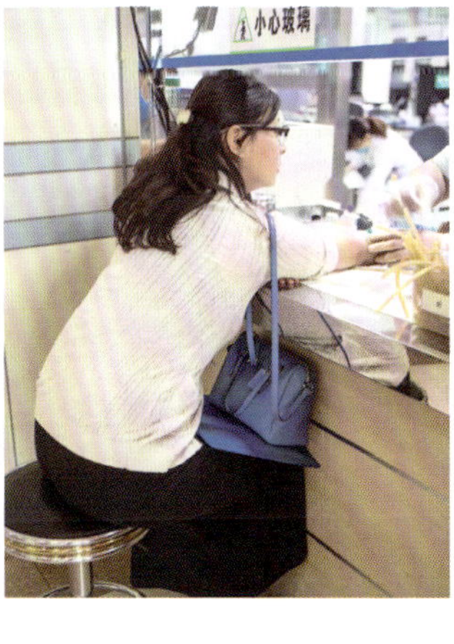

孕期宜吃不宜吃早知道

孕1月，吃得多不如吃得好，由于此时胎宝宝还很小，不需要孕妈妈大补特补，只要保证饮食营养均衡全面、膳食结构合理即可。

孕1月科学膳食结构表

五谷类 200~300克。和孕前基本一致，主食应为米、面、杂粮等粗细搭配。

蔬菜类 300~400克。多选用绿叶蔬菜，可补充叶酸。

水果类 100~200克。适当食用不同种类的水果，帮助排毒，增强机体抵抗力。

鱼类和海鲜 65克。一周吃两三回就可以，含汞高的鱼尽量别吃。

畜禽肉类 50克。牛肉、鸡肉、鸭肉、猪瘦肉都是不错的选择。

注：以上为每日建议摄入量，下文同。

从现在开始，每天喝1杯牛奶

牛奶中含有较多的钙、维生素A、维生素D等营养元素，牛奶中的钙最容易被孕妈妈吸收，而且铁、磷、钾、镁等多种矿物质搭配也十分合理。因此，孕妈妈每天喝1杯牛奶，能够满足自己和胎宝宝对钙的需要，还能促进胎宝宝的体重增加。

多喝水防泌尿系统疾病

怀孕后，孕妈妈的阴道分泌物增多，给细菌繁殖创造了有利的环境。女性尿道口距阴道口很近，容易被细菌感染。如果饮水量不足会使尿量减少，不能及时冲洗尿道，导致泌尿系统感染，重者可损害肾脏。孕妈妈要多喝水，多排尿，保持泌尿系统洁净。

宜适量吃些养胎食物

怀孕早期妊娠还不稳定，胎儿比较脆弱，建议适量吃一些安胎的食物，多注意均衡饮食，多补充蛋白质、维生素等。常见的安胎食物有香蕉、菠菜、鱼肉、玉米、樱桃、葡萄、柑橘、苹果、鸡蛋等。怀孕期间做好安胎工作，才能更好地避免早产以及流产等意外情况的发生。

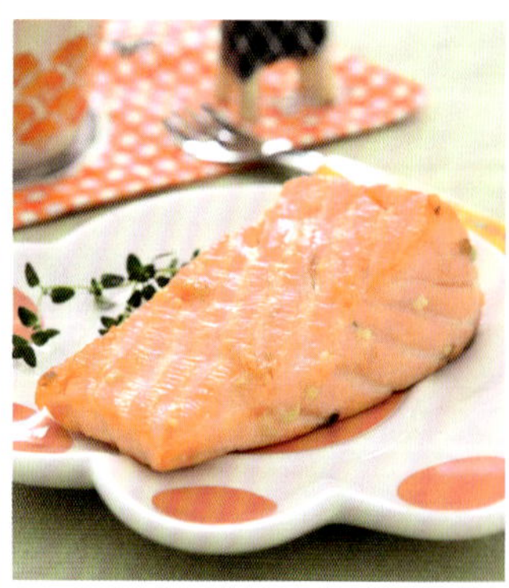

鱼肉富含蛋白质、维生素以及氨基酸、卵磷脂、钾、钙、锌等矿物质。孕妈妈应至少一周吃一次鱼。

总是感觉困，要考虑可能是怀孕了：怀孕初期，有些孕妈妈会容易犯困、乏力，要考虑可能是怀孕了的原因，宜喝些鲜榨的果汁来补充体力。

> **孕妈妈对叶酸的摄入量约为 0.4 毫克 / 天，孕妈妈除坚持补充叶酸补充剂外，也应多吃富含叶酸的食物。**

慎食过敏性食物

过敏体质的孕妈妈要避免食用平时易过敏的食物。这些过敏性食物经消化吸收后，可从胎盘进入胎宝宝的血液循环中，妨碍胎宝宝的生长发育或直接损害胎宝宝的某些器官，如肺、支气管等。

扫一扫，查看孕妈妈
每日食物推荐表

孕 1 月，孕妈妈要适当增加叶酸、卵磷脂和维生素 B_6 的摄取，以维持自身和胎宝宝的营养需求。

注意继续补充叶酸

孕早期是胎宝宝神经管发育的关键时期，此时补充叶酸可使胎宝宝患神经管缺陷的风险降低。所以，备孕女性从准备怀孕的前 3 个月就要开始补叶酸；孕早期，再服用 3 个月叶酸；到了孕晚期，根据情况，在医生指导下可适当服用叶酸。孕妈妈除了服用叶酸补充剂外，也可以从日常的食物中适量摄入叶酸，富含叶酸的食物有菠菜、芦笋等深绿色蔬菜，还有豆类、动物肝脏等。

叶酸是孕妈妈必不可少的营养素，但是叶酸并非补得越多越好。过量摄入叶酸会导致胎宝宝某些进行性的、未知的神经损害，也会影响其他维生素和矿物质的吸收。因此，叶酸也不要服用过量。

叶酸——防畸主力军

↓

卵磷脂——让宝宝更聪明

↓

维生素 B_6——让孕妈妈放松心情

↓

蛋白质——生命的物质基础

↓

孕 1 月主打营养素

养胎不长肉食谱

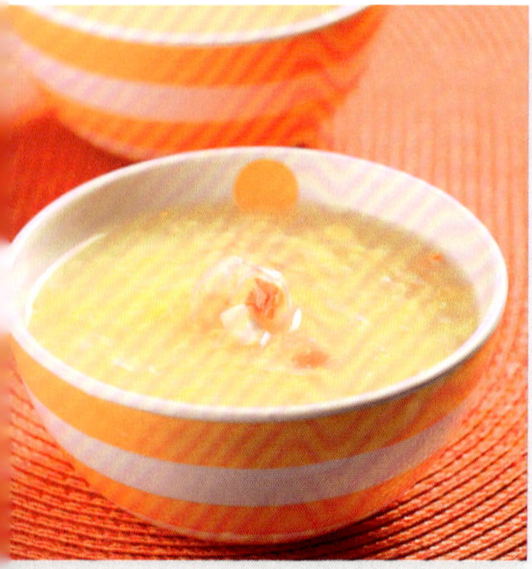

鲜虾豆腐汤

原料：豆腐 1 块，虾仁 4 只，鸡蛋 1 个，胡萝卜 20 克，盐、高汤、水淀粉各适量。

做法：1. 豆腐切小丁；胡萝卜洗净，切丁；虾仁洗净，在背部切一刀；鸡蛋打散。2. 锅中加高汤煮开后，加入胡萝卜丁、豆腐丁、虾仁，再倒入鸡蛋液。3. 用水淀粉勾芡，加盐即可。

营养功效：虾含优质蛋白，鸡蛋和豆腐富含卵磷脂。此款汤营养丰富不油腻，是一道滋补又不会长肉的美食。

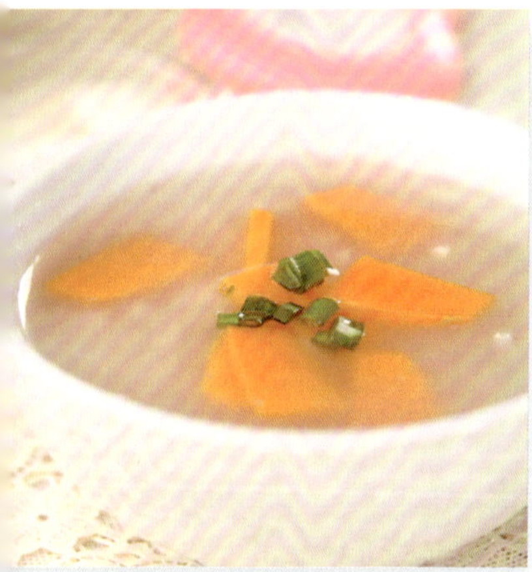

燕麦南瓜粥

原料：燕麦 30 克，大米 50 克，南瓜 40 克，葱花适量。

做法：1. 南瓜洗净，削皮，切片；大米洗净，清水浸泡半小时。2. 大米放入锅中，加适量水，大火煮沸后转小火煮 20 分钟；然后放入南瓜片，小火煮 10 分钟；再加入燕麦，继续用小火煮 10 分钟，关火后撒上葱花即可。

营养功效：燕麦富含维生素 B_6，能帮助孕妈妈放松心情。同时还含有碳水化合物，能为受精卵的形成提供充足的营养和热量。

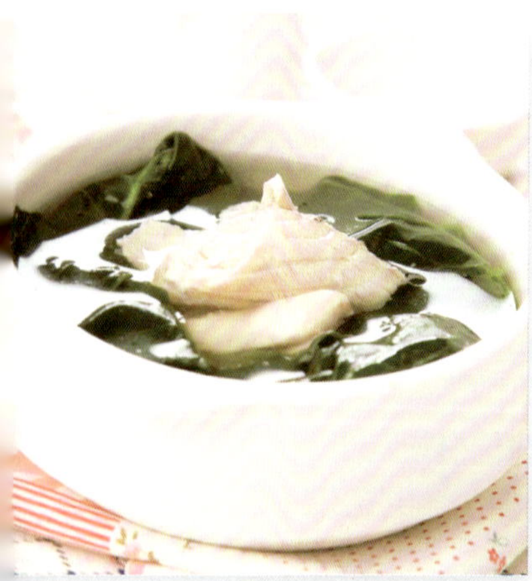

菠菜鱼片汤

原料：鲤鱼 1 条，菠菜 100 克，葱段、姜片、盐各适量。

做法：1. 将鲤鱼处理干净，去骨，清洗后切成约 0.5 厘米厚的薄片，用盐腌 20 分钟；菠菜洗净，切段。2. 锅中放油烧至五成热，放入姜片、葱段，爆出香味，再放入鱼片略煎。3. 加入适量清水，用大火煮沸后改用小火煮 20 分钟，放入菠菜段，加盐调味即可。

营养功效：菠菜是叶酸的较佳来源之一，鲤鱼味道鲜美，营养价值高，二者搭配，可有效地补充叶酸和孕期营养。

香菇炒油菜

原料：油菜 8 棵，鲜香菇 5 朵，料酒、盐、淀粉各适量。

做法：1. 油菜洗净，沥干水分，掰开；鲜香菇切小块。2. 油锅烧热，放入油菜与盐，快炒均匀后，盛盘。3. 另起油锅，以中火先将香菇块炒香，放入所有调料和少许水略烧，盛出装入放油菜的盘中即可。

营养功效：此菜含丰富的钙、铁、蛋白质、维生素 B_1、维生素 C 等营养素，可增进孕妈妈的食欲，增强身体抵抗力。

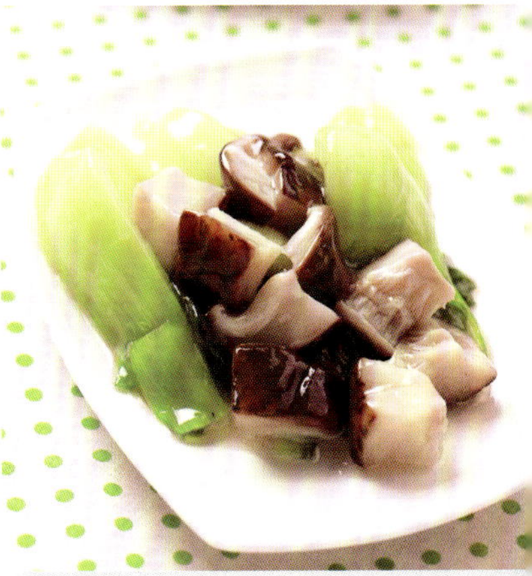

番茄汁鸡翅

原料：鸡翅 3 个，番茄酱 20 克，盐适量。

做法：1. 鸡翅洗净，在上面划几刀，用盐稍腌渍。2. 锅中放油，将鸡翅煎 5 分钟，煎至焦黄色，起锅去油。3. 将鸡翅放入锅中，加入番茄酱和清汤，熬煮 15~20 分钟即可。

营养功效：这道菜可提供优质蛋白质，番茄汁的酸味，可帮助孕妈妈开胃，愉悦心情。

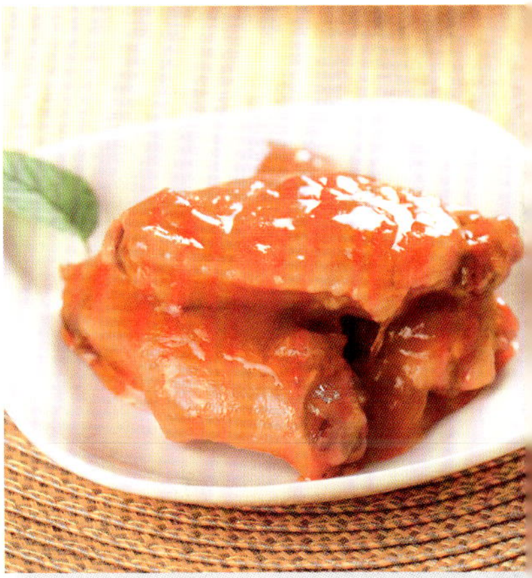

蛋肉羹

原料：猪肉馅 100 克，鸡蛋 1 个，盐、酱油、料酒、香油、淀粉、葱末各适量。

做法：1. 在三分肥七分瘦的猪肉馅中加入葱末，倒入酱油、料酒、香油、淀粉和盐；再倒入少许清水搅拌均匀。2. 把搅好的猪肉馅用小勺在碗里（或者用模具固定）按平。3. 在猪肉馅上面打上一个生鸡蛋。把装有肉馅和鸡蛋的碗放到已经上汽的蒸锅里，大火蒸 15 分钟即可。

营养功效：鸡蛋和猪肉馅相结合，能够给孕妈妈提供丰富的蛋白质。

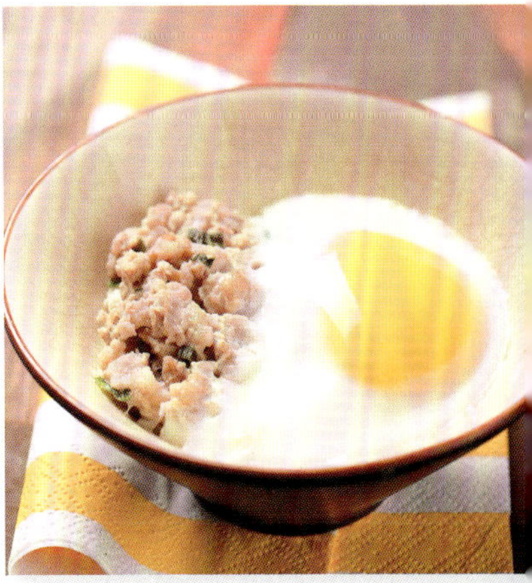

生活细节快快查

孕1月，胎宝宝还不稳定，易引发流产，而在日常生活中有很多细节会被忽视，但这些细节往往对孕妈妈和胎宝宝的健康非常重要。因此，孕妈妈要特别注意。

孕期锻炼身体好处多多

有规律的锻炼，可以使孕妈妈保持良好的身体状态，比如加速血液循环、减少身体疼痛和不适、缓解紧张心态和怀孕压力，还可以控制体重、预防便秘。另外，有规律的锻炼，也可为孕妈妈10个月后的分娩打下基础，还会加速产后的恢复，让孕妈妈更快地恢复以前的曼妙身材。

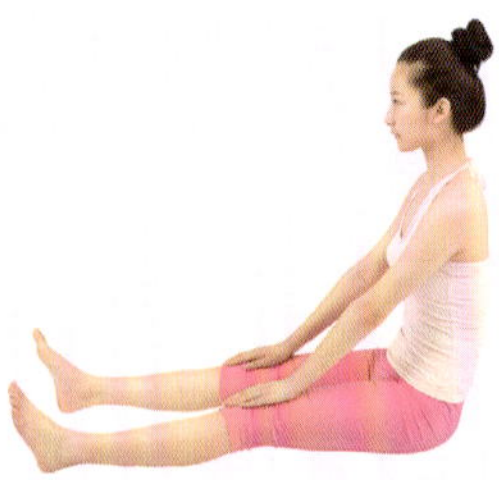

1. 坐在床上（以硬板床为宜），两腿平伸，两脚分开30°。

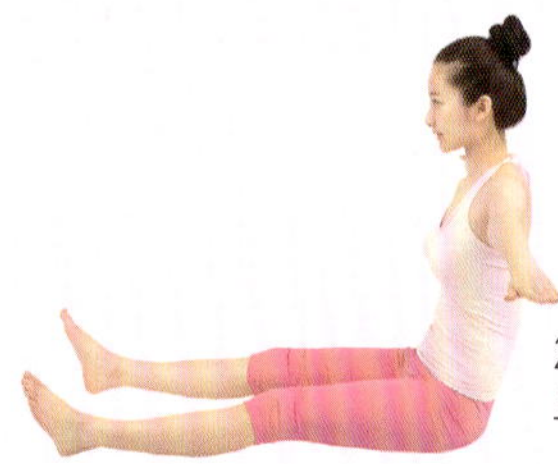

2. 两手左右平举与肩平。

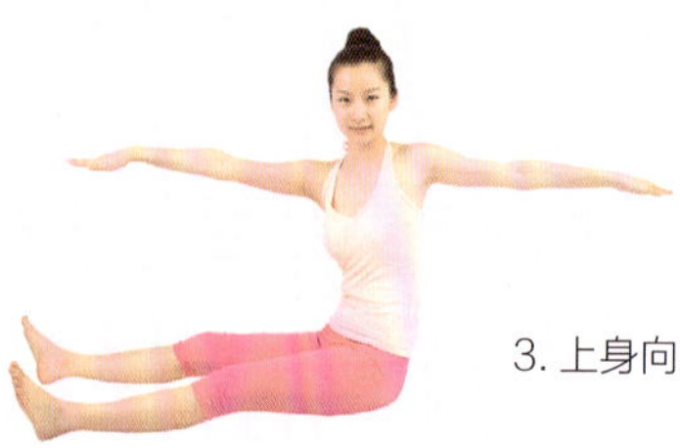

3. 上身向左转90°。

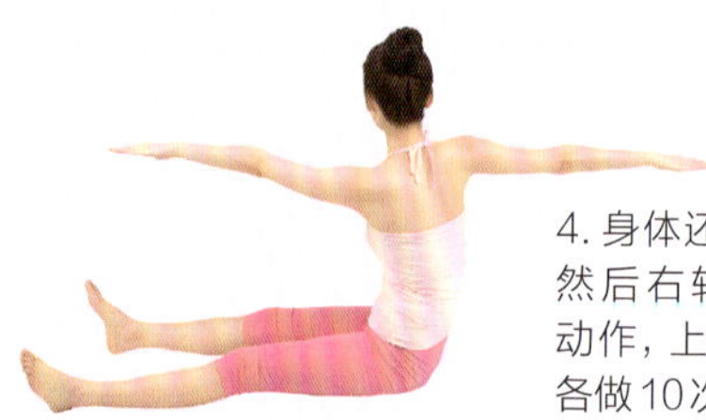

4. 身体还原朝前，然后右转做相同动作，上午、下午各做10次。

扫一扫，教你在孕早期睡个好觉

孕早期，因为生理上的不适和承受的许多精神压力，都可能让孕妈妈们出现睡眠问题。面对这种情形，不需要担心，有以下几个方法可以帮你睡个好觉。

和夜生活说再见

怀孕了，就要和夜生活说再见了。熬夜容易使体内的生物钟被打乱，影响胎宝宝的生长发育。此外，孕妈妈易出现头痛、失眠、烦躁等不适。孕妈妈应每天晚上10点前就寝，睡足8个小时，尤其是晚上11点到次日凌晨4点这段时间内，要保证睡眠质量。养成早睡早起的规律，有条件的孕妈妈可进行短时间午睡，一般半个小时或1小时即可。

营造良好的居室环境

居室应该整齐清洁，安静舒适，不拥挤，不黑暗，通风通气，保持 20~22℃的温度及 50% 的空气湿度。居室中的一切物品设施要便于孕妈妈日常起居，排除不安全的因素。居室中可以经常播放一些有益的胎教音乐，有利于优生。

做散步、游泳等轻柔运动

孕早期因为胚胎还没有着床，不能做剧烈运动，要避免频繁或大幅度牵拉。但适当的运动对孕妇和胎儿都是有好处的。

1. 散步：帮助消化、促进血液循环、增加心肺功能。

2. 肩部运动和颈部运动：增强孕妈妈的肌肉力量，缓解肩痛、颈痛的症状。

3. 简单伸展操：活动关节，赶走疲惫。

4. 游泳：调节神经系统功能，促进血液循环，缓解不良情绪。

不要穿紧身衣裤

女性穿过紧的衣裤会对盆腔产生极大压力，引起血液循环不畅。

也不宜穿过紧的内裤，由于女性的生理特点，穿过紧的内裤，容易使肛门、阴道分泌物中厌氧菌繁殖，引起妇科疾病或泌尿系统感染。

第一时间换掉你的化妆品

大多数孕妈妈怀孕后还在用原来的化妆品，也有的孕妈妈停用了所有的化妆品，这些都是不科学的。孕妈妈可以选择没有刺激成分、不含香料的化妆品。现在市面上有孕妇专用化妆品，孕妈妈需要到正规商场或超市选择正规品牌的产品。但是有一些化妆品，如口红、粉底液等，孕妈妈要远离。

孕妇禁用的化妆品	危害
美白霜	大部分美白产品含有氢醌，还有少数不合格产品甚至铅、汞含量超标，经常接触会导致 DNA 分子损伤。这些有毒物质还可经母体胎盘传递，使细胞生长和胚胎发育速度减慢，导致胚胎异常
指甲油	指甲油中有一种物质叫作酞酸酯，这种物质进入身体，不仅对健康有害，还会增加流产和致畸的可能
染发剂	染发剂中含有大量化学物质，不仅对人体健康有害，还可能导致生殖细胞变异，孕妈妈最好不要染发
香水	许多香水中添加的化工香料（人工香料）都具有一定的毒性，会影响胎宝宝的正常发育。另外，天然香料大部分都有活血通经的作用，对孕妈妈会有一定影响，所以孕妈妈不要使用香水。如果办公室里或者身边有人喷香水，孕妈妈可以婉转表达自己的意见，也可以主动换到空气流通好的位置，这样就能避免受到香水的伤害了

本月常见不适这样做

孕1月，由于大多数孕妈妈还没有意识到已经怀孕，此时受精卵正在迅速分裂，而受精卵着床还不稳固，往往最易出现危险。此时，孕妈妈要谨慎对待、小心处理。

别把早孕反应当感冒治

感冒以后，很多人会出现呕吐、四肢乏力、头昏、脸色发黄、体温升高等症状，有时候，还会感觉特别怕冷，这和孕早期的症状很相似，所以当孕妈妈发生这些情况时，大多会误认为是感冒。其实孕早期的反应和感冒有差别，可以区分出来。

首先，怀孕后主要表现是停经，而感冒通常都不会影响月经的来潮。其次，还可以通过测试体温来加以区别。怀孕后身体温度会有所升高，一般基础体温保持在36.1~36.4℃，排卵期体温会升高0.5℃。只有当体温达到37.5℃以上时，才说明可能是感冒引起发热。除此之外，如果是感冒，还会出现流鼻涕、关节疼痛等病毒感染的症状。

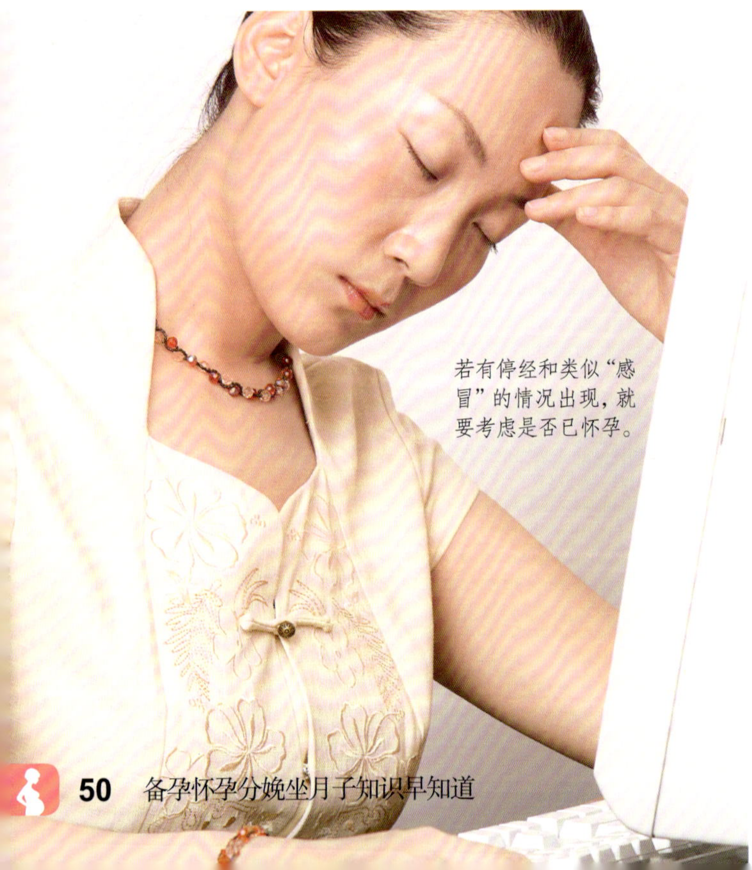

若有停经和类似“感冒”的情况出现，就要考虑是否已怀孕。

如果孕妈妈不小心患了感冒，也不要惊慌，先不要自行吃药治疗，而应通过休息、调整饮食、多饮水等方式治疗。若患重感冒，发烧已经持续3天，可以去医院，向医生说明情况后，让医生酌情使用药物，尽量避免药物对早期胚胎的影响。

如果孕妈妈在不知道怀孕的情况下，自行吃了治疗感冒的药，该怎么办？药物对胎儿的影响主要与妊娠时间有关。一般情况下(月经规律，从末次月经第1天起)，在怀孕第3~4周，因胚胎中的细胞未分化，具有全能性，此时药物的影响遵循“全或无”效应，如果药物有影响，

扫一扫，教你预防感冒的小妙招

孕妈妈应在日常生活中积极预防感冒。试试预防感冒的妙招，让孕妈妈有效预防感冒。

则会引起流产、胚胎死亡；如果影响不大，则胚胎仍能健康发育。此时应用药物一般不会使将来的胎儿致畸。在怀孕5~16周，是胚胎器官分化形成阶段，是致畸高度敏感期。在怀孕16周以后，胚胎器官分化已初步完成，但药物致畸的影响也不要忽视。孕妈妈应根据自己的实际情况，向医生咨询。

阴道流血，有生理和病理之分

一般受精卵在子宫壁上着床时，细心的孕妈妈可能会发现有轻微的阴道出血现象，此时应多加注意出血量和颜色。若颜色极淡，痕迹也浅，有可能是由于受精卵着床引起的。孕妈妈可以稍等两天，通过早孕测试来确定。

若阴道出血量类似于每次月经，但又不到月经时间，几天后就能止血则有可能是受精卵自然淘汰，孕妈妈也不必太担心。一般孕1月的受精卵自然淘汰不会给女性身体造成影响，也不会对日后受孕产生影响。

若阴道流血时还伴有腹痛或其他不适症状，不排除宫外孕或先兆流产的可能性。建议在去医院检查前，尽量休息、严禁性生活。到医院做个彩超看胚胎发育状况，测定血HCG及黄体酮，孕前有“黄体功能不足”病史的女性，若需补充黄体酮，一定要在医生指导下进行，根据激素用药原则：缺多少补多少，待补足需要后再逐渐减量。

怎么总是尿频

孕早期，导致孕妈妈出现尿频症状的原因有两个：一个是怀孕激素的影响，另一个则是泌尿系统感染。一般由怀孕激素导致的尿频没有其他异常症状。若孕妈妈尿频，还伴有灼热、疼痛、尿急等感觉出现，就有可能是尿道感染，此时宜到医院检查。若确诊为尿道感染，则应在医生指导下尽快治疗，以免日后给胎宝宝造成不良影响。

腹痛怎么办

在孕早期，腹痛时有发生。导致腹痛出现的原因有生理性的，即因为怀孕所引起的正常反应，但有些却是病理性的，可能预示着危险的发生，孕妈妈应根据不同腹痛感觉来判断。

症状	腹痛类型	解决办法
感觉有些胃痛，有时还伴有呕吐等妊娠反应	生理性腹痛	由孕早期胃酸分泌增多引起的，注意饮食调养，膳食应以清淡、易消化为原则，早餐可吃一些烤馒头片或苏打饼干等
突如其来的腹部疼痛，痉挛性或伴有阴道出血	可能是宫外孕或先兆流产	少活动、多休息、禁止性生活、勿提重物，并补充水分，立即就诊
阵发性小腹痛或有规则的腹痛、腰痛、骨盆腔痛，伴有疼痛加剧或出血症状	可能是先兆流产	需要立即去医院就诊
单侧下腹部剧痛，伴有阴道出血或出现昏厥	可能是宫外孕	需要立即去医院就诊

胎教

本月胎教重点：心情愉快，规律生活。孕妈妈愉悦、轻松的情绪，能让胎宝宝更好地发育，同时要适当增加休息的时间，缓解疲劳。

专家推荐 10 种简单有效的胎教方法

情绪胎教	所有能让孕妈妈感觉轻松、快乐、幸福的方式都是很好的情绪胎教内容，并且是从怀孕开始要一直坚持下去的
运动胎教	运动胎教主要有两个方面：一方面是孕妈妈进行适当的运动，以促进胎宝宝大脑及肌肉的健康发育，并且保证正常妊娠及顺利分娩；另一方面是适当、适时地对胎宝宝进行运动刺激和训练，以促进胎宝宝的身心发育
营养胎教	孕妈妈的营养是影响胎宝宝健康发育的直接因素。食品多样，规律和适量的饮食，可补充相应的必需营养，以保证孕妈妈营养全面
音乐胎教	使孕妈妈心旷神怡，产生美好的憧憬，并能将美好的音乐信息传递给胎宝宝，使胎宝宝受到感染。这有利于胎宝宝智力的发展和好性格养成
语言胎教	给胎宝宝讲一些生活常识、自己的感受等，内容非常丰富，而且不受时间和地点的限制，随时随地就可以进行
抚摸胎教	通过抚摸孕妈妈的腹部，使腹中的宝宝能感觉到爸爸妈妈的陪伴并做出反应。不仅让胎宝宝感受到爸爸妈妈的关爱，还能使孕妈妈身心放松、精神愉快，同时也加深了一家人的感情
美学胎教	主要是通过孕妈妈在欣赏美、追求美以及领悟美的过程中，提高孕妈妈的美学修养，获得美的感受，并通过神经传导输送给胎宝宝，让他与妈妈一起分享这一切
知识胎教	包括数字训练、图形训练、颜色训练、文字训练、拼音训练、英语训练以及一些百科知识的讲解等，这些简单的训练内容可以在胎宝宝的大脑中留下记忆，为宝宝出生后的学习奠定基础
光照胎教	光照胎教的训练有助于促进胎宝宝的视觉神经发育，锻炼胎宝宝的视觉能力，帮助胎宝宝形成昼夜周期规律
意念胎教	孕妈妈与胎宝宝具有心理和生理上的相互联系，孕妈妈的想象是通过自己的意念构成胎教的重要因素，并转化渗透到胎宝宝的身心之中

情绪胎教：泰戈尔散文《家》

我独自在横跨过田地的路上走着，夕阳像一个守财奴似的，正藏起它最后的金子。

白昼更加深沉地投入黑暗之中，那已经收割了的孤寂的田地，默默地躺在那里。

天空里突然响起了一个男孩子的尖锐的歌声，他穿过看不见的黑暗，留下他歌声的辙痕跨过黄昏的静谧。

他的乡村的家坐落在荒凉的土地边，在甘蔗田的后面，躲藏在香蕉树、瘦长的槟榔树、椰子树和深绿色的贾克果树的阴影里。

我在星光下独自走着的路上停留了一会儿，我看见黑沉沉的大地展开在我的面前，用她的手臂拥抱着无数的家庭。在那些家庭里，有着摇篮和床铺，母亲们的心和夜晚的灯，还有年轻轻的生命，他们满心欢乐，却浑然不知这样的欢乐对于世界的价值。

——泰戈尔（印度）

意念胎教：贴两张漂亮宝宝图

能够拥有一个健健康康、漂漂亮亮的宝宝，是所有爸爸妈妈的心愿。为了更好地实现这个心愿，孕妈妈可以在家中或常看见的地方，贴两张自己喜欢的宝宝图，每天看一看，并闭上眼睛想象自己宝宝的样子。

孕妈妈的想象可以是美好的事物，如名画、风景、动听的音乐、影视剧中美好的画面等，也可以是宝宝出生时的模样，明亮的眼睛、高挺的鼻梁、柔润的嘴唇、娇小的耳朵和柔嫩的皮肤等。这种联想会让孕妈妈情绪达到良好状态。

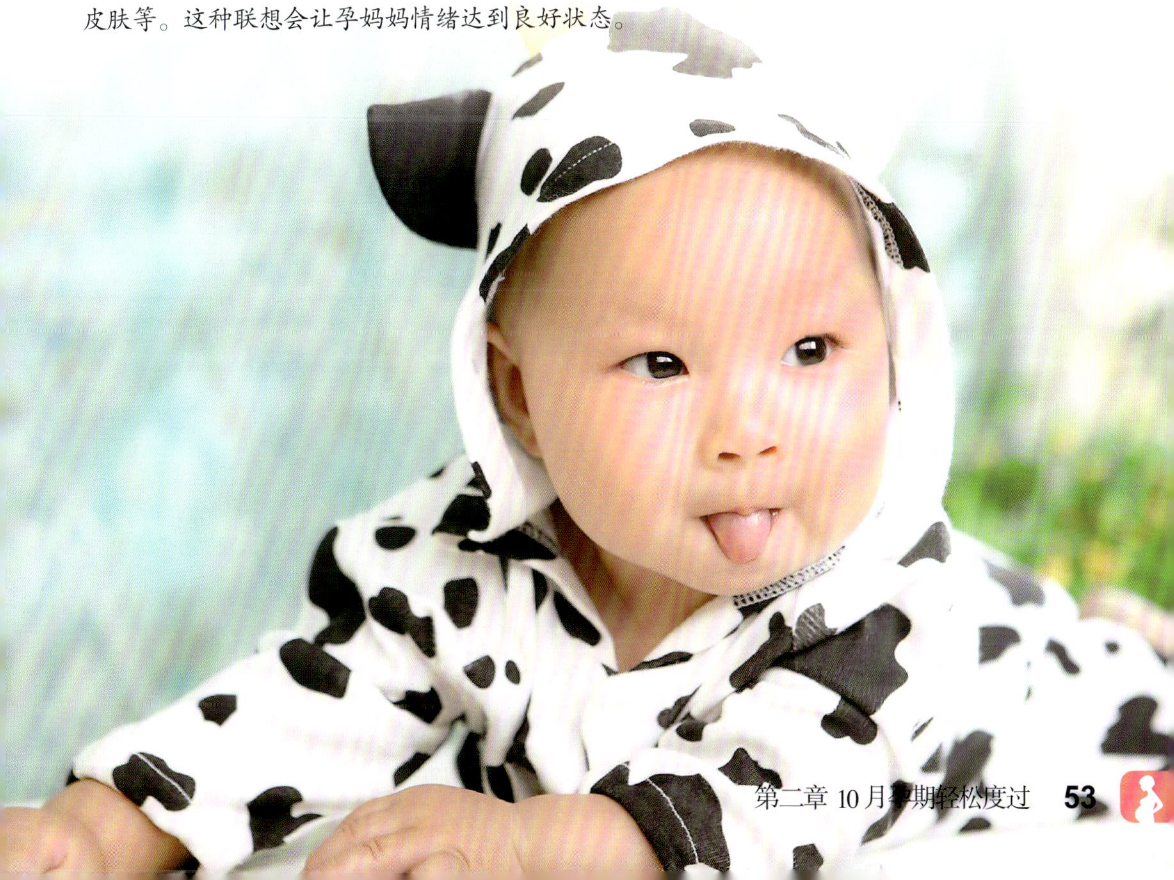

孕2月

本月大事提前知

这个月，孕妈妈的外表看不出有什么改变，但在孕妈妈的体内却发生着翻天覆地的变化，胚胎在迅速地生长。除了饮食、生活习惯需要调整，还有很多方面孕妈妈需要注意。

扫一扫，
本月注意事项都知道

调整生活习惯

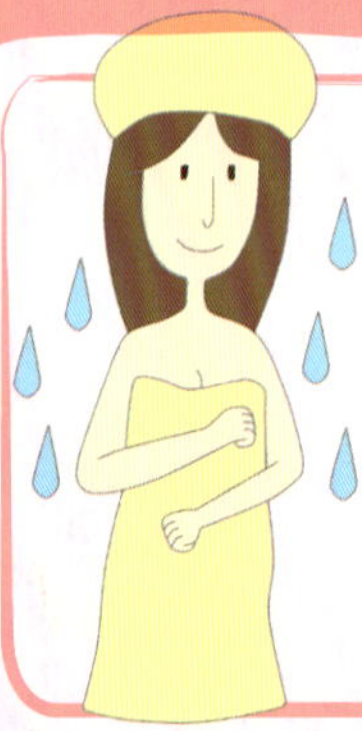

不宜洗澡时间过长

洗澡时间不宜过长，尤其是冬天。在浴室内，温度、湿度较高，氧气供应不足，再加上进行热水浴，全身表面血管扩张，会导致孕妈妈头部供血不足，出现头昏、眼花、乏力等症状，同时使胎宝宝缺氧，影响胎宝宝神经系统的发育。因此，孕妈妈洗热水澡一次以 20 分钟以内为宜。

不适与用药

正确应对孕期感冒

轻度感冒仅有鼻塞、轻微头痛者一般不需用药。如有高烧等症状要马上去看医生，在医生指导下采取相应措施对症处理，不可盲目用药。

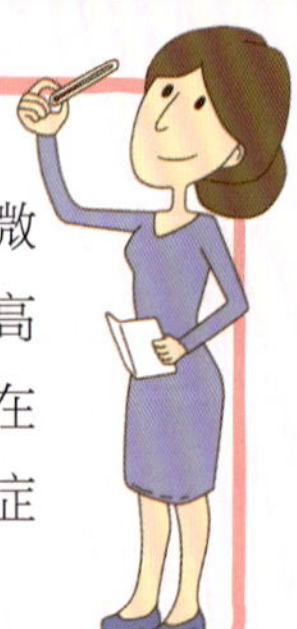

远离危险

不宜憋尿

因为孕期子宫受压迫，排尿不畅，而女性本身尿道太短，且尿道和阴道、肛门接近，这两处又是细菌的温床。如果憋尿很容易经由尿道感染至膀胱，引起膀胱炎，所以不宜憋尿。

营养

不用太担心宝宝营养不足

虽然孕吐暂时影响了营养的均衡吸收，但在孕早期，胎宝宝的营养需求相对后期较少，而且会从孕妈妈的血液里直接获得。因此孕妈妈不用担心孕吐会影响胎宝宝的营养供给。解决孕吐较好的办法就是适当调整饮食，吃些清淡并且有营养的食物。

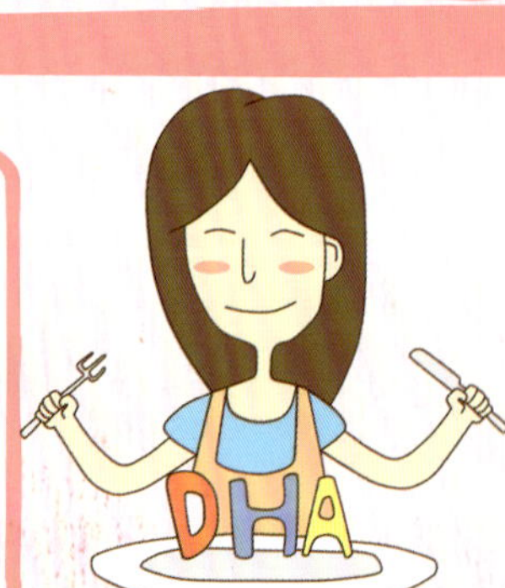

身体变化

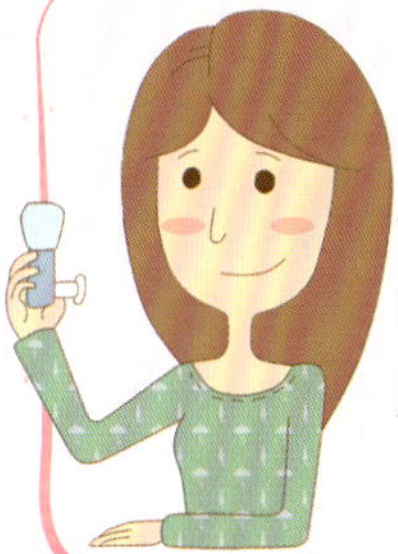

轻松远离孕期口臭

由于体内激素的变化，孕妈妈口腔更容易出现异味，对此孕妈妈要注意早晚刷牙、吃完东西后用温水漱口、少吃刺激性食物。

身体变化

职场孕妈妈巧应对孕吐

孕妈妈一定要吃早餐，这样对胃有好处，也可以减少孕吐的次数。在路上要多放些手绢、纸巾和塑料袋在随身的包中，以备不时之需。办公桌的抽屉里备一些零食，感觉恶心时可以少吃一些。

日常规划

尽早办理准生证

准生证是宝宝降临到这个世界的合法“通行证”，宝宝的出生、上户口及其他的福利都和它有密切关系。准爸妈应按照当地政策尽早着手办理。

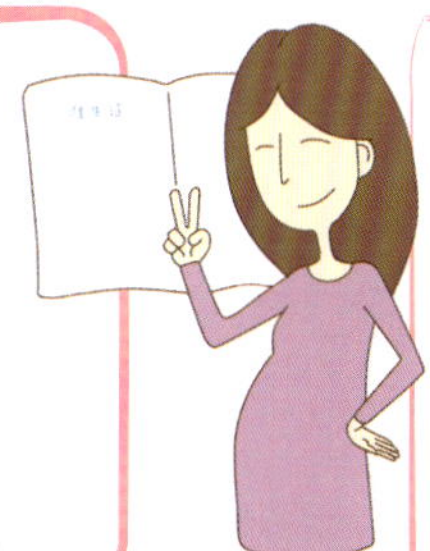

饮食安全

忌吃过咸的食物

过咸的食物通常食盐含量较高，而食盐中含钠，食用过多的钠，容易患高血压。所以，孕妈妈应少吃含食盐过高的食物，同时要少吃腌制食品。

饮食安全

忌食辛辣、生冷食物

孕期应避免食用过于辛辣的食物，以免令肠胃无法负荷。有些孕妈妈吃太多麻辣或过于生冷、不够新鲜的食品，会导致剧烈腹泻，严重者还会引发流产。

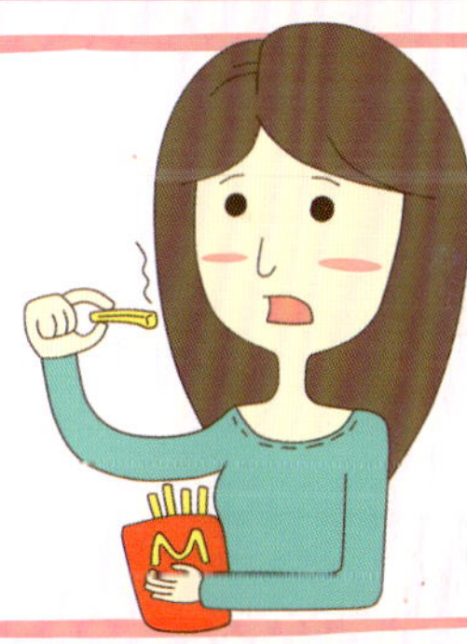

调整生活习惯

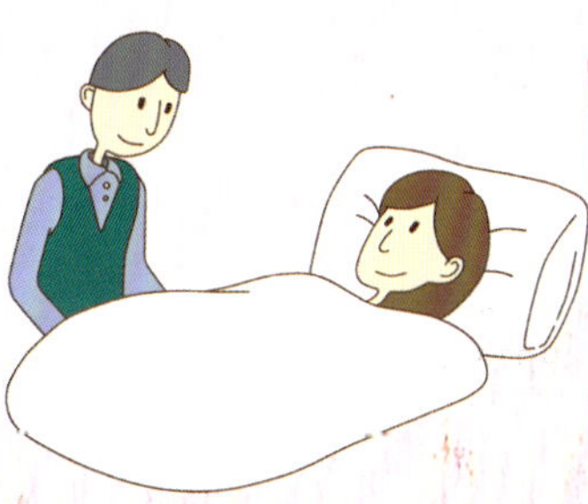

提高睡眠质量

孕早期，孕妈妈总会觉得很疲惫，总也睡不够似的。其实这是体内激素分泌变化的影响，一般会延续到孕 4 月以后才会缓解。上班的时候，孕妈妈本身就会劳累，再加上犯困，会更加辛苦，这就需要孕妈妈晚上保证高质量睡眠，尤其不能再熬夜了。

产检早知道

本月的检查需要进一步确认怀孕及排除宫外孕，除此之外，还可以通过超声波检查（B 超）观察胎囊和胎心搏动。

孕 2 月产检项目

产检项目	检查内容和目的	参考值
血压检查	时刻监测孕妈妈的血压值	正常血压为：收缩压(即高压)90~140mmHg 舒张压(即低压)60~90mmHg
超声波检查(B 超检查)	通过超声波可计算出胎囊大小，根据胎头至臀部的长度值即可推算出怀孕周数及预产期，此外还能监测有无胎心搏动及卵黄囊等，及时发现胚胎的发育异常情况	胎心搏动在 6~8 周就可监测到。孕 6 周时胎囊直径约 1.2cm
血色素及血细胞比容的检查(血常规检查)	检查是否有贫血	血红蛋白：110~150g/L 红细胞正常值：3.5~5.0*10^{12}/L 血细胞比容正常值：37%~48%
妇科检查	观察阴道内是否有横膈、纵膈，阴道、宫颈是否有赘生物，是否有双宫颈、双子宫，分泌物颜色、形状	子宫有柔软感即为正常
体重检查	随时监测体重增长情况	14 周以前每周可增加 0.1kg
尿常规检查	尿检有助于肾脏疾患早期的诊断	尿蛋白阴性或微量

注：以上产检项目和标准可作为孕妈妈产检参考，具体产检项目以各地医院及医生提供的建议为准。

专家详解你的产检报告

本月的 B 超检查，孕妈妈要留意以下几个指标。

胎囊：只在孕早期出现，主要用于判定孕 4~8 周胎龄，位于子宫的宫底、前壁、后壁、上部或中部，形态圆形或椭圆形、清晰的为正常；不规则形、模糊，位于子宫下段的为异常。伴有腹痛或阴道流血时，则有流产的征兆。

胎芽：孕 2 月做 B 超检查，可以看到胎芽为正常。

胎心：孕 2 月，通过 B 超检测到胎心为正常。

胎盘：胎囊消失后，见到月牙形的胎盘形成为正常。孕晚期往往看位置，从而预测顺产机会。

子宫：通过医生触摸或 B 超检查，可看到子宫是否增大，是否变得柔软。

扫一扫，了解孕期各阶段 B 超正常参数值

孕妈妈可对照孕期各阶段 B 超正常参数值进行比较，评估胎宝宝生长发育情况。

一次过产检，专家来支招

B 超检查

1. 孕 1~2 个月做 B 超检查，需要孕妈妈憋尿，以便更好地看清子宫内的情况，过了两个月，就不需要憋尿了，在孕 3 个月后做 B 超检查时，要提前排空尿液。

2. 检查时不需要空腹，孕妈妈要记住这点。

3. 衣着宜宽松、易脱。宽松的衣物能节省时间，也能让孕妈妈本来紧张的心情放松。

4. 孕妈妈不要吃易产气的食物，如牛奶、红薯等，避免进食后产生气体，阻碍超声波的穿透，造成所检脏器显像不清。

5. 检查时应该以轻松的心态配合医生检查，过于紧张反而有可能影响检查的效果。

血压检查

一般血压有两个高峰，一个是在 6~10 点，另一个在 16~20 点，一般在这两个时间段量的血压比较能反映血压的情况。孕妈妈一定不能忽略量血压这个小检查，它是反映孕妈妈身体健康的重要指标。量血压时一定要放松，有些孕妈妈因为在医院里交各种费用而走来走去，或是来医院感到紧张，使得量出来的血压有些失常。碰到这样的情况，医生会建议你先休息 15 分钟，安静下来以后再进行测量。

本月产检注意事项

通过尿常规检查来检测孕妈妈的肾脏功能。女性的尿道口和阴道口比较近，如不注意的话，尿液往往会被白带污染，不能真实地反映尿液的情况，所以检查时需要取中段尿，这样得出的化验结果比较准确。

宜固定看一位医生

特别建议孕妈妈在孕期的检查中，最好能够固定看一位专家或者医生，这样医生对你个人的情况会比较了解，能根据你的情况给一些比较好的建议，即便孕期中出现突发事件，也能积极应对。此外，提醒孕妈妈注意一点，如果身体没有什么太大的不适，就不需要挂专家号。因为专家不是每天坐诊，需要孕妈妈提前预约，而且等待检查的时间较长。

孕期需做三四次 B 超

一般情况下，孕期只需三四次 B 超就可以了。在停经 6 周后，除了妇科常规检查之外，应通过 B 超确定宫内妊娠是否正常。在孕 11~13 周，需要做 NT（颈项透明层）检查判断胎儿颈部透明层的厚度，以评估胎儿 21- 三体风险，在 22~24 周再复查一次 B 超，通过 B 超能够比较清晰地了解胎宝宝组织器官发育情况，从而了解胎宝宝是否存在畸形。从 36 周到预产期，为安全起见，可以做 B 超以明确羊水多少和胎盘的功能，以及胎宝宝有无脐带绕颈。如果是高危产妇，或被怀疑为有胎盘前置等妊娠不正常的情况，会根据孕妈妈的情况适当增加 B 超的次数。

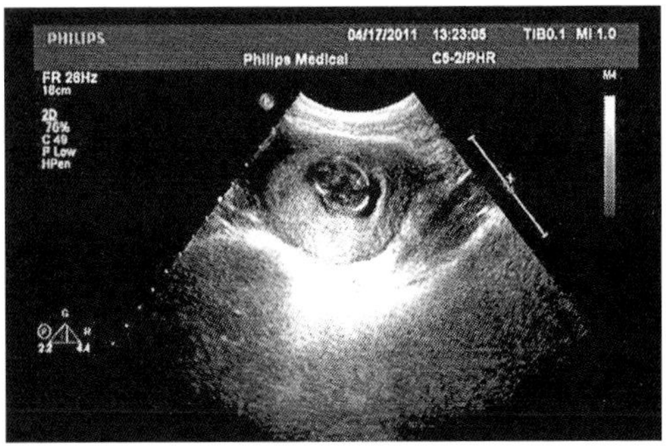

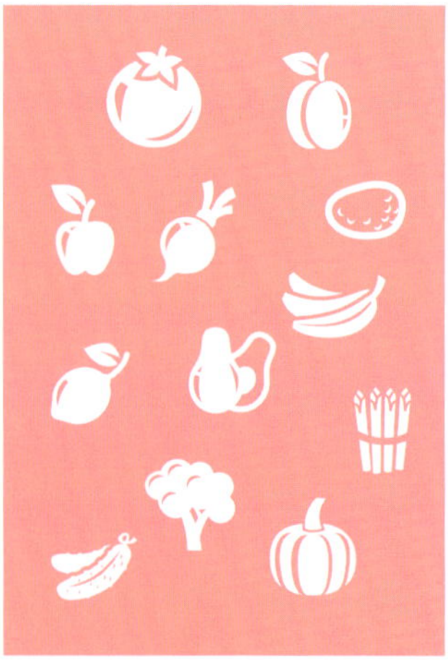

孕期宜吃不宜吃早知道

孕 2 月，相伴而来的头晕、乏力、嗜睡、流涎、恶心、呕吐、厌油腻等早孕反应表现明显。孕妈妈要注意饮食健康，放松心情，如早孕反应严重可考虑就医。

孕 2 月科学膳食结构表

五 谷 类 200~300 克。
三餐的主食就能满足，还需要每天用 1 碗杂粮粥代替大米和面食。

蔬 菜 类 300~500 克。
每天食用四五种不同的蔬菜，基本保证正餐有两三道菜。

水 果 类 100~200 克。
新鲜的应季水果是孕妈妈的首选。

鱼类和海鲜 75 克。
不用每天都摄入，一周吃两三次就可以，不可多食。

畜禽肉类 50 克。
每天保证有两道荤菜。素食孕妈妈要注意摄入足够的蛋白质，保持营养均衡。

宜适量吃黄豆类食品

这个月孕妈妈的早孕反应比较严重，对黄豆类食品中的“生豆气”比较敏感，心理也排斥，但适当摄取豆类食品有助于胎儿的生长发育。

黄豆富含人体必需的氨基酸，氨基酸是构成蛋白质的基本单位。有一些氨基酸人体不能合成，必须由食物供给，这些氨基酸称为必需氨基酸。黄豆类食品中富含人体所需的优质蛋白和 8 种必需氨基酸，其中谷氨酸、天冬氨酸、赖氨酸等含量是大米中含量的 6~12 倍。而且黄豆富含磷脂，不含胆固醇，是不折不扣的健脑食品。

碳水化合物
胎宝宝的“热量站”
→
叶酸
依然不能怠慢
→
锌
促进胎宝宝发育
↓
蛋白质
有利于胎宝宝大脑发育
←
维生素
保护胎宝宝重要器官
←
碘
促进胎宝宝生长
↓
孕 2 月主打营养素

别一怀孕就猛吃猛喝：有些孕妈妈一旦怀孕，就会觉得自己应该摄入更多的营养而猛吃猛喝。其实猛吃猛喝不仅会干扰胎宝宝的生长发育，影响正常饮食营养的摄取和吸收，还会引起人体整个内分泌系统紊乱和功能失调。

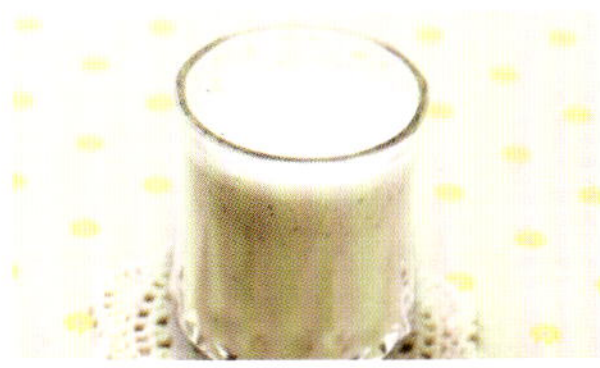

三餐两点心的饮食模式适合孕妈妈，**早餐8点，午餐12点，晚餐18点**。三餐之间根据需要，可再吃一些零食。

活跃胃肠，吃好早餐

早餐的重要性不必多说，孕妈妈都会注意到，因为这关系到孕妈妈和胎宝宝的健康。但没有食欲可是大问题，孕妈妈可以每天早晨喝1杯温开水，血液稀释后，会增加血液的流动性，使胃肠功能活跃起来，同时还能活跃其他器官功能。另外，在早餐品种上，要每天变换花样，蔬菜粥、八宝粥、牛奶、鸡蛋、包子、面包等都是不错的选择。

宜多吃开胃食物

孕早期是妊娠反应较严重的时期，可以多吃些开胃的清淡食物，有助于减轻孕吐的反应。早孕反应严重的孕妈妈，因为剧烈的呕吐容易引起体内的水盐代谢失衡，所以，要注意补充水分，多吃新鲜水果和蔬菜。妊娠反应带来的恶心、厌食，影响了孕妈妈的正常饮食，可以通过变换烹饪方法和食物种类，采取少食多餐的形式，来保证孕妈妈的营养需求。

不宜被忽视的食物

富含优质蛋白质的食物：瘦肉、鱼、鸡蛋、豆类、坚果等。

富含维生素C的食物：香蕉、草莓、橙子、柑橘等。

富含叶酸的食物：菠菜、生菜、芦笋、油菜、小白菜、香蕉、柑橘、动物肝脏等。

开胃健脾的食物：苹果、小米粥、鲈鱼、白萝卜、白菜、冬瓜、山药、红枣等。

富含B族维生素的食物：燕麦片、全麦面包、粗粮、动物肝脏、瘦肉、新鲜水果、蔬菜等。

有利于胎儿神经系统发育的食物：核桃、海鱼、木耳等。

扫一扫，教你应对孕吐

对于孕吐孕妈妈们也不必过分紧张，通过合理的膳食搭配可以有效地减缓孕吐反应。

调整饮食可缓解孕吐

怀孕早期，孕妈妈大多会出现恶心、呕吐的现象，一般会持续两三个月，称为早孕反应，还有些孕妇这种反应甚至会贯穿整个孕期。孕妈妈可适当调整自己的饮食，来缓解孕吐。

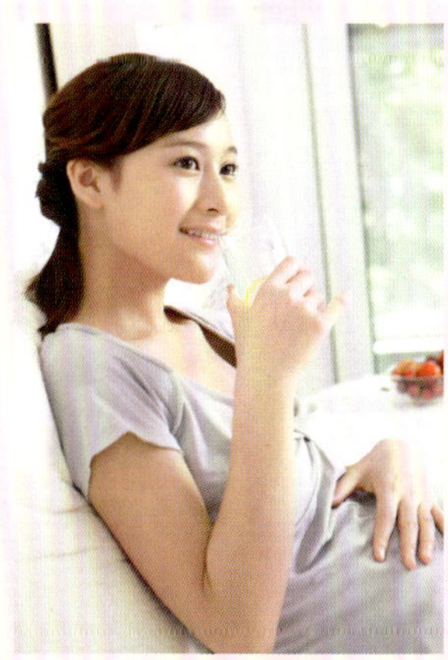

养胎不长肉食谱

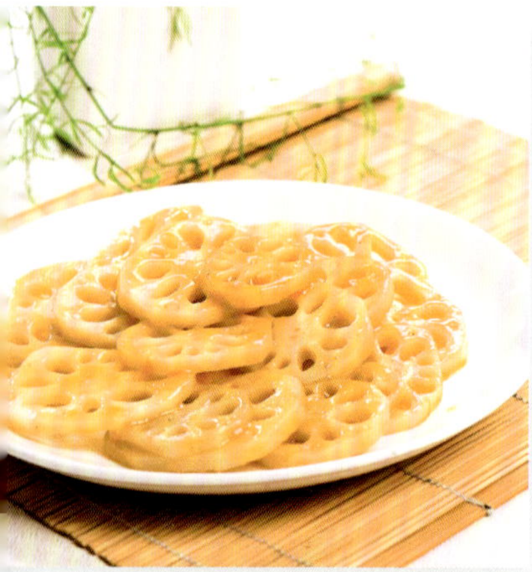

糖醋莲藕

原料：莲藕1节，料酒、盐、白糖、醋、香油各适量。

做法：1. 将莲藕去节、削皮，切成薄片，用清水漂洗干净。2. 油锅烧热，倒入莲藕片翻炒，加入料酒、盐、白糖、醋，继续翻炒，待莲藕片熟透，淋入香油即可。

营养功效：此菜味道酸甜适中，含有丰富的钙、磷、铁等多种矿物质，有利于胎宝宝各个器官的形成和发育。

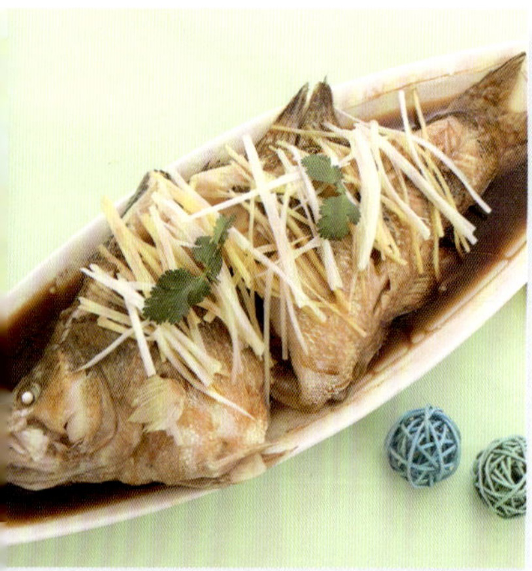

清蒸鲈鱼

原料：鲈鱼1条，盐、姜丝、葱丝、香菜、料酒各适量。

做法：1. 将鲈鱼去鳞、腮、内脏，洗净，两面划几刀，抹匀盐和料酒后放盘中腌5分钟。2. 将葱丝、姜丝铺在鲈鱼身上，上蒸锅蒸15分钟，出锅点缀香菜即可。

营养功效：鲈鱼肉质白嫩，常食可滋补健身，增强孕妈妈免疫力，可补充营养又不会长胖。

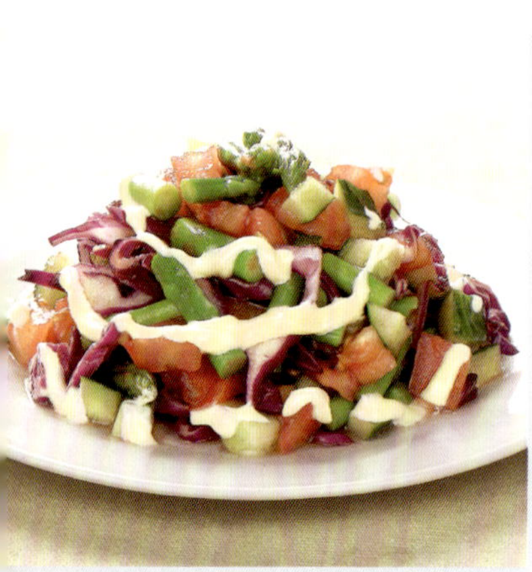

什锦沙拉

原料：黄瓜半根，番茄1个，芦笋2根，紫甘蓝2片，沙拉酱、番茄酱各适量。

做法：1. 黄瓜、番茄洗净，切丁；芦笋洗净切段，紫甘蓝洗净切丝，所有食材用冷开水加盐浸泡15分钟后再冲洗干净。2. 芦笋段焯熟，捞出后浸入冷开水中。3. 将黄瓜丁、番茄丁、芦笋段、紫甘蓝丝码盘，挤上番茄酱和沙拉酱，拌匀即可。

营养功效：此菜含有丰富的叶酸和多种维生素，可为孕妈妈提供充足的营养。

番茄面片汤

原料：番茄 1 个，面片 50 克，高汤、盐、香油各适量。

做法：1. 番茄在开水中烫一下，去皮，切块。2. 锅中放油，油热后炒香番茄块，炒成泥状后加入高汤烧开，加入面片煮 3 分钟。3. 加盐、香油调味即可。

营养功效：热乎乎的番茄面片汤，开胃又滋补。

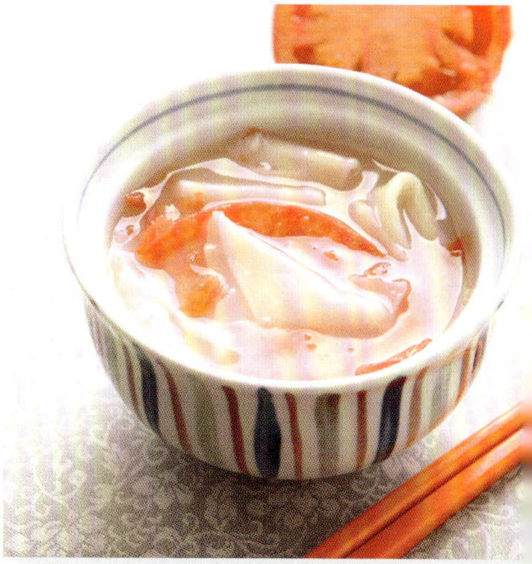

麻酱莜麦菜

原料：莜麦菜 1 把，盐、蒜、芝麻酱各适量。

做法：1. 莜麦菜洗净，放入淡盐水中浸泡 3~5 分钟，再冲洗干净，切长段备用。2. 芝麻酱加入凉开水稀释，用筷子沿一个方向搅拌，继续加入凉开水，搅拌成均匀的麻酱汁，加盐调味；蒜切碎末备用。3. 将调好的芝麻酱淋在莜麦菜上，撒上蒜末即可。

营养功效：麻酱中铁含量丰富，能促进胎宝宝大脑的发育，还能起到润肠的作用。

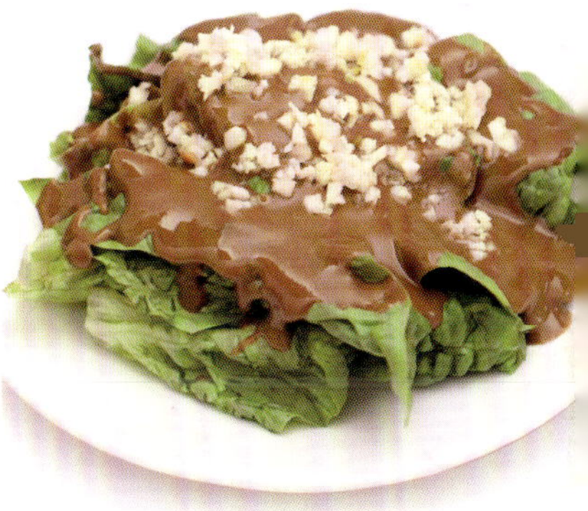

双色豆腐丸

原料：豆腐 1 块，胡萝卜、菠菜各 30 克，面粉、淀粉、葱丝、红椒丝、盐、生抽各适量。

做法：1. 胡萝卜洗净擦丝；菠菜洗净剁碎；准备两个碗，豆腐用手抓碎分两份放碗里，加入适量面粉和淀粉。2. 一个碗里挤入胡萝卜汁，一个碗内挤入菠菜汁，加水拌匀。3. 把胡萝卜丝、菠菜碎分别拌进去，两种糊分别团成小丸子。4. 丸子下锅焯熟盛出。5. 锅中放油，加水、生抽、淀粉、盐搅匀，做成汁，浇在丸子上，撒上葱丝和红椒丝即可。

营养功效：此菜色彩丰富，可以促进孕妈妈的食欲。

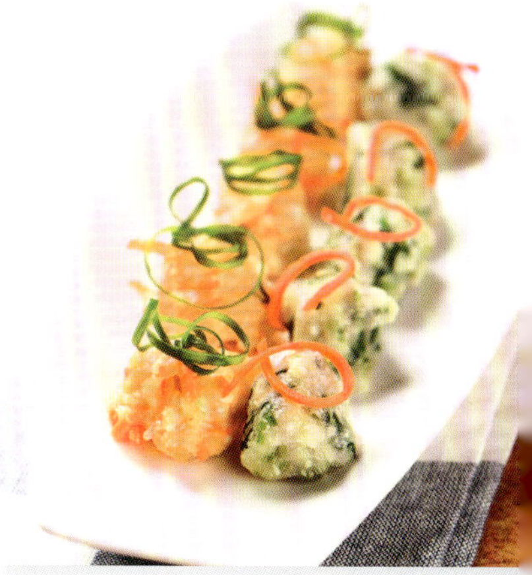

生活细节快快查

孕 2 月，孕妈妈在享受怀孕喜悦的同时，也要避免导致孕期危险的行为和动作，此时正是胎宝宝细胞快速分裂的时期，容易受外界影响，因此孕妈妈在生活中要多加注意。

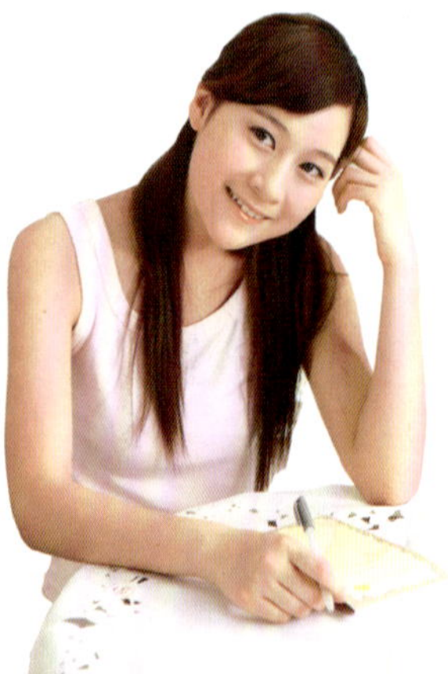

估算宝宝预产期

一旦确诊已经怀孕，孕妈妈的下一个问题肯定是：“我的宝宝什么时候出生？”其实这个问题可以通过查预产期表得到解答。

下面给出一个预产期表格。首先，在表格中找出末次月经的第 1 天，先按左边的月份找出末次月经的月份；然后，再沿着横列找出末次月经第一天的日期，再看它下面的数字，就能估算出胎宝宝的出生日期。

预产期表：第一行为末次月经的月份和日期；第二行对应的即为预产期的月份和日期。例如，如果末次月经第 1 天为 2 月 21 日，则宝宝预产期则是 11 月 28 日。

1 月	1	2	3	4	5	6	7	8	9	10	11	12	13	14	15	16	17	18	19	20	21	22	23	24	25	26	27	28	29	30	31
10 月	**8**	**9**	**10**	**11**	**12**	**13**	**14**	**15**	**16**	**17**	**18**	**19**	**20**	**21**	**22**	**23**	**24**	**25**	**26**	**27**	**28**	**29**	**30**	**31**	**1**	**2**	**3**	**4**	**5**	**6**	**7**
2 月	1	2	3	4	5	6	7	8	9	10	11	12	13	14	15	16	17	18	19	20	21	22	23	24	25	26	27	28			
11 月	**8**	**9**	**10**	**11**	**12**	**13**	**14**	**15**	**16**	**17**	**18**	**19**	**20**	**21**	**22**	**23**	**24**	**25**	**26**	**27**	**28**	**29**	**30**	**1**	**2**	**3**	**4**	**5**			
3 月	1	2	3	4	5	6	7	8	9	10	11	12	13	14	15	16	17	18	19	20	21	22	23	24	25	26	27	28	29	30	31
12 月	**6**	**7**	**8**	**9**	**10**	**11**	**12**	**13**	**14**	**15**	**16**	**17**	**18**	**19**	**20**	**21**	**22**	**23**	**24**	**25**	**26**	**27**	**28**	**29**	**30**	**31**	**1**	**2**	**3**	**4**	**5**
4 月	1	2	3	4	5	6	7	8	9	10	11	12	13	14	15	16	17	18	19	20	21	22	23	24	25	26	27	28	29	30	
1 月	**6**	**7**	**8**	**9**	**10**	**11**	**12**	**13**	**14**	**15**	**16**	**17**	**18**	**19**	**20**	**21**	**22**	**23**	**24**	**25**	**26**	**27**	**28**	**29**	**30**	**31**	**1**	**2**	**3**	**4**	
5 月	1	2	3	4	5	6	7	8	9	10	11	12	13	14	15	16	17	18	19	20	21	22	23	24	25	26	27	28	29	30	31
2 月	**5**	**6**	**7**	**8**	**9**	**10**	**11**	**12**	**13**	**14**	**15**	**16**	**17**	**18**	**19**	**20**	**21**	**22**	**23**	**24**	**25**	**26**	**27**	**28**	**1**	**2**	**3**	**4**	**5**	**6**	**7**
6 月	1	2	3	4	5	6	7	8	9	10	11	12	13	14	15	16	17	18	19	20	21	22	23	24	25	26	27	28	29	30	
3 月	**8**	**9**	**10**	**11**	**12**	**13**	**14**	**15**	**16**	**17**	**18**	**19**	**20**	**21**	**22**	**23**	**24**	**25**	**26**	**27**	**28**	**29**	**30**	**31**	**1**	**2**	**3**	**4**	**5**	**6**	
7 月	1	2	3	4	5	6	7	8	9	10	11	12	13	14	15	16	17	18	19	20	21	22	23	24	25	26	27	28	29	30	31
4 月	**7**	**8**	**9**	**10**	**11**	**12**	**13**	**14**	**15**	**16**	**17**	**18**	**19**	**20**	**21**	**22**	**23**	**24**	**25**	**26**	**27**	**28**	**29**	**30**	**1**	**2**	**3**	**4**	**5**	**6**	**7**
8 月	1	2	3	4	5	6	7	8	9	10	11	12	13	14	15	16	17	18	19	20	21	22	23	24	25	26	27	28	29	30	31
5 月	**8**	**9**	**10**	**11**	**12**	**13**	**14**	**15**	**16**	**17**	**18**	**19**	**20**	**21**	**22**	**23**	**24**	**25**	**26**	**27**	**28**	**29**	**30**	**31**	**1**	**2**	**3**	**4**	**5**	**6**	**7**
9 月	1	2	3	4	5	6	7	8	9	10	11	12	13	14	15	16	17	18	19	20	21	22	23	24	25	26	27	28	29	30	
6 月	**8**	**9**	**10**	**11**	**12**	**13**	**14**	**15**	**16**	**17**	**18**	**19**	**20**	**21**	**22**	**23**	**24**	**25**	**26**	**27**	**28**	**29**	**30**	**1**	**2**	**3**	**4**	**5**	**6**	**7**	
10 月	1	2	3	4	5	6	7	8	9	10	11	12	13	14	15	16	17	18	19	20	21	22	23	24	25	26	27	28	29	30	31
7 月	**8**	**9**	**10**	**11**	**12**	**13**	**14**	**15**	**16**	**17**	**18**	**19**	**20**	**21**	**22**	**23**	**24**	**25**	**26**	**27**	**28**	**29**	**30**	**31**	**1**	**2**	**3**	**4**	**5**	**6**	**7**
11 月	1	2	3	4	5	6	7	8	9	10	11	12	13	14	15	16	17	18	19	20	21	22	23	24	25	26	27	28	29	30	
8 月	**8**	**9**	**10**	**11**	**12**	**13**	**14**	**15**	**16**	**17**	**18**	**19**	**20**	**21**	**22**	**23**	**24**	**25**	**26**	**27**	**28**	**29**	**30**	**31**	**1**	**2**	**3**	**4**	**5**	**6**	
12 月	1	2	3	4	5	6	7	8	9	10	11	12	13	14	15	16	17	18	19	20	21	22	23	24	25	26	27	28	29	30	31
9 月	**7**	**8**	**9**	**10**	**11**	**12**	**13**	**14**	**15**	**16**	**17**	**18**	**19**	**20**	**21**	**22**	**23**	**24**	**25**	**26**	**27**	**28**	**29**	**30**	**1**	**2**	**3**	**4**	**5**	**6**	**7**

行动要稳，避免摔倒

孕2月，胎宝宝很不稳定，因此孕妈妈的行动一定要稳。走路时，每一步都要停稳了再走，不要着急快走。可以在家中容易滑倒的地方如浴室和厨房的门口放上吸水防滑的垫子，以免将水渍踩得满地都是。还要时刻保持家里地面的干燥，减少孕妈妈滑倒的风险。而家人拖地的时候，孕妈妈可以坐在一边休息，等待地面干燥后再下地行走。

孕早期要暂别性生活

孕早期是胚胎形成和发育的关键阶段，此时的胎盘还未完全形成，胚胎组织在子宫壁上附着得不够牢固，是流产的高发期。此时进行性生活，如果准爸爸的动作过于粗暴，会使孕妈妈的腹部受到挤压；而频繁的抚摸和性高潮会让孕妈妈的宫颈受到刺激，这些均会引发孕妈妈子宫的强烈收缩，容易导致流产。

此外，孕早期性生活还会使孕妈妈的阴道遭受感染，有可能导致流产。所以为了自身和胎宝宝的健康，在孕早期要避免性生活。

扫一扫，
了解孕期性生活的建议时间和姿势

孕期，准爸爸要节制自己的性欲，了解性生活时的注意事项，保护好妻子和宝宝。

身体的8个信号告诉你怀孕了

如果孕妈妈足够细心，会及时发现身体告诉自己的很多怀孕征兆。当然，下面的这些征兆没有先后顺序，也不会一下子全部涌现。

怀孕的信号	怀孕的症状
停经	这是最普遍，也最容易引起注意的，如果孕妈妈平时月经规律，一旦超过10天以上未来月经，之前也未采取可靠的避孕方法时，就有可能是怀孕了，那些月经失调者除外
恶心、呕吐	恶心、呕吐是大多数孕妈妈都会有的经历，这种感觉可别让孕妈妈误以为得病了而吃药。孕早期的恶心、呕吐可能会发生在一天中的任何时间。恶心的原因还没有明确的科学定论，主要是由于人绒毛膜促性腺激素的升高、黄体酮增加引起胃肠蠕动减少、胃酸分泌减少而引起消化不良等原因
乳房变化	乳房发胀，有点刺痛的感觉，乳头颜色也会变深，出现小结块。这是随着受精卵的着床、体内激素发生改变，乳房做出的相应反应，为以后的哺乳做好准备
厌恶某种气味	酒精或烟味让孕妈妈想吐，这其实是胎宝宝的自动保护机制在起作用
腹胀	下腹总是胀胀的，有点难受
尿频	这是怀孕激素的影响所致。孕中晚期则是子宫增大，压迫膀胱所致
困倦	好像总是睡不醒的样子，做事没有精力
偏爱某种食物	孕妈妈可能从前不爱吃某种食物，突然却非常爱吃，甚至突然特别想吃某种食物，比如吃蛋糕、喝橙汁

本月常见不适这样做

孕2月，孕妈妈的身体开始有了些许变化，也因此会带来一些不适症状，如孕吐、食欲不振、困倦、尿频……这些都是正常的生理现象，孕妈妈不必过于担心。可以提前了解本月可能会出现的症状，找到合适的方法来应对孕期里的各种不适。

当甲亢遇到了怀孕

有些孕妈妈在孕期产检时发现自己有甲亢，十分担心甲亢对胎宝宝的影响。其实，孕妈妈在查出甲亢后，不要过于紧张。可以去内分泌科就诊，使用一些孕期可以使用的药物，只要孕期按医嘱规律服药一般也不必终止妊娠。值得注意的是，甲亢在产后仍需加强随访，调整用药。

除此之外，孕妈妈还要加强孕期保健。注意适当地休息，保持良好的心情，避免精神紧张。在饮食上，注意补充足够的热量和营养，如糖类、蛋白质和B族维生素。还要定期检查甲状腺功能，及时检测血液中甲状腺激素的含量，一旦发现病情变化要及时治疗和控制。

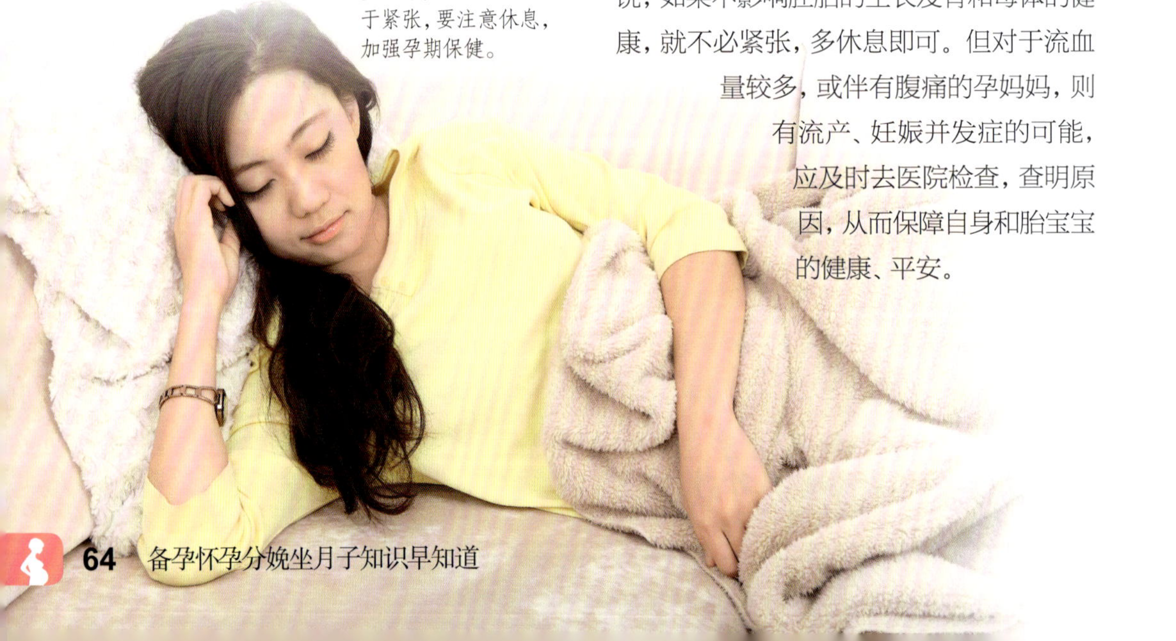

查出甲亢后也不要过于紧张，要注意休息，加强孕期保健。

别担心尿频

孕早期，由于孕激素的影响，水分和电解质加速从体内排出，加大了肾脏的工作量，增大的子宫压迫膀胱，影响其贮存尿液，所以会出现尿频的现象。这时候就需要孕妈妈的饮食口味不要太重，要少吃冬瓜、西瓜等利尿食物，更不要憋尿，应该在睡前排空尿液，并避免仰卧位的睡姿。

怀孕了怎么还来“月经”

由于个体差异，有些孕妈妈怀孕后卵巢分泌的孕激素水平比较低，会导致子宫内膜继续脱落，因此怀孕后依然会来月经，但经血量比平常要少，日期也短些，这在中医上称为“漏经”，在西医上称为“先兆流产”。

当遇上此问题时，孕妈妈会很担心，不知道是否会流产或对胎儿产生不利。一般来说，如果不影响胚胎的生长发育和母体的健康，就不必紧张，多休息即可。但对于流血量较多，或伴有腹痛的孕妈妈，则有流产、妊娠并发症的可能，应及时去医院检查，查明原因，从而保障自身和胎宝宝的健康、平安。

宫外孕是小概率，发生了就是大问题

正常的妊娠是精子和卵子在输卵管相遇并形成受精卵，随后受精卵通过输卵管游向子宫并在子宫内着床发育成胎儿。但是出于某种原因，受精卵在子宫以外的其他地方“安营扎寨”了，便是宫外孕，又称异位妊娠。

宫外孕有 3 大症状，即停经、腹痛、阴道出血，但其症状往往不是典型的。如果孕妈妈平时就有一些妇科炎症，如盆腔炎、附件炎、子宫内膜炎等，而在怀孕 30 余天后，出现腹痛、不规则流血的症状，就要高度警惕是否为宫外孕了。此时孕妈妈应立即到医院确诊治疗，治疗上可以根据血 HCG 值、B 超显示的胚胎大小以及患者意愿选择治疗方式。

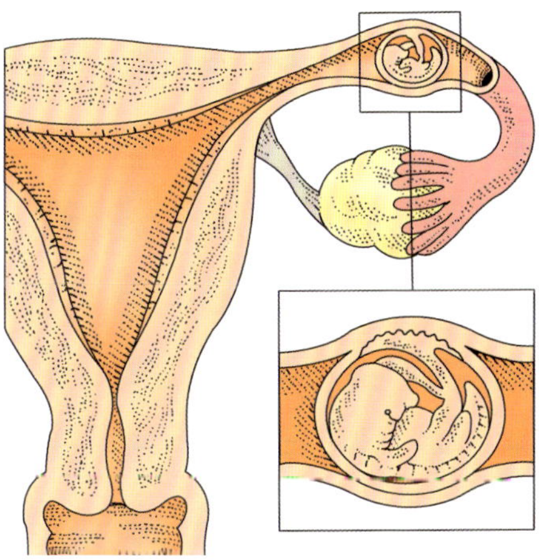

排除宫外孕最有效的方法就是 B 超检查，通过 B 超在子宫内发现孕囊的话，就是正常妊娠，反之则为宫外孕。

重视先兆流产

如果孕妈妈发现自己阴道有少量流血，下腹有轻微疼痛和下坠感或者感觉腰酸，可能就是先兆流产，也是胎宝宝传递的“危险信号”。这时孕妈妈不必太紧张，多休息，保持情绪稳定，精神放松。如果经过休息后，引起流产的原因被消除，出血停止，胚胎正常，则可以继续妊娠。如果情况没有改善，反而加重，则需要立即就医。需要特别注意的是孕妈妈千万不要自行服用保胎药保胎，因为导致先兆流产的原因有很多，若不能对症服药，会对胎宝宝造成不利影响。

警惕胚胎停育

医学上将怀孕早期胚胎停止发育的现象称为胚胎停育。造成胚胎停育的原因有很多，内分泌失调、子宫异常、生殖道感染、母胎之间免疫不适应，以及染色体问题都可能会导致胚胎停育。若孕妈妈不幸被确诊为胚胎停育，最好在医生的指导下做人工流产处理，但不宜采用单纯药流，否则不易完全排净。

一旦遭遇胚胎停育，孕妈妈不管是身体上还是心理上都会承受较大的痛苦。准爸爸要及时安慰妻子，多陪在她身边，在她最需要的时候给予她最大的安全感。

预防胚胎停育的方法

1. 做好孕前检查。孕前做 TORCH 筛查和甲状腺功能检查，如发现异常可及时治疗。
2. 避免接触含有害物质的环境，如新装修的房子不宜入住；饮食上也要尽量选择干净无污染的食物。
3. 尽量避免早孕期做 X 线和 CT 检查，尤其是针对腹部。
4. 备孕期和孕早期都要避免药物影响，尽量不要自行服用药物。
5. 戒烟、戒酒。
6. 避免感染病毒。
7. 免疫系统异常的女性应在病情稳定后再怀孕。

胎教

本月胎教重点：保持轻松、平和的情绪。孕妈妈可以多听听音乐，虽然胎宝宝还感受不到，但可以将听到音乐的微妙感觉传递给他。

语言胎教：准爸爸读《飞不走的蝴蝶》

这是美国作家玛丽•格丽娜一篇赞美母亲的散文。这篇文章情意绵绵，饱满的感情张力也很容易感染人，还能带给孕妈妈安静和祥和。当孕妈妈累了的时候，准爸爸不妨为胎宝宝和孕妈妈读读这篇文章，放松孕妈妈的心情，让胎宝宝安静地成长。

飞不走的蝴蝶

妈妈，蝴蝶是飞不走的，你的斜条纹的衣裙，没有洒上我们伊利亚那人梦中的香水。妈妈，蝴蝶是不会飞走的。

你的慈爱是圣那安露一片低缓的谷地上，静默开放着的天竺花。当风吹来又逝去的时候，你就只有沉默了；当一群黄莺匆匆忙忙地摇振翅翼，你就只有孤独了；而当一只有油画颜色的蝴蝶飞进你的柔情，妈妈，你的眼睛像风岛上明亮的灯光。

你曾对父亲说，要给所有的人以爱，他纠正说：不，是慈爱。那以后不久，你就拥有一位带着克朗镇风味的女儿。

记得你叫过我猫咪，我叫一声就跑开了；你还叫过我法绒犬，后来，我真的像犬一样地独自在家园外遥远的路途上逡巡。

妈妈，那一次的外出好险啊，我刚刚读完一篇《为爱喝彩》。结果，在傍晚，你和父亲几乎和夕阳一道找遍整个地球。

深夜，你又重新唱起了歌："飞走的蝴蝶啊，留下一片花园在悲怆。"

妈妈，想起因年轻而萌发的草率，即使你不是温馨的花园，我却已经是一只懂事的蝴蝶，一只再也飞不走的蝴蝶。直到你枯萎，直到我变成空气中一粒微不足道的尘埃，我也是伊利亚那一座叫作安妮的花园里一只飞不走的蝴蝶。

美学胎教：美丽的鲜花

只要是孕妈妈觉得美的都可以归为美学胎教。孕妈妈可以在春夏季节多到户外走走，看一看花花草草，闻一闻花香和清新的空气，并与准爸爸一起交谈这些花草，心情平静、放松，会在身体里留下愉悦、平静的信息，这有利于胎宝宝发育。

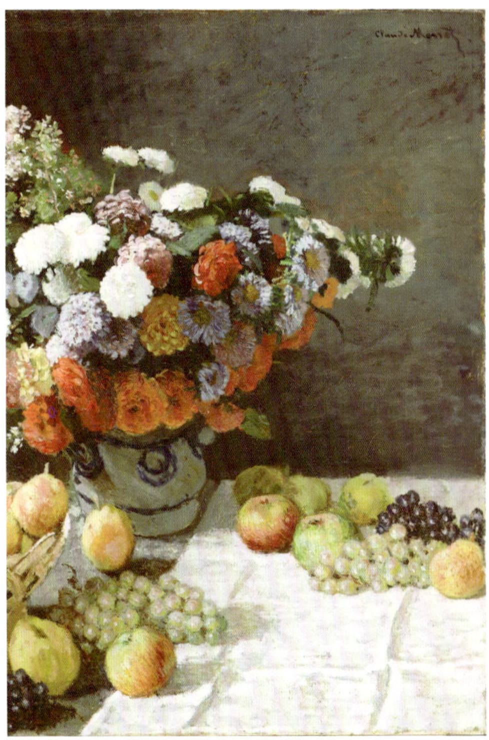

运动胎教：散步

孕妈妈孕期适宜的运动是散步，可以不受条件限制，自由进行。孕妈妈散步时宜选择理想的地点，尽量多去空气清新、花草茂盛的公园中散步，避开空气污浊的闹市、马路等地。散步时间可以选清晨，也可以根据孕妈妈的时间自由安排。散步时步调宜平和、缓慢。孕妈妈可以一边散步，一边欣赏周围美丽的景色并深呼吸，这样做有益于身体健康。

知识胎教：小游戏

孕妈妈在孕期反应可能会慢一些，常做一些思维游戏有助于孕妈妈动脑筋。下面就是一个有意思的小游戏，请孕妈妈说出下面圈中的字是什么颜色。

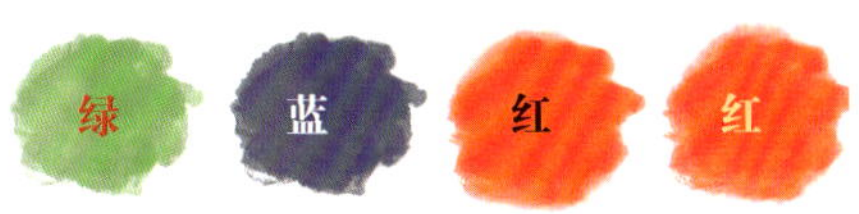

音乐胎教：柴可夫斯基《花之圆舞曲》

《花之圆舞曲》出自伟大的俄罗斯作曲家彼得•伊里奇•柴可夫斯基的作品，是《胡桃夹子》舞剧中糖果仙子与仙女群舞时的音乐。

《胡桃夹子》是一部充满神话色彩的剧目，女孩玛莎圣诞节收到了一只胡桃夹子礼物。夜晚她梦见胡桃夹子变成了一位王子，带领着她的玩具士兵同老鼠军队作战，还把她带到了糖果王国，见到了糖果仙子。《花之圆舞曲》就是玛莎见到糖果仙子和仙女时的乐曲。舞曲以流畅而华丽的竖琴演奏开始，紧接着是悠扬而欢快的圆号和单簧管演奏，旋律轻盈，洋溢着单纯而神秘的神话色彩，具有强烈的艺术感染力。

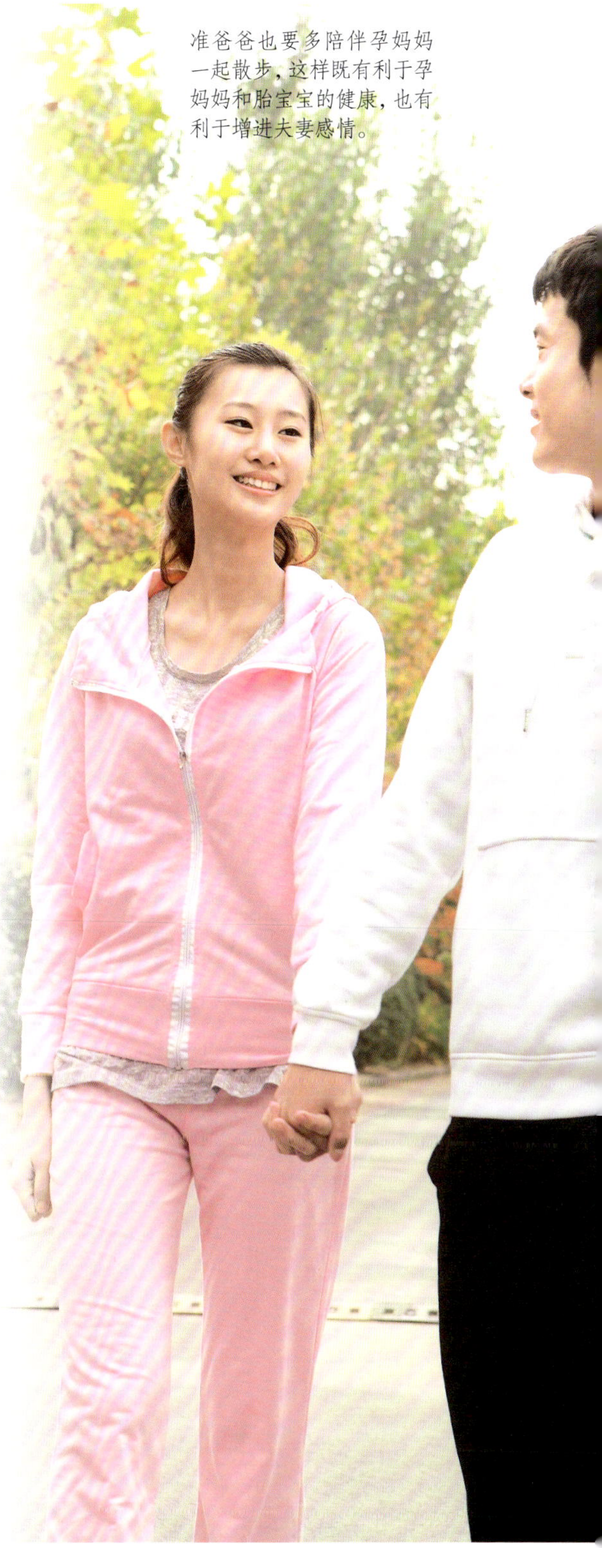

准爸爸也要多陪伴孕妈妈一起散步，这样既有利于孕妈妈和胎宝宝的健康，也有利于增进夫妻感情。

孕3月

本月大事提前知

这个月，孕妈妈开始了强烈的妊娠反应，情绪也容易激动、易怒或多愁善感。这时，准爸爸要给予孕妈妈更多的关爱、呵护，减轻孕妈妈的压力。

扫一扫，
本月注意事项都知道

日常规划

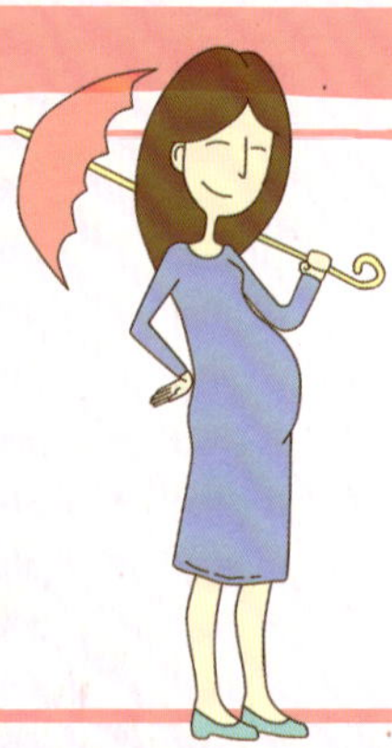

注意防晒

对于妊娠斑首要的预防办法是防晒，尽可能避免黑色素细胞因受到紫外线刺激而被激活，加速黑色素的形成而生成斑点。怀孕期间适合选择SPF30、PA++以上的防晒品。以物理性防晒为主，以选择成熟、可信的大品牌为佳。

远离危险

小心做家务

平时孕妈妈可以从事一般的擦、抹家具和扫地、拖地等劳动，但不可登高，不可上窗台擦玻璃，更不要搬抬笨重家具。拖地板不可用力过猛。

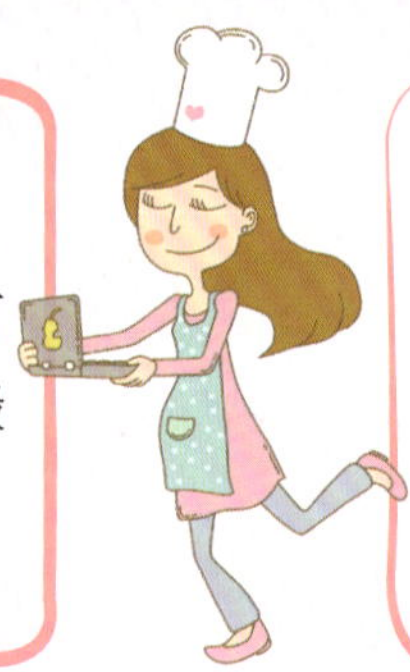

胎教

听听胎教音乐

音乐会使孕妈妈得到安宁与享受，同时使胎宝宝心律平稳，对胎宝宝的大脑发育也是良好的刺激，但要注意音量不要太大。

不适与用药

忌随意搽祛痘药膏

含壬二酸的祛痘药膏在美国食品药品监督管理局（FDA）的怀孕分级中列为B级，表示动物试验无法显示具有危险性，但是无人体试验的充分研究报告，应在医生评估疗效和风险后，才能谨慎使用。

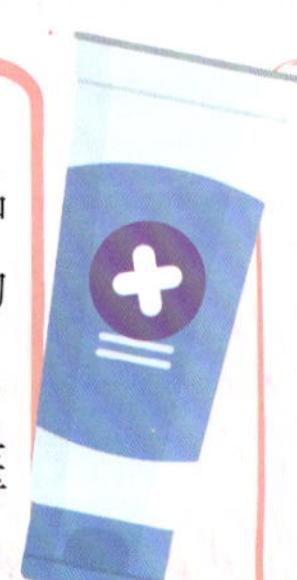

职场安排

不宜常用复印机

如果孕妈妈的办公室里有一台复印机，要把它放在空气流通较好的地方，并尽量减少使用复印机的次数。

身体变化

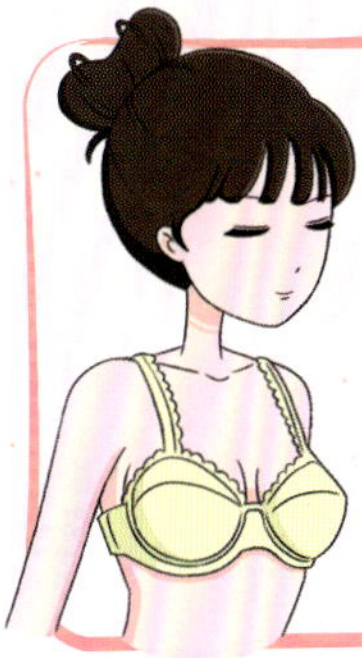

该换内衣了

孕3月孕妈妈受激素影响，乳房开始增大，以往的内衣大小可能已不符合孕妈妈的身体了，此时孕妈妈宜更换合适的内衣。

饮食安全

饮食要注意

本月是流产高发期，孕妈妈一定要特别注意饮食，山楂、发霉的食物、罐头食品尽量不要食用。也不要多吃辣椒、味精等调味品，这些调味品吃多了对自身和胎宝宝都不利。

调整生活习惯

早晨喝一杯温开水

孕妈妈在早饭前30分钟用小口慢喝的方式喝200毫升25~30℃的新鲜温开水，可以温润胃肠，促进食欲，防止便秘。

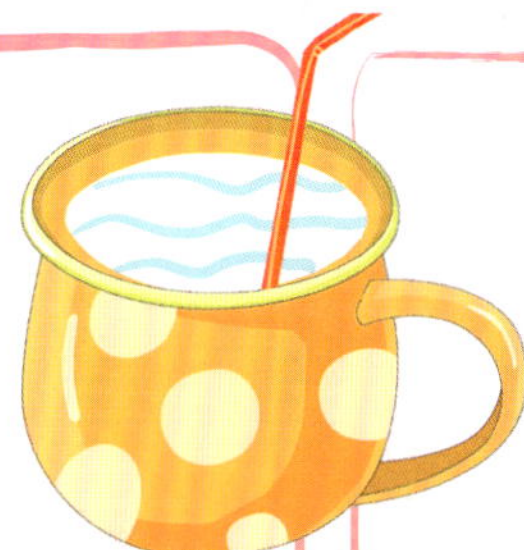

营养

补充ω-3脂肪酸

怀孕3~6个月是胎宝宝脑细胞迅速增殖的第一阶段，称为“脑迅速增长期”。此时，孕妈妈应摄取有益于大脑发育的含ω-3脂肪酸的食物，如核桃、葵花子等。

孕产知识

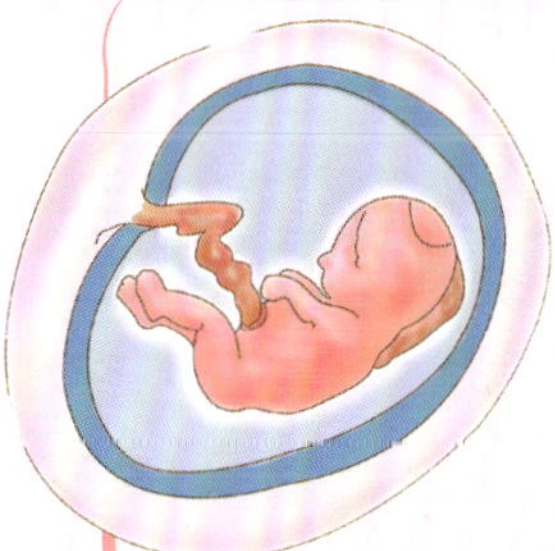

检查羊水是否正常

羊水，是怀孕时子宫羊膜腔内的液体。羊水的主要成分是水，另有少量矿物质、有机物激素和胎宝宝脱落的物质。羊水的量在临床上是以孕晚期300~2 000毫升为正常范围，超过上限的称为“羊水过多症”，达不到下限的称为“羊水过少症”，这两种状况都需要特别注意。

远离危险

减少下蹲或攀高

孕妈妈如果长时间保持蹲位或弯腰的姿势会压迫腹部，给腰背造成很大的压力，影响胎宝宝发育，甚至引起流产、早产。

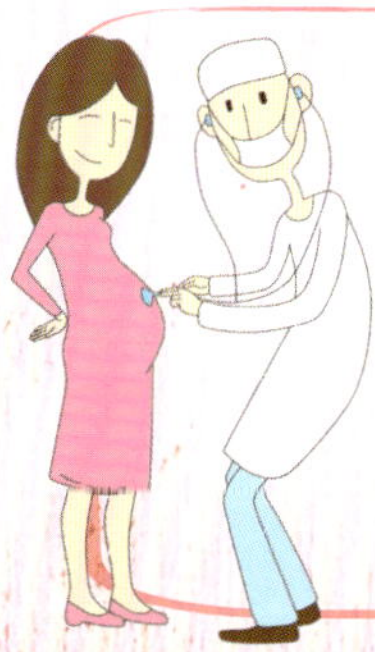

产检

空腹产检要看情况

一般情况下，产检是不需要空腹的。只有做血液检查时，才会要求空腹。在孕妈妈将要做产检之前，医生会事先跟孕妈妈预约好，针对不同情况的检查医生会告知是否需要空腹。

产检早知道

孕3月末，也就是孕12周，是孕妈妈去医院建档的时间，这是孕妈妈第一次正式、系统的产检。此次产检的项目比较全，也比较多，孕妈妈可以提前了解产检的项目和注意事项，有助于轻松完成产检。准爸爸最好能陪着一起去，在缓解孕妈妈紧张情绪的同时，带上小零食和水，以便孕妈妈及时补充能量。

孕3月产检项目

产检项目	检查内容和目的	参考值
血常规检查	如果孕妈妈贫血，不仅会出现产后出血、产褥感染等并发症，还会殃及宝宝，出现易感染、抵抗力下降、生长发育落后等情况	血红蛋白110~150g/L
乙肝六项检查 丙肝抗体检查	乙肝病毒携带者母亲所生的婴儿，出生1年内将有25%~40%成为乙肝病毒携带者。若女方是表面抗原阳性，通过婚前卫生指导，告知其怀孕后进行乙肝“三阻断”，可以有效地预防母婴传播，从而降低母婴乙肝病毒感染的概率	表面抗原（HBsAg），阴性；表面抗体（抗-HBs），阴性（打过预防针的表面抗体会呈阳性，为正常）；e抗原（HBeAg），阴性；e抗体（抗-HBe），阴性；核心抗体IgG（抗-HBc-IgG），阴性；核心抗体IgM（抗-HBc、IgM），阴性；丙肝抗体：阴性
尿常规检查	尿检有助于肾脏疾患早期的诊断	肾功能正常值：尿素氮8~21mg/dL；肌酐0.9mg/dL
体重检查	如果体重增长过快，医生就会给孕妈妈开出控制饮食的方案，当然如果体重增长过少，医生也会建议孕妈妈多补充些营养	较理想的怀孕体重在怀孕前3个月以内增加1~2kg
多普勒听胎心音	怀孕第12、13周时，已经能听胎心音	120~160次/分
“四毒”检查	检查内容包括：风疹病毒、巨细胞病毒、弓形虫病毒、单纯疱疹病毒	正常：IgM均为阴性
艾滋病病毒检查	孕妈妈感染艾滋病，病毒可以通过胎盘感染胎宝宝或分娩时经产道出生后经母乳感染新生儿	正常：阴性
梅毒血清学检查	梅毒可造成流产、早产、新生儿先天性梅毒等	正常：阴性

注：以上产检项目和标准可作为孕妈妈产检参考，具体产检项目以各地医院及医生提供的建议为准。

专家详解你的产检报告

此次产检要进行一次抽血，目的是检查有无传染病、肝肾功能不全以及是否贫血等。如果发现红细胞和血红蛋白的数量减少到一定程度，就是贫血。报告单上箭头朝下，表明低于正常值；箭头朝上则表明高于正常值。

此外，在抽血检查中还会检查孕妈妈的抗体三项，即梅毒螺旋体抗体、艾滋病抗体和丙型肝炎抗体，化验单上通常会用字母标注，梅毒螺旋体为 TP-Ab 及 RPR；艾滋病为 HIV，丙型肝炎则为 HCV。正常为抗体阴性，检查单上会有“-”或者“阴性”标注，如果出现抗体阳性，通常会标注为“+”或者“阳性”，阳性则意味着可能有病毒感染，届时医生会解释或提出解决办法。

一次过产检，专家来支招

正确、科学抽血的小窍门

1. 抽血的前一天，最好洗个澡或将双手手臂洗干净，这样抽血时，会更好消毒，避免伤口感染。

2. 抽血当天，不要穿袖口过紧的衣服，避免抽血时衣袖卷不上来，或抽血后衣袖过紧引起手臂血管血肿。

3. 对不同的化验项目要问医生，区别对待。

4. 此次抽血需要空腹，孕妈妈尽量将产检安排在上午，最好带些面包、牛奶等食物，以便抽血后补充能量。另外，空腹血通常是指清晨未进餐，距前一餐 8~12 小时抽的血。

5. 抽血前两天最好不要进行持续时间较长、动作强度较大的运动，如长跑、骑车等，否则对化验结果影响较大。

6. 抽血前别大量服用维生素，否则会导致一些结果失真。

7. 指尖采血适用于血量小于 0.1 毫升的检验项目，如末梢血糖等。通常选择左手无名指指尖的侧面，因为这个部位的毛细血管比较丰富，而且采血后对手部活动的影响较小。

本月产检注意事项

到医院建卡要趁早

目前大多数医院都要求孕妈妈提前确定在哪儿分娩，方便在医院建卡。各家医院都有一个最后期限，比如孕 28 周之前必须确定。一般只要第一次检查结果符合要求，医院就会允许建病历（此病历不同于门诊的病历）。医院为孕妇建个人病历，主要是为了能更全面了解孕妇的身体状况以及胎宝宝的发育情况，以便更好地应对孕期发生的状况，并为以后分娩做好准备。因此最好能够提前确定自己的分娩医院，并且在同一家医院进行产检。

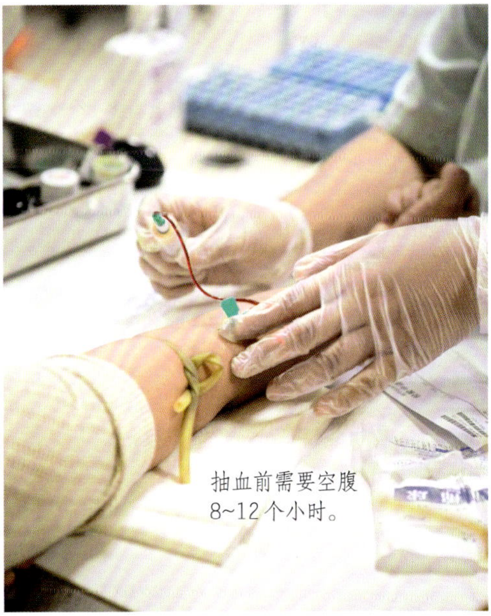
抽血前需要空腹 8~12 个小时。

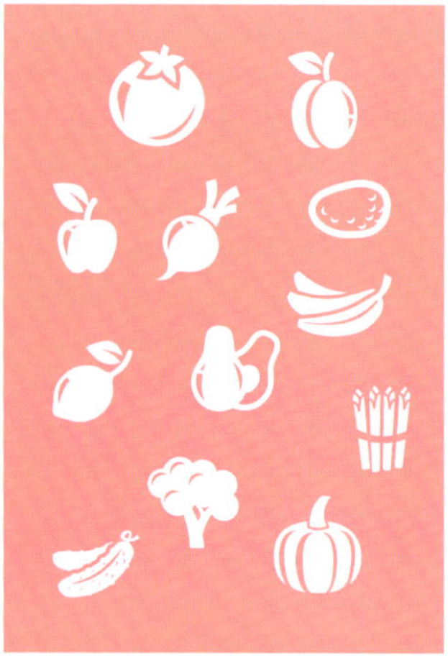

孕期宜吃不宜吃早知道

这个月是胎宝宝脑细胞发育非常活跃的时期，应大量摄取有益于促进大脑发育的食物。黄豆、芝麻、萝卜、菠菜、瓜子、虾、鱿鱼等都是不错的选择。

孕3月科学膳食结构表

五谷类 200~300克。
主食以清淡、易消化吸收为主，粗细搭配。

蔬菜类 350~500克。
选用应季蔬菜，每天要食用3~5种不同的蔬菜，如菠菜、油菜等。

水果类 150~200克。
每天1个橙子、1根香蕉、几颗樱桃就够了。

鱼类和海鲜 75克。
每周保证吃上两小块鱼肉、五六只虾即可。

畜禽肉类 50克。
选择蛋白质含量高、脂肪较少的品种，如猪瘦肉、鸡肉等。

吃些抗辐射的食物

在工作和生活当中，电脑、电视、手机等各种电器都能产生电磁辐射。因此，孕妈妈应多吃些抗辐射的食物。

番茄、葡萄柚等红色水果富含番茄红素。番茄红素是抗氧化能力最强的类胡萝卜素，它的抗氧化能力是维生素E的100倍，具有极强

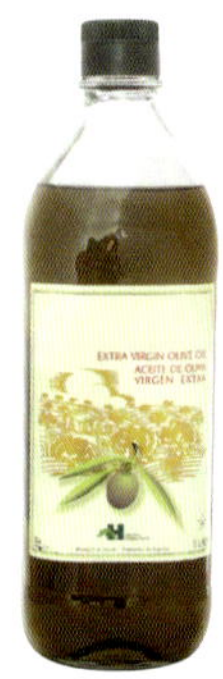

橄榄油富含维生素E，有抗氧化活性，可减轻电脑辐射。

维生素A 维护胎宝宝细胞功能 → **维生素E** 养颜又安胎 → **DHA** 促进大脑及视力发育 ↓ **镁** 有利于骨骼和肌肉发育 ← **钙** 预防宝宝软骨病 ← **糖类** 胎宝宝能量的主要来源

↓

孕3月主打营养素

孕妈妈吃鸡蛋不宜过量：摄入蛋白质过多，容易引起腹胀、食欲减退、消化不良等症状，还可导致胆固醇增高，加重肾脏的负担，不利于孕期保健。因此，孕妈妈每天吃1~2个鸡蛋即可。

的清除自由基的能力，有抗辐射、预防心脑血管疾病、延缓衰老等功效。

各种豆类、橄榄油和十字花科蔬菜都富含维生素E。维生素E具有抗氧化活性，可减轻电脑辐射导致的过氧化反应，从而减轻对皮肤的损害。

鱼肝油、西蓝花、胡萝卜等富含维生素A和胡萝卜素，能使眼睛在暗光下清楚地看东西，上述食物能抵抗电脑辐射的危害，还能保护视力。

海带是放射性物质的“克星”。海带含有一种胶质，可促使侵入人体的放射性物质从肠道排出，孕妈妈可适当多吃些。

控制钠的摄入量

体内钠含量较多，易引起水肿，并会导致血压升高，这会增加孕妈妈患妊娠高血压的危险，使孕妈妈更加辛苦，同时也不利于胎宝宝发育。孕3月，孕妈妈为了给宝宝储存足够的血容量，排钠量相对减少。与身体相适应的是孕妈妈应适度控制钠摄入量，尤其是那些基础血压原本就偏高，或者家族中有高血压、糖尿病等遗传病史的孕妈妈，尽量将每日摄入盐量控制在6克以内。钠不仅存在于食盐中，味精、鸡精中也含有大量的钠，所以孕妈妈要特别留意，烹饪时尽量不放鸡精、味精等富含钠的调味品。

孕妈妈不可多盐，但也不可完全忌盐，每日摄入盐量不宜超过6克。

少吃西瓜和柑橘

西瓜含有大量糖分，可能会使血糖升高，增加患孕期高血糖的风险，不利于胎宝宝发育和日后分娩。另外，西瓜性凉、利尿，体质虚弱的孕妈妈吃太多，易损伤脾胃。柑橘性温，有补阳益气的作用，吃太多，易引起燥热、上火等症状，还会引发口腔溃疡、咽喉炎。

扫一扫，查看素食孕妈妈的营养指导

素食孕妈妈多注意饮食，也能提供给胎宝宝及自己足够的营养。

素食的妈妈孕期吃什么

怀孕后孕妈妈的身体需要额外的营养，不仅要维持自己身体的需要，还要供给胎宝宝生长发育的需要。所以如果孕妈妈长期吃素，怀孕后就需格外关注自己的饮食结构，以摄取足够的营养。

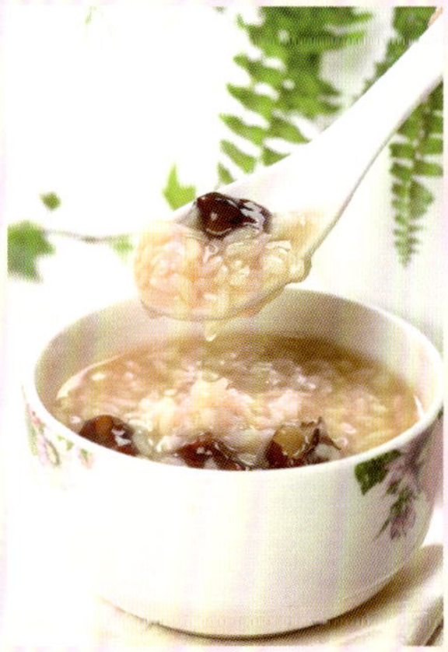

养胎不长肉食谱

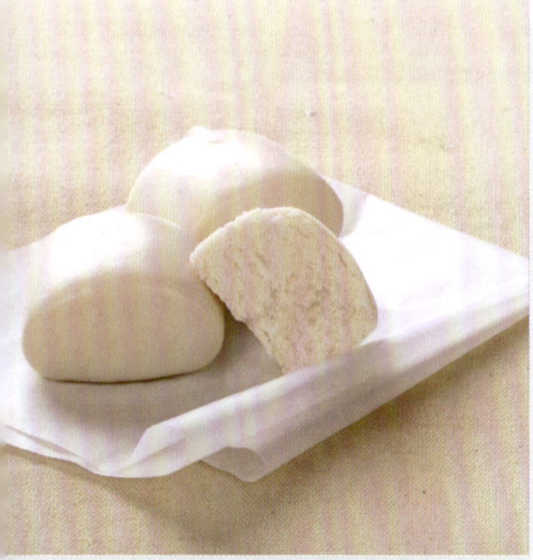

牛奶馒头

原料：面粉 50 克，牛奶 250 毫升，白糖、发酵粉各适量。

做法：1. 面粉放入盆中，加入牛奶、白糖、发酵粉并搅拌，直至面粉成絮状。2. 把絮状面粉揉光，放在温暖处发酵 1 个小时左右。3. 发好的面团在案板上用力揉 10 分钟，揉至表面光滑，并尽量使面团内部无气泡；将面团搓成圆柱，用刀切成小块，放入蒸笼里，盖上盖，再次饧发 20 分钟。4. 凉水上锅蒸 15 分钟即成。

营养功效：这道主食可补钙，促进胎宝宝骨骼的钙沉积。

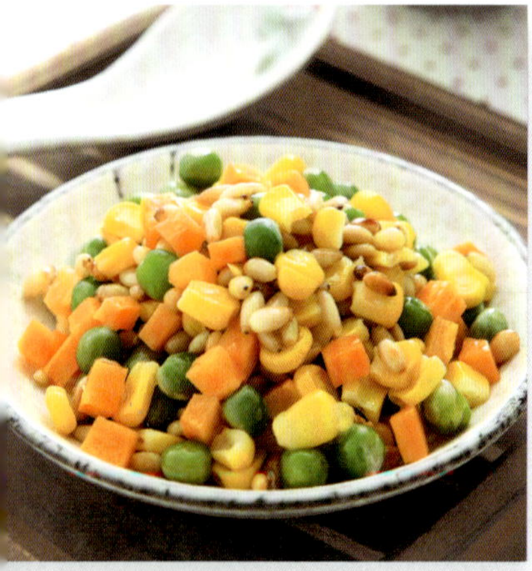

松仁玉米

原料：玉米粒 200 克，豌豆、松仁各 50 克，胡萝卜半根，葱花、盐、白糖、水淀粉各适量。

做法：1. 胡萝卜洗净，切丁；玉米粒、豌豆、松仁洗净，备用。2. 锅中放油烧热，放入葱花煸香，然后放入胡萝卜丁、玉米粒翻炒，再放入豌豆翻炒至熟，加盐、白糖调味，加松仁，出锅前用水淀粉勾芡。

营养功效：松仁含有维生素 E、DHA 和镁元素，能满足胎宝宝骨骼、肌肉和大脑快速发育的需求。

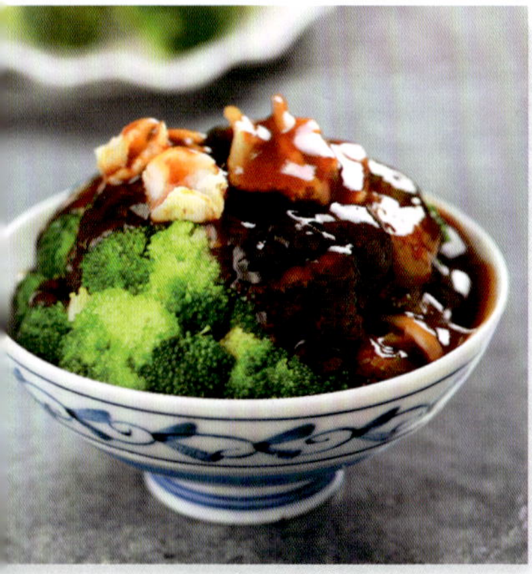

鲍汁西蓝花

原料：西蓝花 200 克，虾仁 20 克，鲍鱼汁适量。

做法：1. 西蓝花洗净，切小块，用沸水烫过；虾仁洗净。2. 锅里放油，倒入西蓝花和虾仁翻炒，再加入鲍鱼汁和适量水，炒 2 分钟即可出锅。

营养功效：西蓝花吸入鲍鱼汁的鲜美之味，口感极佳。另外，西蓝花中的维生素 E 可帮助孕妈妈安胎、保胎。

凉拌素什锦

原料:胡萝卜半根,豆腐皮1张,莴笋、芹菜各半棵,洋葱半个,竹笋2根,粉丝适量,盐、白糖、香油、酱油各适量。

做法:1. 豆腐皮、胡萝卜、莴笋、竹笋、芹菜、洋葱切丝,与粉丝一同用热水焯一下,捞出放入盘中备用。2. 加入所有调味料拌匀即可。

营养功效:此菜营养全面,能为孕妈妈和胎宝宝补充这一时段所需的多种维生素。

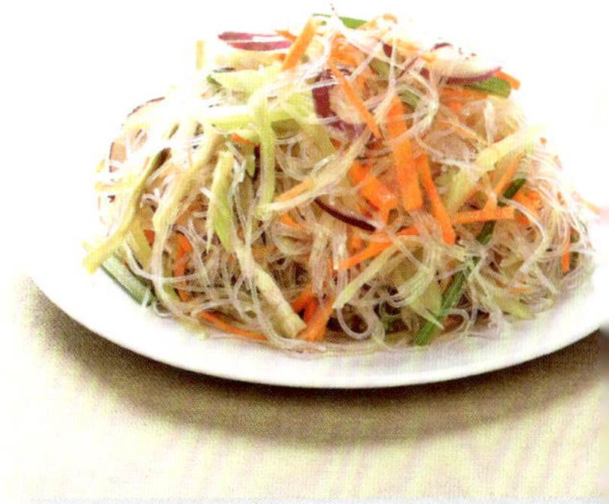

海藻绿豆粥

原料:大米100克,糯米80克,绿豆60克,海藻芽20克。

做法:1. 大米、糯米和绿豆一起用清水淘洗干净;海藻芽用清水浸泡15分钟,洗去表面浮盐后切碎。2. 锅中加入大米、糯米、绿豆和适量清水,用大火煮开,转小火慢煮。3. 煮至大米、糯米和绿豆熟软,加入海藻芽碎,再煮5分钟即可。

营养功效:素食孕妈妈易因缺乏维生素 B_{12} 而导致贫血,而常食海藻就能很好地解决这一问题。

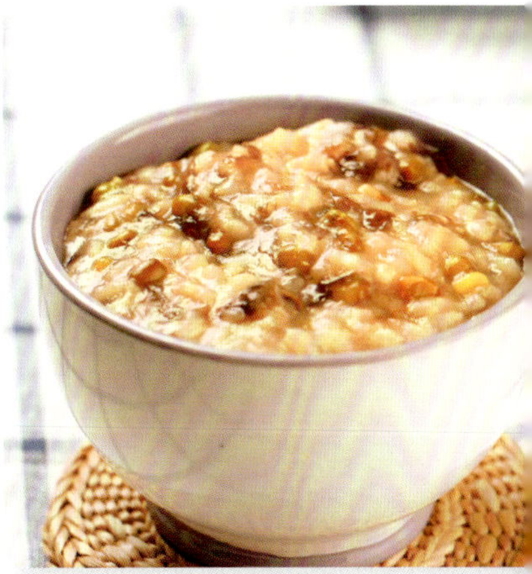

鱼香猪肝

原料:猪肝半个,红椒1个,木耳6朵,莴笋1棵,姜片、葱片、盐、醋、白糖、水淀粉各适量。

做法:1. 猪肝洗净,切成片,将水淀粉、盐、醋、白糖、姜片、葱片放入切好的猪肝片里拌匀。2. 木耳泡发后洗净;莴笋和红椒洗净,切片备用。3. 锅中放入油,将猪肝片滑入锅中迅速炒散,再立即放入木耳和莴笋片翻炒即可。

营养功效:动物肝脏富含维生素A,特别适合本月胎宝宝生长的需要。

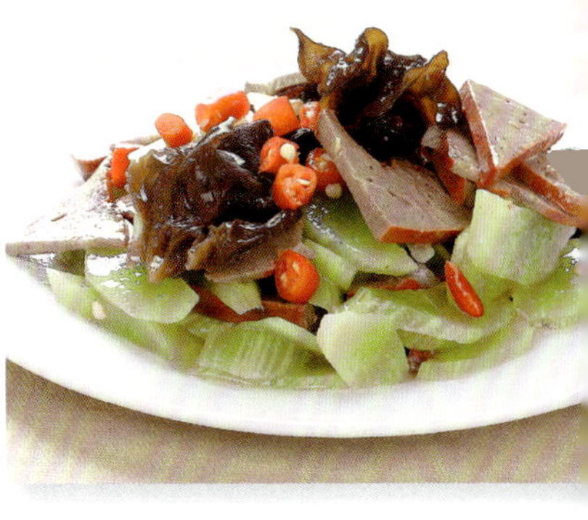

生活细节快快查

孕3月仍然是易流产的时期，孕妈妈生活中诸多细节要注意，坐、立、行、走要稳当，最好有家人陪同在侧。

要更换内衣了

因为受激素影响，孕3月时孕妈妈的乳房开始增大，要及时调换文胸。无钢圈文胸或运动型文胸较舒适，也可以选择可调整背扣的文胸，因为它可以依胸部变化来调整文胸的大小。最好选择支撑力较强的文胸，以免在孕期胸部变大后会自然下垂。在怀孕晚期可以考虑选择哺乳型文胸，为产后哺乳做准备。另外，孕妈妈选对文胸后也要正确地穿文胸，才能最大限度地保护乳房。

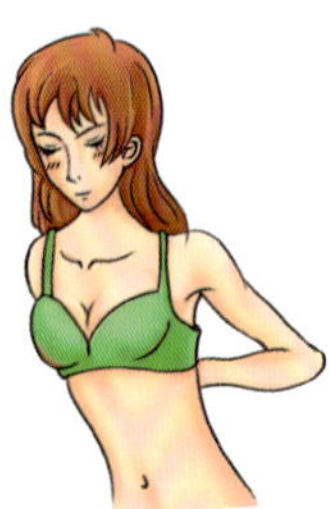

1. 将上身向前弯曲45°，让乳房自然恰当地倾入罩杯内，再扣上背扣。

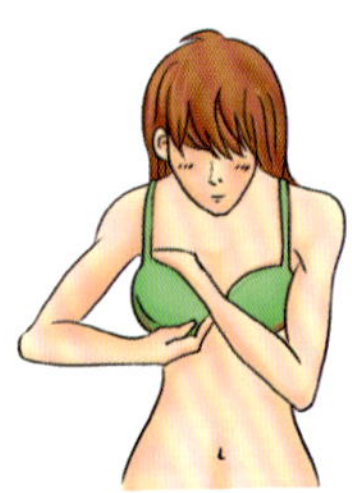

2. 用手将乳房完全托住放入罩杯，并把胸部侧边的肌肉充分推入罩杯内。

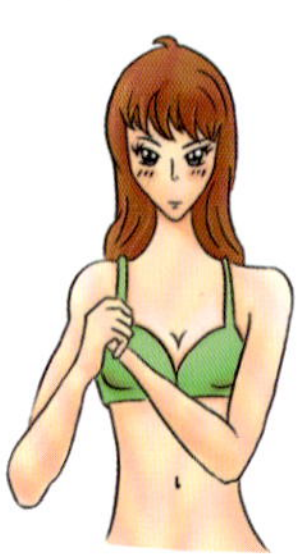

3. 肩带调至适当长度，肩部感觉自然舒适无压力即可。

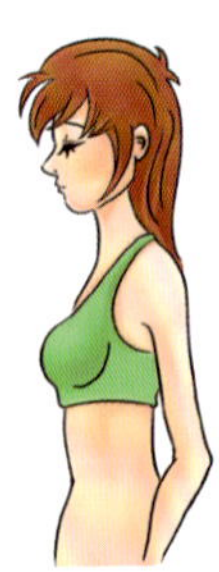

4. 调整背部的横带和胸前罩杯位底部成水平。

小心“空调病”

一项研究显示，长期在空调环境里工作的人，50%以上有头痛和血液循环方面的问题，而且特别容易感冒。这是因为空调使得室内空气流通不畅，负氧离子减少。担负着两个人健康责任的孕妈妈，更要特别小心了。预防的办法很简单，就是定时开窗通风。

适当做做脚部运动

由于胎宝宝的不断发育，孕妈妈体重日益增加，同时增加了脚部的负担。因此，孕妈妈最好每日做脚部运动，主要是活动踝骨和脚趾的关节。活动的时候，孕妈妈可以穿着鞋子坐在椅子上，双腿自然下垂，脚尖着地，以脚尖为中心，转动脚腕；也可以让准爸爸帮忙做脚部按摩，按摩时动作要轻柔，不可用力揉压。孕妈妈在日常生活中最好穿鞋底较厚、摩擦性好的鞋；鞋面要透气，鞋垫可拆洗，以保持脚部的舒适卫生；鞋子的脚趾尖部位要宽大，以利于脚趾的伸展。

坐、立、行走要小心

孕妈妈腹部充盈，久坐会使增大的子宫压迫盆腔内静脉，阻碍下肢静脉的血液回流，易发生下肢静脉曲张或会阴静脉曲张。此外，长时间相同的坐姿会妨碍子宫的血液循环和供给，直接影响胎宝宝的发育。因此，孕妈妈应时常站起来活动一下，避免长时间坐着不动。

孕妈妈站立时也要注意，应避免长时间站立。如站立时可将两腿分开，略小于肩宽，两脚平直，不要向内或向外。这样站立，重心落在两脚之中，不易疲劳。若站立时间较长，则将两脚一前一后站立，并每隔几分钟变换前后位置，可以缓解久站的疲劳。

孕妈妈行走应稳，不宜快速急走。行走时要背直、抬头、紧收臀部，保持全身平衡，稳步行走，不要用脚尖走路。

远离电磁辐射

孕期辐射这个问题一直都是孕妈妈比较关注的，生怕因为辐射造成胎宝宝发育不正常，对孕妈妈造成危害。不怀孕的时候不觉得有什么，怀孕后怎么感觉到处都是辐射，弄得孕妈妈"草木皆兵"。这些辐射真那么可怕吗？下面就带大家来看一下孕期辐射排行榜，让孕妈妈能做到心里有数。

辐射来源	辐射指数	辐射原理及防护措施
X 射线	★★★★★	X 射线是一种穿透能力很强的放射线。过量接受 X 射线照射会导致胎宝宝严重畸形，甚至引发流产等，孕妈妈一定要远离
CT	★★★★★★	CT 的本质是 X 线，但因为 CT 需要重建图像，因此拍摄 CT 时，接触 X 线的时间要比单纯的 DR 摄片长得多
微波炉	★★★★	尽量不要将微波炉放在卧室里，不用时要立即拔掉电源。开启微波炉时，不要站在旁边，等停止运行时再过去处理食物
磁共振	★	磁共振的原理是射频辐射，虽然目前的研究显示，射频辐射没有致畸作用，但因射频辐射的制热作用，这会使宝宝血管内形成小气穴，有可能影响宝宝发育。因此孕妇应该避免做 1.5T 以上的磁共振

此外，关于电视机、电脑、手机、复印机、打印机的辐射说法各有不同，在没有确切依据的情况下，孕妈妈尽量减少看电视、玩手机和电脑的时间，毕竟长时间盯着屏幕会造成眼睛疲劳。复印机、打印机可适当使用，但避免频繁使用。

该去医院建档啦

大部分医院都是在孕 3 月的时候进行建档，有的医院还需要提前预约才能建档，所以孕妈妈要提前问清楚，带全相关证件。千万不要忽略建病历卡的办理手续，因为如果万一不小心在医院的期限之内还没有办理，孕晚期出现紧急情况的时候，医院不一定正好有病床留给你，也无法根据以往检查状况及时地进行抢救。

扫一扫，查看孕妈妈使用电器的 8 种禁忌

当一些电器在运作时，会产生电磁波和电磁场，对孕妈妈危害比较大，孕妈妈要尽量避开。

本月常见不适这样做

孕 3 月是孕初期的最后一个月，但此时胎宝宝在孕妈妈腹中仍旧不够稳定，要警惕致畸因素，如果孕妈妈出现腹痛、见红等症状需要及时就医检查。另外孕妈妈还应当注意提高自身的抵抗力，预防感冒、头疼等症状。

仍要小心致畸因素

虽然已经进入孕 3 月了，但胎宝宝对致畸因素依然敏感。此时孕妈妈依然要重视周围环境中的致畸因素，远离工作和家庭环境中的高辐射电器，暂时调离对胎宝宝有明确危害的岗位，不随意自行用药，不乱吃补药和补品。孕妈妈的食品和饮品也应该尽量购买相对安全的，能自己做最好。

在工作和生活中，孕妈妈应远离有可能会致畸的因素。

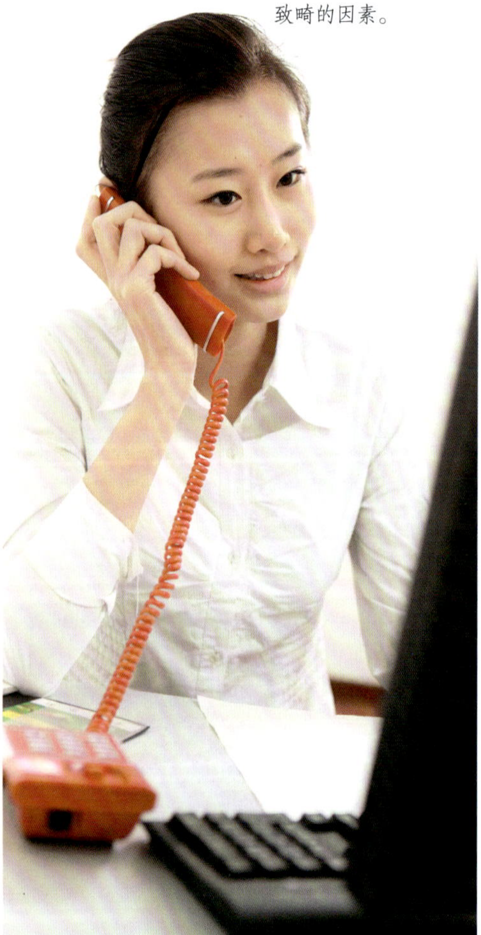

除了上述几方面外，孕妈妈在工作、生活中还应注意避免接触铅、汞、镉等物质，尤其是无意中的接触。在接触后，孕妈妈也先不要慌，应及时向医生咨询，以便能控制接触时间、剂量等条件，做好防范工作，保护好胎宝宝。

葡萄胎要及时就医

葡萄胎是指怀孕之后，子宫内没有胎宝宝生长，只在胎盘内生长一粒粒水泡，因类似葡萄而得名，所以又称为水泡状胎。

通过 B 超检查，可以明确诊断是否为葡萄胎，一旦确诊，需马上进行刮宫手术。可能会进行一次或多次刮宫手术，以完全清除子宫内的不正常细胞。等完全康复后，可以过一年再怀孕。

有了子宫肌瘤怎么办

子宫肌瘤可能在怀孕期间长大，而孕期对子宫、卵巢等检查增多，容易发现病变。若孕妈妈患了子宫肌瘤，可能会出现腹痛症状。这种疼痛通常来得突然，且痛点固定不动，属于局部疼痛。当孕妈妈有这种感觉时，最好仔细检查身体。

由于怀孕期间子宫血流充沛，在此时期切除子宫肌瘤并不妥当，对于肌瘤变性坏死所导致的疼痛，怀孕期间一般以安全药物的支持疗法加以控制。

尿频较之前有所缓解

随着胎宝宝和子宫的变化，孕 3 月时孕妈妈的尿频症状将会较之前有所缓解。这是由于子宫持续增大，向上进入盆腔，减少了对膀胱的压迫。这是生理性的，不需要特别治疗。孕妈妈对此做好心理准备即可，不必过分紧张。

虽然尿频较之前稍缓解，但如果有了尿意应该及时排尿，憋尿不仅不舒服还会增加尿路感染的概率。在晚上临睡觉前不要大量喝水，以免增加肾脏负担，起夜也会导致孕妈妈睡眠质量下降。如果担心缺水，可以在睡前 1 小时喝些水或牛奶，上床前最好如厕排空尿液，减少夜里起夜的次数。

鼻子出血，不可大意

怀孕后血中的雌性激素量要比怀孕前增加 10~1 000 倍，在雌性激素影响下，鼻黏膜肿胀，易于破损出血。鼻出血时，要镇静，因为精神紧张会使血压增高而加剧出血。如果血液流向鼻后部，一定要吐出来，不可咽下去，否则会刺激胃黏膜引起呕吐，呕吐时鼻出血必然增多。如果孕妈妈反复发生鼻出血，需到医院进行详细检查是否存在局部或全身性疾病，以便针对原因，彻底治疗。

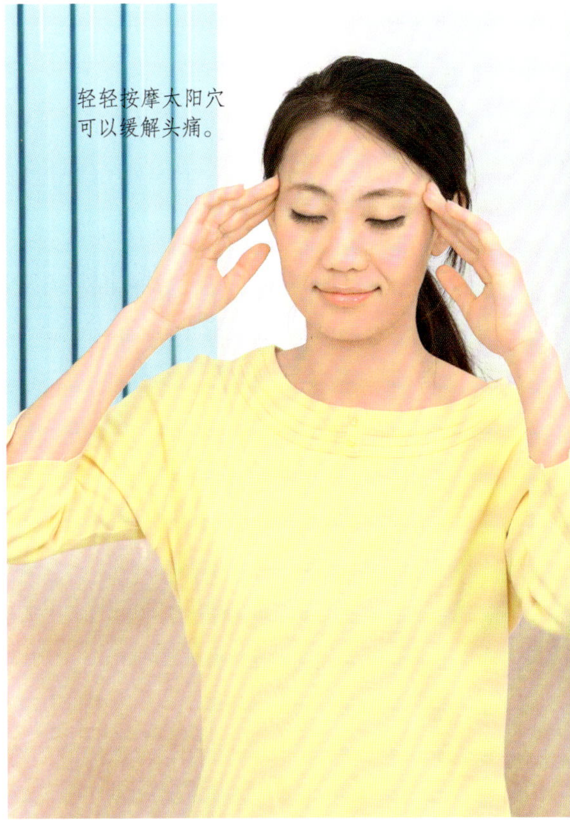

轻轻按摩太阳穴可以缓解头痛。

如何应对轻微感冒头痛

轻度感冒仅有鼻塞、轻微头痛的孕妈妈一般不需用药，应多饮开水，充分休息，一般很快自愈。如果有高烧、烦躁等症状的要马上去看医生，在医生指导下采取相应措施对症处理，切不可盲目用退热剂之类的药物。

扫一扫，教你制作预防感冒的三种汤饮

三种汤饮趁热服用，可以有效预防感冒。

胎教

本月胎教重点：本月孕妈妈的妊娠反应依然存在，情绪波动大，所以情绪胎教仍然是本月的胎教重点。孕妈妈可通过欣赏艺术作品、音乐、文学美文等方式获得精神满足。

意念胎教：写下对胎宝宝的期待

微微隆起的小腹，胎宝宝已经在里面“安家”3个月了，每天都有无数的话想对他说，也有无限的期待。

想象宝宝的样子：是像爸爸多一些，还是会像妈妈多一些呢？如果是男宝宝，孕妈妈将来给他打扮成什么样子，如果是女宝宝会是怎么样的乖巧可爱。

他的职业：孕妈妈是不是对宝宝将来的职业也充满了各种期望，是关于艺术的、体育的、学术的……

他的童年：每一个人都有一个属于自己的快乐童年，孕妈妈想象着宝宝会有怎样的童年呢？怎么样给予更多的关爱和最合理的教育，让宝宝从童年期就建立良好的学习基础？还是让宝宝尽情享受属于他自己的童年时光？

让孕妈妈尽情地想象有关于宝宝的一切吧，并做好记录哦，将来别忘记给宝宝看，在充满幸福和快乐的想象中期待宝宝的成长吧。

美学胎教：超可爱的蔬果拼图

孕妈妈不要以为进行美学胎教就必须去美术馆，在厨房拿起不同的蔬菜和水果，也能做出一件可爱的艺术品，这种美学胎教更能激发胎宝宝对美的感受。

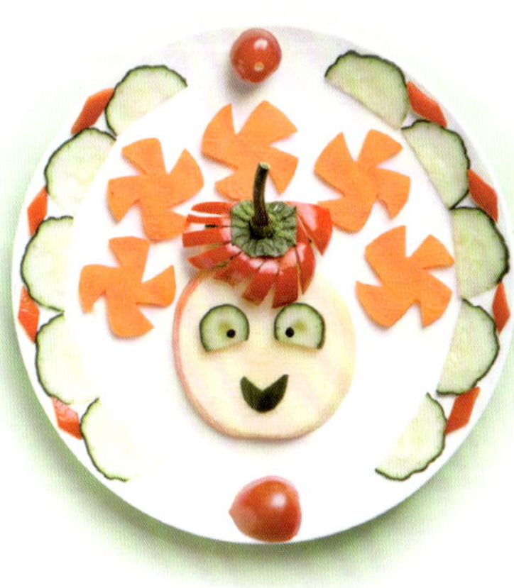

胡萝卜、苹果、黄瓜、红椒，就能做出一个可爱的风车娃娃。

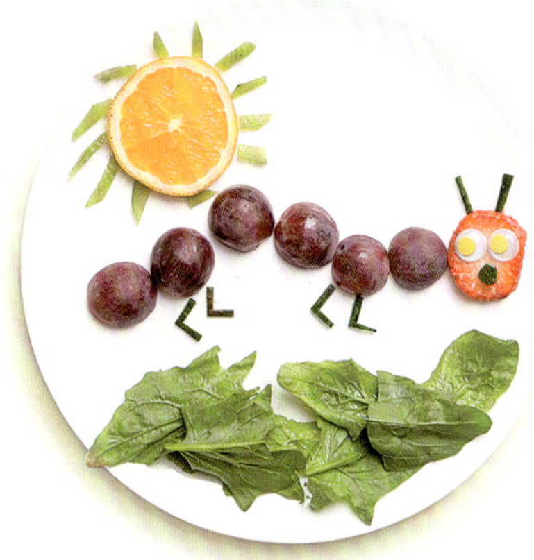

草莓、葡萄、菜叶，居然“变”成了一条正在爬行的毛毛虫。

情绪胎教：美文《儿时情景》

孩子，我们曾经也是孩子，两个又小又快活的孩子，我们常爬进小鸡窝，躲藏在清香的稻草下面，我们学着公鸡啼叫，每当人们经过的时候，喔喔喔！以致他们都以为这是公鸡在报晓。

院子里有个大木箱，我们将它装潢得非常漂亮，我们一起居住，仿佛住在一个豪华的家园。

邻居家的老猫经常会来拜访我们，我们向它鞠躬行礼，用最美好的语言恭维它，我们遵从它的旨意，关怀和友好地满足它的需求。

"从此我们就是一家人了。"有些老猫会说。

我们也常常围坐在一起聊天，明智得如同年老的长者，我们抱怨着现在所有的一切都不如旧时的美好，如同爱，如同忠诚，如同信仰，全都从这个世界消失了。

如同美味的咖啡，如同珍贵的财宝，儿童时光的渐渐远去，所有的一切也随之不见，金钱，世界与时间，信仰，爱情与忠诚。

——海涅（德国）

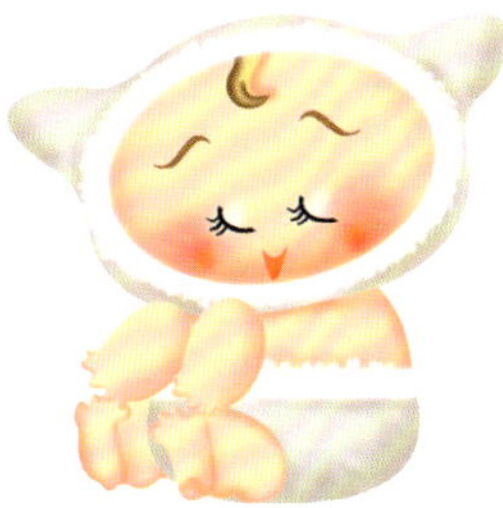

运动胎教：腿部瑜伽

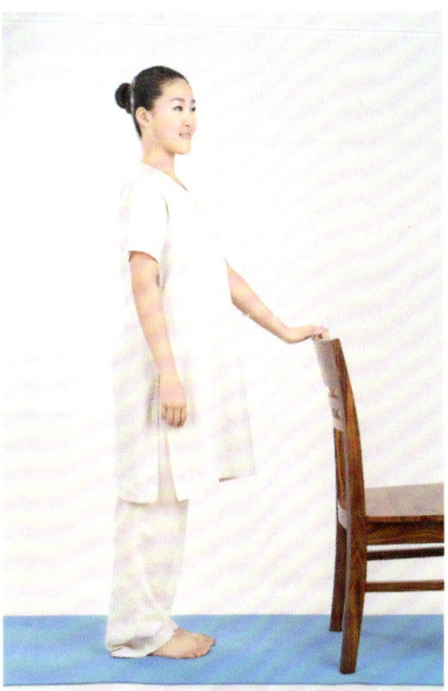

第一步：自然站立在椅子前，左手搭于椅背上，吸气。

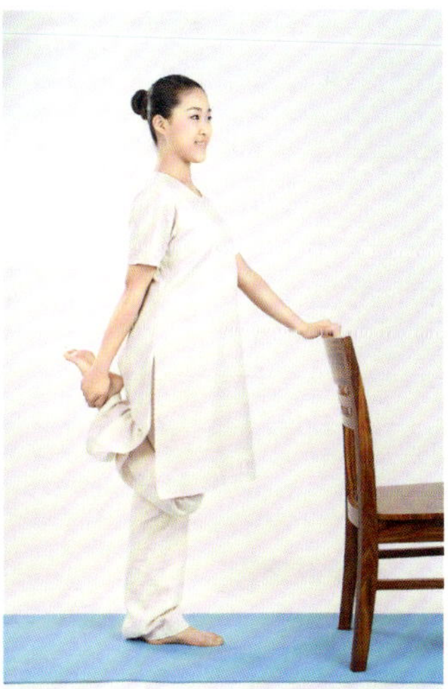

第二步：右手托住右脚腕，使脚底尽量贴近臀部。

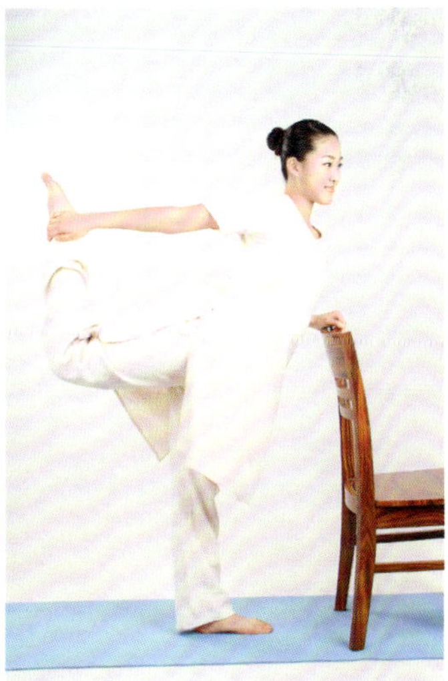

第三步：身体略向前倾，右手尽力抬高右腿，右腿向下用力，呼气。

孕4月

本月大事提前知

进入幸福的孕 4 月时光，孕妈妈顿感一身轻松与舒适，从这个月开始，孕妈妈也进入了补充营养的时期。在日常生活中，家人还是要提醒孕妈妈远离危险，时刻不忘对孕妈妈的关怀。

扫一扫，
本月注意事项都知道

身体变化

宜控制体重，防止妊娠纹

如果孕妈妈孕期体重增长过快，不仅对孕妈妈和胎儿本身不利，还会使皮下组织会被过分撑开，皮肤中的胶原蛋白弹性纤维断裂，就容易产生妊娠纹。因此孕妈妈适当控制体重，可以有效防止和减轻妊娠纹的产生。

远离危险

不宜受精神刺激

如果孕妈妈受到惊吓、忧伤、烦躁、恐惧或其他严重的精神刺激，会引起胎宝宝呼吸加速和身体移动。严重时，还可能引起子宫出血、胎盘早剥。

产检

宜做唐氏综合征筛查

一般在怀孕第 15~20 周会进行一次唐氏筛查。唐氏筛查能筛检出 60%~70% 的唐氏综合征患儿，能帮助判断胎宝宝患有该病的概率，不能明确胎宝宝是否患上该病。

身体变化

不可忽视皮肤瘙痒

随着腹部的增大，孕妈妈会出现腹部局部瘙痒，这是由于胶原蛋白断裂，出现了妊娠纹造成的，可用橄榄油按摩缓解。如果异常瘙痒，属于病理性瘙痒，最好去医院诊治，不可擅自用药止痒。

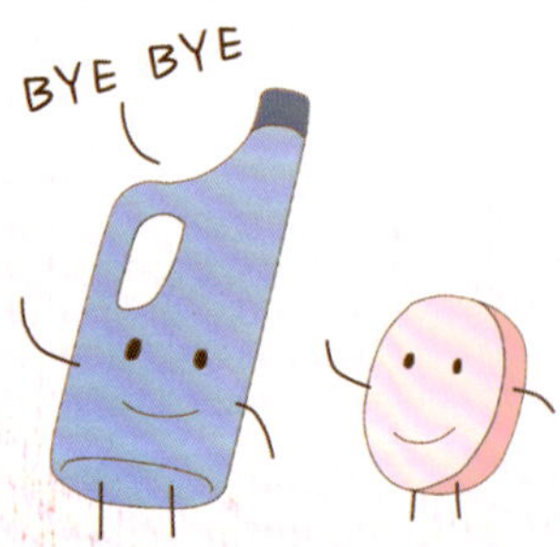

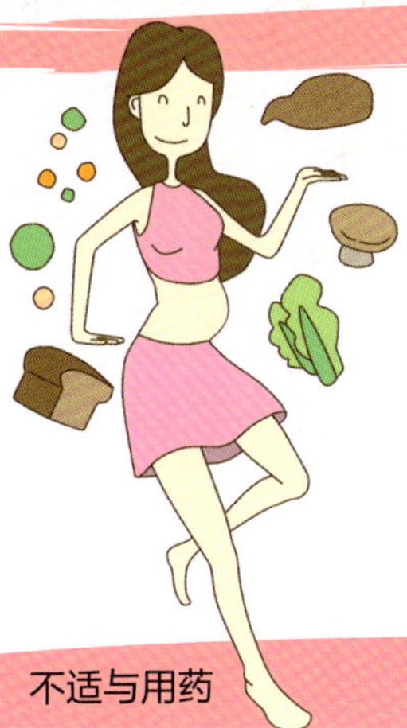

营养

宜饮食均衡

进入孕中期，孕妈妈会觉得舒服多了，孕吐减轻，有精神了，也有胃口了，这时就好好地享受美食吧。在享受美食的同时还要认真了解各种食物所含营养，尽量保证饮食均衡，满足胎宝宝的成长需要，同时要注意别让自己体重增长过快。

不适与用药

了解用药的中度敏感期

孕 12~16 周是孕妈妈用药的中度敏感期。此时胎宝宝对于药物的毒副作用较为敏感，但致畸程度难以预测。此时是否终止妊娠应根据药物的毒副作用大小等因素全面考虑，权衡后再做决定。

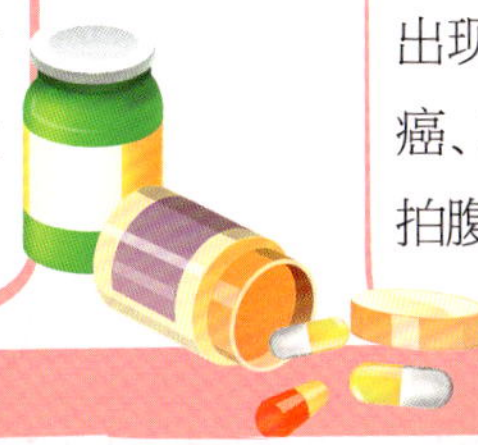

远离危险

不宜接触 X 射线

胎宝宝对 X 射线及各种射线敏感性高，严重时可能会出现致畸、严重智力低下、致癌、致死等。孕妈妈尽量不要拍腹部 X 光。

饮食安全

不宜喝久沸的开水

水在反复沸腾后，水中的亚硝酸银、亚硝酸根离子以及砷等有害物质的浓度相对增加。喝了久沸的开水以后，会导致血液中的低铁血红蛋白结合成不能携带氧的高铁血红蛋白，从而引起慢性缺氧。

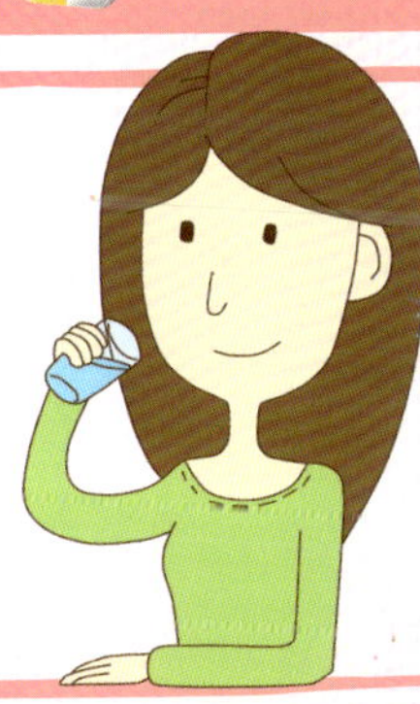

运动

锻炼要适度

平时孕妈妈可做柔缓的运动，如孕妇瑜伽。此外，散步也是不错的运动方式。

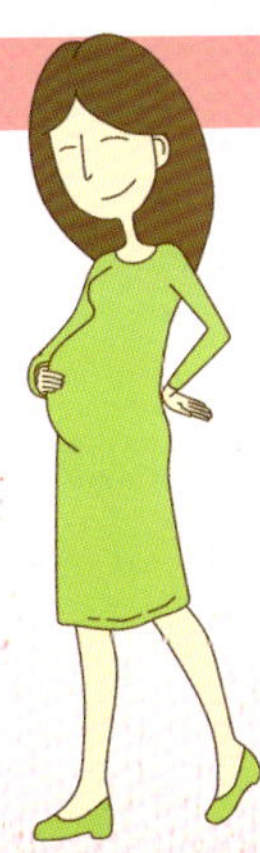

职场安排

宜把脚垫高，缓解脚疲劳

总是坐着工作，极容易造成足部肿胀。如果可以，在办公桌下面放一个小板凳，把脚放上去，不仅会舒服很多，还有助于缓解双脚疲劳，减轻脚部浮肿，预防静脉曲张和便秘。

产检早知道

本月除了血压、体重、血常规等基本检查外，还要做一项重要的检查，即唐氏筛查。另外，由于子宫的增长，从本月起，孕妈妈可能要进行宫高、腹围的例行检查，孕妈妈也可以自己学习测量方法，自己进行测量。

孕 4 月产检项目

产检项目	检查内容和目的	参考值
体重检查	若怀孕期间体重增加平均每周超过 0.5 千克，多有水肿或隐性水肿	孕 14 周以前每周可增加 0.1kg；孕 15 周以后，每周可增加 0.5kg
血压检查	检测孕妈妈是否患有高血压或低血压	正常血压为： 收缩压（即高压）90~140mmHg 舒张压（即低压）60~90mmHg
浮肿检查	如果出现下肢浮肿，指压时有明显凹陷，休息后浮肿不消退时，建议赶紧测量血压，以防妊娠高血压疾病	指压时下肢不凹陷且测量血压不偏高即为正常
唐氏筛查	唐氏筛查是化验孕妈妈血液中的甲胎蛋白（AFP）、人绒毛膜促性腺激素（HCG）、游离雌三醇（uE3）和抑制素 A（InhibinA）的浓度，并结合孕妈妈的年龄，运用计算机精密计算出每一位孕妈妈怀有唐氏综合征胎儿的概率	甲胎蛋白（AFP）一般范围为 0.7~2.5MoM；人绒毛膜促性腺激素的正常值 <10 μg/L； 游离雌三醇参考值为孕早期 0~300ng/L，孕中期 1 000~8 000ng/L，孕晚期 5 000~27 000ng/L
测量宫高、腹围	测宫高和腹围是最直接获得胎宝宝生长数据的方式。每次产检时都要测量宫高及腹围，测量方法都是一样的	宫高：在耻骨联合与肚脐之间；腹围：以肚脐为准，水平绕腹 1 周，从孕 16 周开始，腹围平均每周增长 0.8cm
尿常规检查	便于医生了解肾脏的情况	正常：尿白细胞、尿蛋白、糖及酮体均为阴性
血常规检查	检查孕妈妈是否贫血和有感染等	血红蛋白 110~150g/L

注：以上产检项目和标准可作为孕妈妈产检参考，具体产检项目以各地医院及医生提供的建议为准。

专家详解你的产检报告

唐氏综合征是一种最常见的染色体疾病，一般是通过检查孕妈妈血清中甲胎蛋白（AFP）和人绒毛膜促性腺激素（HCG）的浓度，结合孕妈妈预产期、年龄、体重和采血时的孕周，计算出“唐氏儿”的危险系数。

检查内容	作用
HCG（人绒毛膜促性腺激素）	为人绒毛膜促性腺激素的浓度，医生会将这些数据连同孕妈妈的年龄、体重及孕周测算出胎宝宝患唐氏综合征的风险度
AFP（甲胎蛋白）	是女性怀孕后胚胎肝细胞产生的一种特殊蛋白，起保胎作用。这种物质在孕 6 周就出现了，随着胎龄增长，孕妈妈血中的 AFP 含量越来越多，最多时可达 1mg/mL。胎宝宝出生后，妈妈血中的 AFP 含量会逐渐下降至 20μg/mL（相当于健康人的正常含量）
风险度	是一个比值，例如报告单中显示 1:40 表明在 40 个具有相同数据的孕妈妈中，仅有 1 人的胎宝宝有患唐氏综合征的风险。一般来讲，这个比值低于 1/270，就表示风险度较低，胎宝宝患唐氏综合征的概率低
结果	“低风险”即表明概率低，孕妈妈大可放心。但万一出现“高危”字样，孕妈妈也不必惊慌，因为高风险人群中也不一定都会生出唐氏儿，这还需要进行羊水细胞染色体核型分析确诊

值得一提的是，唐氏筛查也有假阴性，一般早孕期唐氏筛查会结合孕 11~13 周做的 B 超检查一起来诊断，可以大大提高唐氏筛查的准确性。医生会通过 B 超观察胎宝宝颈部后侧脂肪层厚度，唐氏儿的颈部脂肪层厚度与正常宝宝的厚度会有明显差异。因此，孕妈妈一定要每月按时产检，这是确保生育健康宝宝的前提。

一次过产检，专家来支招

唐氏综合征的发病率有很大的随机性，年龄超过 35 岁的孕妈妈是高危人群，阳性率约为 44%，35 岁以下约为 6%，因此，每个孕妈妈都应该在孕 15~20 周做唐氏筛查，35 岁以后的孕妇最好加做无创 DNA 的筛查。另外，也有研究指出爸爸的年龄也与此症有一定的关系，当爸爸年龄超过 40 岁时风险要高于正常年龄段人群。

除此之外，以往有畸形儿，家族中有唐氏儿，孕前和孕期的病毒感染也是诱发唐氏综合征的原因。

本月产检注意事项

做唐氏筛查时无须空腹，但与月经周期、体重、身高、准确孕周、胎龄大小有关，最好在检查前向医生咨询一下。另外，有些医院没有做唐氏筛查的资质，孕妈妈需要提前了解。

所有孕妈妈都宜做唐氏综合征筛查

唐氏综合征筛查（简称唐氏筛查）是早期筛查唐氏综合征患儿的重要方法，唐氏综合征患儿患病率虽然与高龄孕妇密切相关，但年轻的女性也有可能生出唐氏综合征患儿，而且这个概率并不低，所以妇幼医院一般会给所有待产女性进行唐氏筛查。唐氏筛查最好是在 15~20 周检查。需要注意的是，唐氏筛查显示高风险，并不意味着胎儿就是唐氏综合征患儿，唐氏筛查结果正常，也不意味着胎儿就正常，具体情况要视孕妈妈的年龄、孕育状况而定。

孕期宜吃不宜吃早知道

随着胎宝宝的迅速成长，孕妈妈的食欲会随之增加，此时应格外注意增加蛋白质和维生素的摄取量。另外，也要保证米和面等主食的摄入。

孕 4 月科学膳食结构表

五谷类 250~350 克。粗细粮比例可各占一半，保持体重增加在正常范围内。

蔬菜类 400~500 克。每餐都要保证有两三种蔬菜。

水果类 200~300 克。不可多食，更不可用水果代替蔬菜。

鱼类和海鲜 90 克。孕中期可适当增加摄入，但要注意防过敏。

畜禽肉类 50~100 克。相对于孕早期而言，可适度增加肉类摄入，但也不可过量。

全面摄取营养

孕 4 月孕妈妈的孕吐症状减轻，孕妈妈可以解放自己，全面地摄取各种营养。不过，再好吃、再有营养的食物都不要单一地吃得过多、过饱。想要孕妈妈和胎宝宝都健康，要全面地摄取营养，还要保证营养的均衡。

如果孕妈妈进食太多，孕期营养过剩，不但会危害自身的健康，同时也会影响到腹中的胎宝宝。比如，摄入过多的碳水化合物、脂肪等，会使胰岛的功能超负荷，发生妊娠糖尿病的概率将增大。此外，孕期营养过剩对胎宝宝最大的影响是容易产生巨大儿。巨大儿不仅不利于顺产，出生后还容易出现低血钙、红细胞增多症等并发症，这些也是成年后患肥胖、糖代谢异常、高血压等疾病的潜在因素。另外，一连几天大量食用同一种食物，这也是不可取的，这会导致营养摄入的单一化，不利于营养的全面均衡，从而不利于胎宝宝发育。

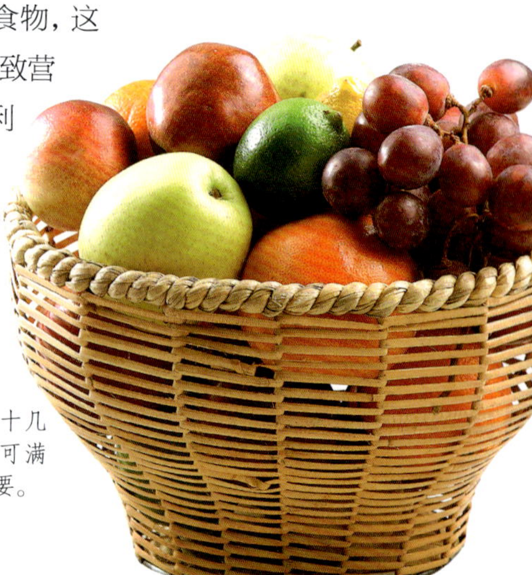

孕期每天吃半个苹果、十几颗葡萄、一根香蕉，即可满足孕妈妈和胎宝宝的需要。

胃口大增，多备些零食：进入孕中期，孕妈妈的食欲大增，孕妈妈应自带些食物，如水果、坚果等，在感到饿的时候及时食用，补充自身的能量，防止低血糖引发眩晕。

> **一般来说，**
> **孕妈妈在孕早期每日需钙量为 800 毫克，**
> **孕中后期增加到每日 1 000~1 200 毫克。**

宜用食物预防妊娠斑

妊娠斑是由于孕期内分泌的变化，引起某些部位皮肤的色素沉着造成的。约 1/3 的孕妈妈会产生妊娠斑，但没必要太担心，等宝宝出生后会自然淡化、消失的。食物防治的好方法就是侧重补充维生素，孕妈妈平时可以多吃一些预防妊娠斑的食物。含有丰富维生素的水果如猕猴桃、番茄、草莓等，包括富含维生素 B_6 的奶制品等对于预防妊娠斑都非常有效。

适当补钙

孕期缺钙，会出现腰酸、腿痛、手脚发麻、腿脚抽筋的现象，长期缺钙还会影响胎宝宝的正常发育和生长，严重的可能会导致先天性佝偻病。

孕妈妈缺钙可诱发小腿抽筋或手足抽筋，胎宝宝发育也会受到影响。但不宜过量补钙，如果孕妈妈补钙过量，胎宝宝可能患高钙血症，不利于胎宝宝发育且有损胎宝宝颜面美观。

孕妈妈可以通过合理饮食来补钙；每天晒太阳至少 30 分钟，可顺便做适度的运动；如果有补钙的指征，需在医生的指导下每天吃钙片。

碘
促进甲状腺发育

↓

脂肪
胎宝宝生长发育的必需营养

↓

锌
促进胎宝宝最后的发育

↓

胡萝卜素
促进胎宝宝骨骼发育

↓

孕 4 月主打营养素

扫一扫，查看适合孕妈妈的零食有哪些

孕妈妈的零食应该根据自身情况，可以选择由营养专家为孕妈妈列举的几种常见健康零食。

巧吃零食，赶走饥饿

孕 4 月孕妈妈胃口大开，易产生饥饿感，此时孕妈妈可适当吃些健康的零食，既能给身体及时补充能量，又有益于胎宝宝的发育。不过，孕妈妈选择零食应讲究技巧，不应摄入大量油炸、高热量零食，如薯片、薯条等膨化食品。孕妈妈的零食可以选择常见的健康零食，如饼干、新鲜蔬菜和水果等。

养胎不长肉食谱

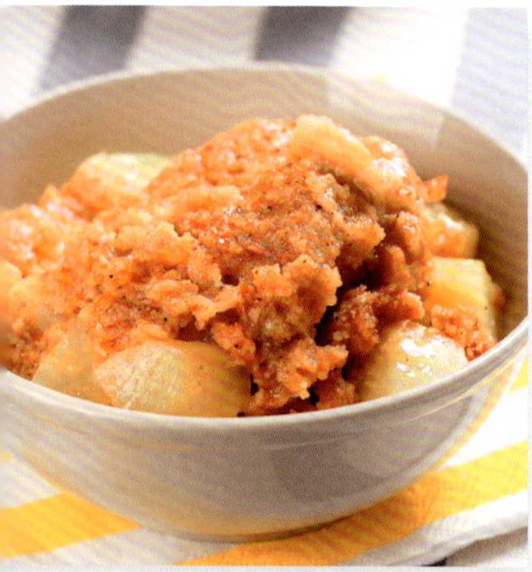

粉蒸排骨

原料：排骨 150 克，红薯半个，豆瓣酱、老抽、蒜末、白糖、盐、蒸肉米粉各适量。

做法：1. 将排骨洗净，斩成 3 厘米长的段；红薯洗净，削皮，切成小块。2. 将豆瓣酱、老抽、蒜末、白糖、盐加入排骨中，腌制 20 分钟，再倒入蒸肉米粉，使每根排骨都均匀地裹上一层米粉。3. 取蒸笼，下面垫上一层切好的红薯块，将排骨铺上去，上锅大火蒸 50 分钟即可。

营养功效：排骨富含脂肪和蛋白质，可满足胎宝宝生长的需要。

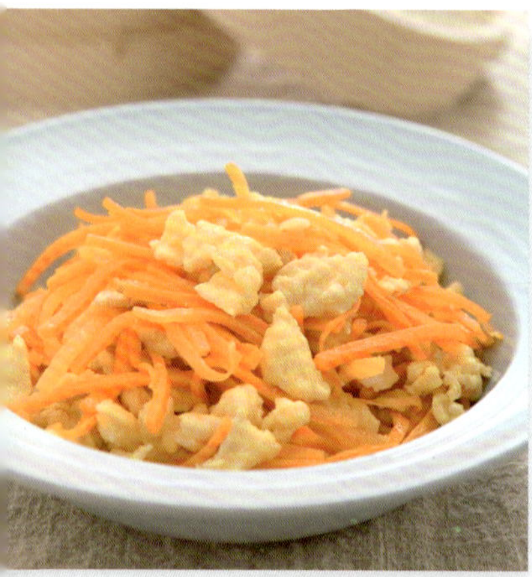

胡萝卜炒鸡蛋

原料：胡萝卜 1 根，鸡蛋 1 个，葱花、盐各适量。

做法：1. 鸡蛋磕入碗中，加入葱花打散；胡萝卜洗净，切丝。2. 锅中放油，油热后放入鸡蛋液，翻炒至鸡蛋定型，盛出备用。3. 锅中倒适量油，油热后煸香葱花，再放入胡萝卜丝，炒 3~4 分钟后倒入炒过的鸡蛋，加适量盐翻炒均匀即可。

营养功效：此菜富含胡萝卜素，能够保护孕妈妈和胎宝宝的皮肤细胞和组织健全。

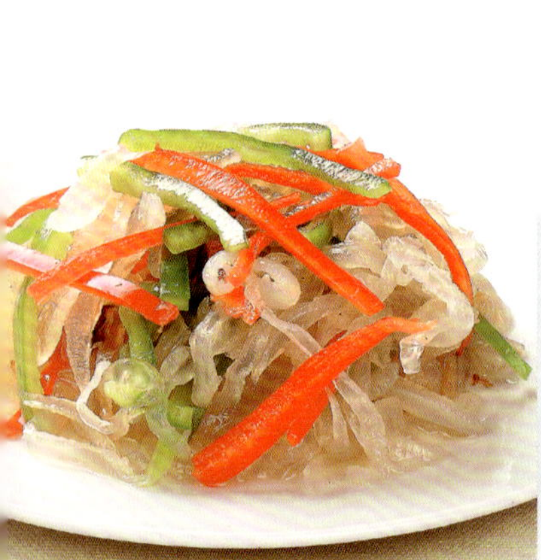

海蜇拌双椒

原料：海蜇皮 1 张，青椒、红椒各 1 个，姜丝、盐、白糖、香油各适量。

做法：1. 海蜇皮洗净、切丝，温水浸泡后沥干；青椒、红椒洗净，切丝备用。2. 青椒丝、红椒丝拌入海蜇皮，加姜丝、盐、白糖、香油拌匀即可。

营养功效：海蜇含碘丰富，有助于胎宝宝甲状腺的健康发育，进而促进其中枢神经系统和大脑的发育。

清蒸大虾

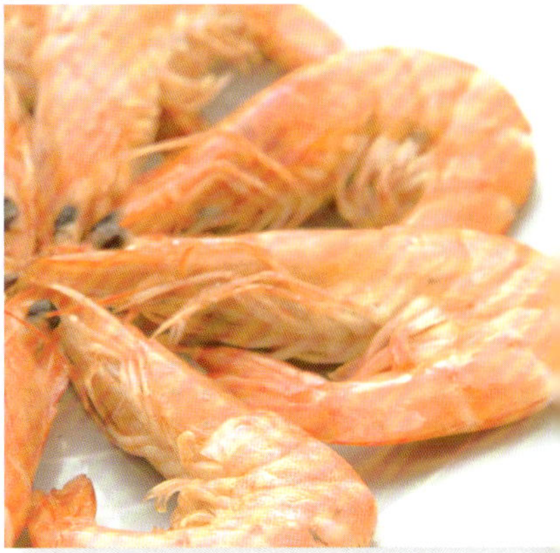

原料：大虾9只，葱花、姜、料酒、醋、酱油、香油、高汤各适量。

做法：1. 大虾洗净，去脚、须，择除虾线；姜洗净，一半切片，一半切末。2. 将大虾摆在盘内，加入料酒、葱花、姜片和高汤，上笼蒸10分钟左右；拣去姜片、葱花，然后装盘。3. 用醋、酱油、姜末和香油调成汁，供蘸食。

营养功效：虾含丰富的优质蛋白质、维生素A、维生素B_1、维生素B_2，有利于胎宝宝各个器官的发育。

凉拌空心菜

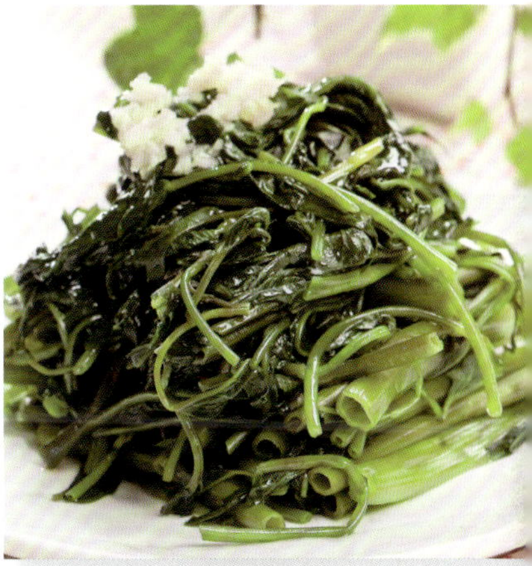

原料：空心菜200克，蒜末、盐、香油各适量。

做法：1. 空心菜洗净，放入沸水中焯1分钟，捞出，切段。2. 蒜末、盐与少量水调匀后，浇入热香油，再和空心菜拌匀即可。

营养功效：空心菜中膳食纤维含量极为丰富，可为孕妈妈轻松排毒。同时空心菜还富含胡萝卜素，能够为胎宝宝视力发育提供助力。

荸荠银耳汤

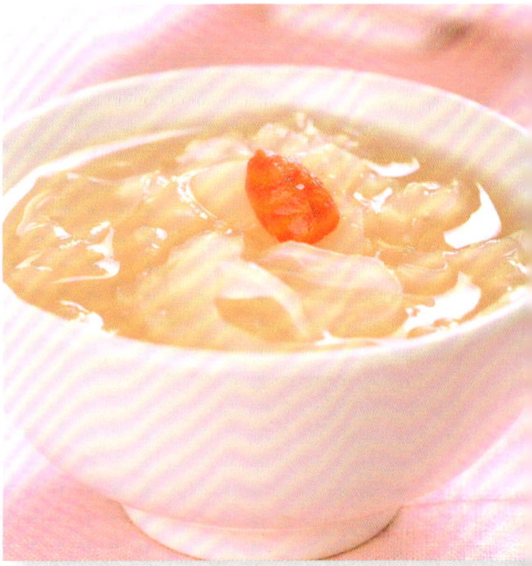

原料：荸荠4个，银耳1朵，高汤、枸杞子、冰糖、盐各适量。

做法：1. 荸荠去皮洗净，切薄片，放清水中浸泡30分钟，取出沥干备用；银耳用温水泡开，洗去杂质，用手撕成小块；枸杞子泡软，洗净。2. 锅置火上，放入高汤、银耳、冰糖煮30分钟，加入荸荠片、枸杞子和盐，用小火煮10分钟，撇去浮沫即可。

营养功效：不爱吃肉的孕妈妈可从银耳中摄取维生素D，以促进钙的吸收。

生活细节快快查

孕 4 月孕妈妈的妊娠反应开始消退，此时可以大大地松口气了，但由于身体的变化，在生活上有一些细节问题该注意了，如妊娠纹和乳房的护理等。

预防妊娠纹有方法

1. 控制体重增长过快。如果孕妈妈孕期体重增长过快，皮下组织会被过分撑开，皮肤中的胶原蛋白弹性纤维断裂，就容易产生妊娠纹。

2. 增加皮肤弹性。妊娠纹主要是因为皮肤弹性纤维和胶原纤维断裂引起的，干燥的肌肤被拉扯的感觉会格外强烈。建议每天洗浴后，涂抹具有保湿润肤效果的甘油或乳液。

3. 使用托腹带。托腹带可减少腹部承担的重力负担，减缓皮肤过度地延展拉扯，有助于减缓妊娠纹产生。

4. 适当按摩。适度按摩肌肤，尤其是按摩容易堆积脂肪产生妊娠纹的部位，如腹部、臀部下侧、腰臀之际、大腿内外侧、乳房等，能有效增加皮肤的弹性，减轻或阻止妊娠纹的产生。

预防妊娠纹的按摩手法

孕中期，子宫的快速变大和体重的快速增加，使孕妈妈皮肤的代谢速度无法跟上身体变化的速度。皮肤的弹性纤维和胶原纤维超过弹性限度的伸长，使纤维发生断裂，出现了妊娠纹。若孕 4 月没有，最晚到孕 6 月，妊娠纹会出现在孕妈妈的乳房、腹部、臀部、大腿等部位。在孕 4 月早期进行防护还不算晚。下面是重点部位预防妊娠纹的按摩方法。

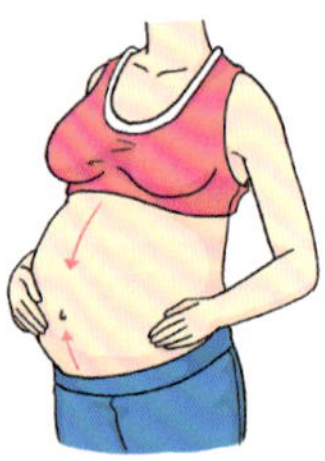

❶ 将橄榄油从腹部上下两侧分别向肚脐方向均匀抹开。

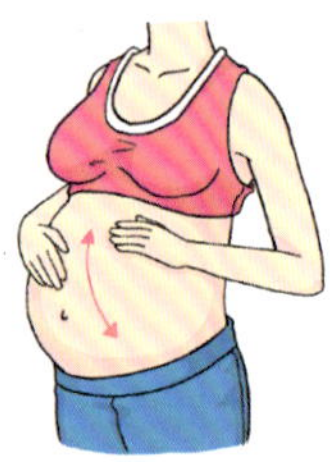

❷ 沿肚皮来回轻擦。

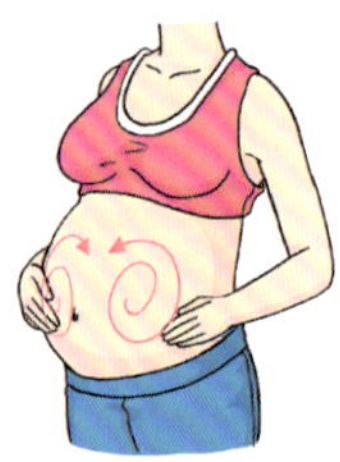

❸ 左右手以顺时针方向不断画圈按摩。

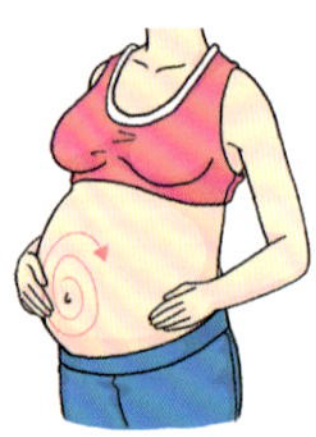

❹ 以肚脐为起点，顺时针方向不断画圈按摩。

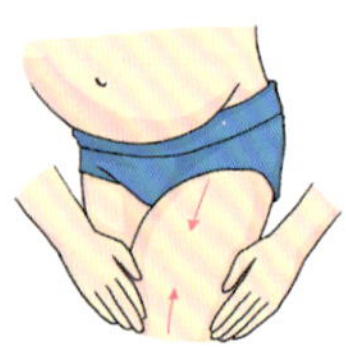

❺ 同样在腿上涂抹橄榄油，以膝盖为起点，由下往上再由上往下轻轻涂抹并按摩。

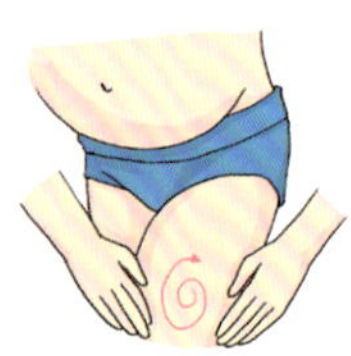

❻ 沿大腿从下往上打圈涂抹，直至完全吸收。

宜采取左侧卧睡

现在，孕妈妈的肚子已经“显山露水”。通常而言，睡觉对孕中后期的孕妈妈常是一种痛苦与负担，尤其会因肚子过重不容易翻转而造成彻夜难眠。而孕妈妈只有休息好了，才能保证胎宝宝的健康成长，因此孕期要选择一个舒适的睡姿。

孕中晚期最好采用左侧卧位的睡姿，因为从生理的角度来讲，在怀孕中晚期，子宫迅速增大，而且大多数孕妈妈子宫右旋。采取左侧卧位睡眠，可减少增大的子宫对孕妈妈腹主动脉及下腔静脉和输尿管的压迫，改善血液循环，增加对胎宝宝的供血量，有利于胎宝宝的生长发育。

孕中期的“性福”时光

孕中期适度的性生活有利于夫妻关系和谐，充满愉悦的荷尔蒙会促进胎宝宝脑神经的发育。但是要注意以下事项：

1. 使用安全套。

2. 孕妈妈及准爸爸在房事前要排尽尿液、清洁好私处。

3. 动作宜轻柔，不宜深入，频率不宜太快，每次时间不超过 10 分钟。

4. 注意体位。要选择不压迫孕妈妈腹部的姿势。

护理乳房有方法

为了宝宝出生后能正常哺乳，孕妈妈可从孕 4 月开始进行乳房护理，尤其是有乳头平坦或凹陷的孕妈妈。

孕妈妈可以通过牵拉的方法，改善乳房血液循环，增加乳头的韧性。在洗澡的时候，用湿毛巾轻轻擦洗乳头后，用手轻轻提拉、牵拉、捻转乳头。

护理乳房的方法	具体方法
坚持支托	乳房日益增大，此时不能为了舒服和方便就不戴文胸了，要记住文胸的作用就是维持正常而又美观的乳房外形。所以一定要选购合适的文胸，并且坚持每天穿戴，包括哺乳期。注意文胸不能太紧也不能太松，太紧了不舒服且压迫乳房，太松了则起不到支撑的作用
经常按摩	要经常按摩乳房，方法为：由乳房周围向乳头旋转按摩，至乳房皮肤微红时止，乳头条件不好的孕妈妈可以最后提拉乳头 5~10 次。每天早晨起床和晚上睡觉前，分别用双手轻柔按摩 5~10 分钟。不仅可以缓解孕期乳房的不适，为哺乳期做准备，还能在产后使乳房日趋丰满而有弹性
坚持清洁	清洁乳房不仅可以保持乳腺管的通畅，还有助于增加乳头的韧性、减少哺乳期乳头皲裂等并发症的发生
坚持护理	如果乳房胀得难受，可以每天用毛巾热敷，并进行轻柔的按摩，以促进胸部血液循环和乳腺的发育

本月常见不适这样做

孕 4 月，大多数孕妈妈孕吐的症状减轻，但也有少数的孕妈妈仍旧孕吐。另外，一些孕早期没有或者不明显的不适症状开始出现，比如便秘加重、水肿、排不尽尿等。针对一些孕期不适，孕妈妈可以多和过来人交流，听听她们的感受，获得心理上的支持和帮助。

静脉曲张别慌张

本月孕妈妈可能会感觉小腿胀胀的，有的孕妈妈还会在小腿的皮肤下看到淡紫色的血管，这是静脉曲张的前兆。趁着此时还不严重，积极采取措施，可以预防孕晚期静脉曲张及腿部疼痛。静脉曲张多发生于小腿，是因为庞大的子宫压在下腔的血管和骨盆的静脉上，使小腿的血液潴留造成的。

出现静脉曲张，孕妈妈应注意以下几点：

1. 避免久坐或站立，长时间站立或久坐后，提醒自己每隔 2 小时活动活动。

2. 坐着时不要跷腿，适当做足部运动。

3. 坐着时可在脚下垫个小凳子，抬高小腿，缓解小腿血液循环压力。

4. 穿静脉曲张袜，可以给小腿适当的压力，促进血液循环。

除此之外，孕妈妈还要注意不要用力揉或搓那些可见的血管，否则可能损坏静脉或引起血栓。

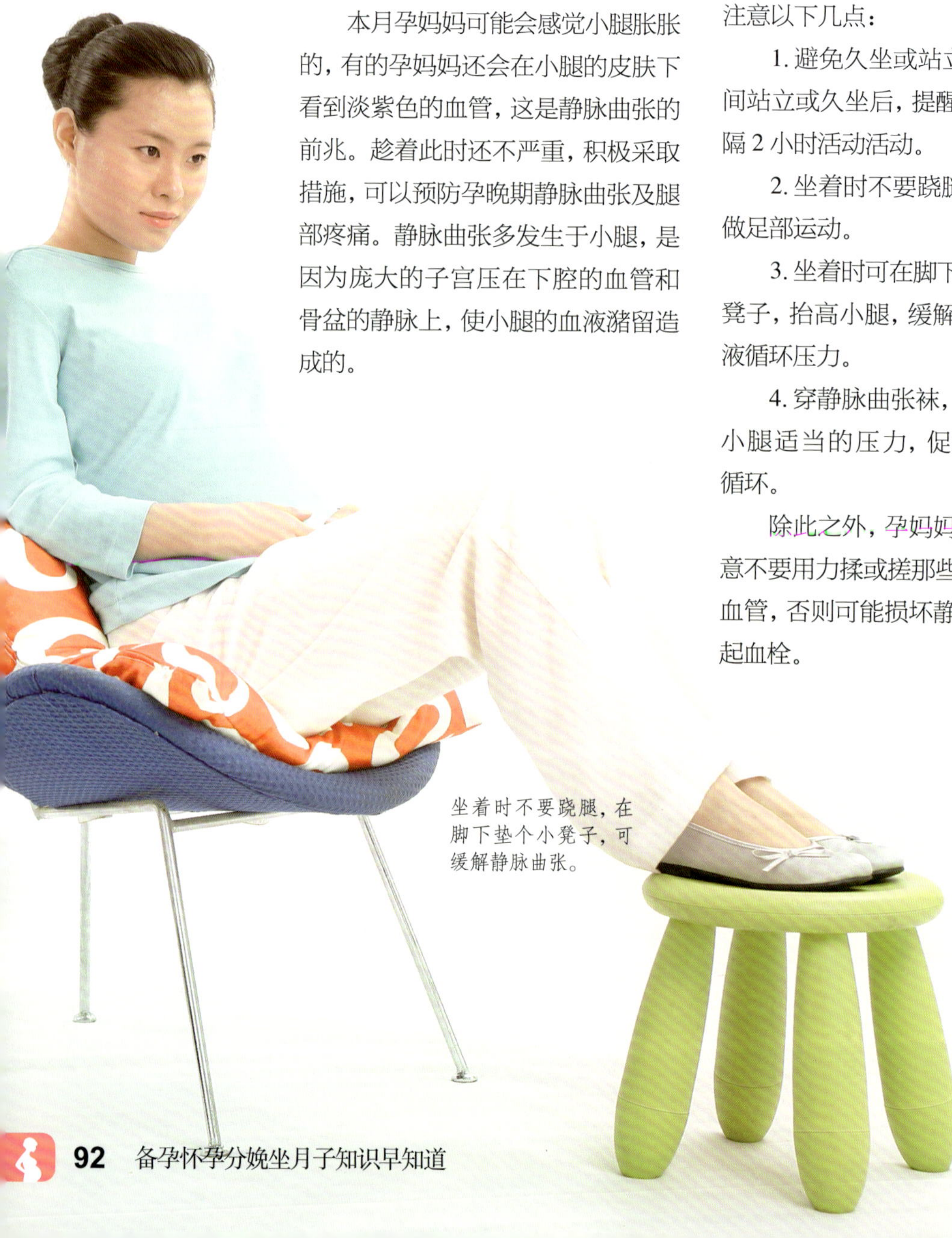

坐着时不要跷腿，在脚下垫个小凳子，可缓解静脉曲张。

健康肠道防便秘

由于孕期体内高水平黄体酮的影响，使得肠管松弛，使废物在穿过肠管时非常缓慢。另外，孕 4 月，增大的子宫挤压肠管也会造成便秘。孕妈妈做到以下几点可以缓解便秘：

1. 孕期减少吃辛辣及刺激性的食物，在做饭时不宜使用过多热性调料，如花椒等，以免引起孕妈妈便秘的同时产生痔疮。

2. 坚持运动。每天要有足够的室内或户外活动，活动的最佳方式是散步。散步时，要选择空气新鲜、人流量不多的地方，如郊外、花园等，尽量不要去人流量大、空气污浊的地方，如商场、市场等。

3. 养成定时大便的习惯。可在早上起床后、早餐后或睡觉前，不管有没有便意，都按时去厕所，慢慢就会养成按时大便的习惯。除了定时以外，孕妈妈一有便意就要马上如厕，及时应答身体的信号，以防肠道越来越懒。反之会加重便秘，引发痔疮。

4. 孕妈妈排便时最好使用坐式马桶，以避免下腹部血液的瘀滞和痔疮的形成。

总感觉排不净尿

孕 4 月，随着子宫逐渐增大，孕妈妈的膀胱、直肠受到压迫，会出现排尿间隔缩短、排尿次数增加、总有排不净尿的感觉。这是一种正常的生理现象，并不是疾病引起的，孕妈妈可以放心。不过，孕妈妈不要因为总想去厕所就刻意不喝水或憋尿，以防造成尿路感染。

注意小腹胀痛

在孕 3 月或者孕 4 月，有些孕妈妈偶尔会有小腹胀痛的感觉，体位变动时更明显，那么这就是自然现象，是由于子宫胀大牵拉圆韧带所致，如果疼痛不加重或会缓解，则孕妈妈不必担心。

不过，如果小腹偏右侧部位疼痛，而且伴有发冷、发热、打寒战等表现时，可能是阑尾炎发作。在孕期发生急性阑尾炎并不少见。怀孕期间，孕妈妈盆腔器官充血，阑尾炎发展迅速，炎症容易扩散。孕妈妈应对阑尾炎提高警惕，若出现右下腹或者右侧腹持续疼痛，难以忍受，按压右侧腹肌有明显疼痛，腹肌也较硬时，可能是阑尾炎。孕妈妈宜立即去医院检查，并在医生指导下采取措施。如果炎症严重，容易造成胎宝宝缺氧，应及时采取手术治疗。

孕期牙疼怎么办

怀孕期间，孕妈妈如果发生牙周炎，口腔出现个别牙或者全口牙肿胀、牙龈充血及牙龈明显增生等现象，宜先到口腔医院检查牙齿健康，听从医生的建议。一般性的疼痛，医生会建议孕妈妈用些小方法来缓解，比如咬住花椒、用盐水漱口等。如果疼痛严重，医生可能会根据孕妈妈的身体情况先做简单的处理，进入孕 4 月以后，待怀孕平稳，再进行修牙、补牙。

扫一扫，教你孕期
护牙小妙方

孕期容易出现牙齿问题，但是不要着急，牙齿出现问题的时候，除了及时看牙医之外，更要坚持刷牙。这是为了保护牙龈、避免发生更严重的蛀牙而必须采取的预防措施。

胎教

本月胎教重点：从孕 4 月起，胎宝宝开始对外界的声音有所感觉了，大脑发育很快，而声音或音乐能刺激胎宝宝的大脑神经细胞，促进脑神经细胞的发育和脑功能的发展。此时可以给胎宝宝听一些优美的乐曲，孕妈妈也可以经常和胎宝宝聊天，给他讲故事。

音乐胎教：英文儿歌

London Bridge is Falling Down

这是一首在英国广为流传的民谣。伦敦桥是伦敦的代表性建筑，几经修复，是当地的地标。现在的伦敦是四大世界级城市之一，那里有很多美丽的风景，孕妈妈在欣赏或者哼唱这首曲子的时候，别忘了给胎宝宝讲讲英国的风土人情。

London Bridge is falling down,
falling down, falling down.
London Bridge is falling down,
my fair lady.
Build it up with iron bars,
iron bars, iron bars.
Build it up with iron bars, my fair lady.
Iron bars will bend and break,
bend and break, bend and break.
Iron bars will bend and break, my fair lady.
Build it up with gold and silver,
gold and silver, gold and silver.
Build it up with gold and silver, my fair lady.
Gold and silver I've not got,
I've not got, I've not got.
Gold and silver I've not got,
my fair lady.

语言胎教：诗歌《我的歌》

我的孩子，我这一首歌将扬起它的乐声围绕在你身边，好像那爱情的热恋的手臂一样。

我这一首歌将触着你的前额，好像那祝福的吻一样。

当你只是一个人的时候，它将坐在你身边，在你耳边微语着；当你在人群中的时候，它将围住你，使你超然物外。

我的歌将成为你的梦的翅膀，它将把你的心移送到不可知的岸边。

当黑夜覆盖在你路上的时候，它又将成为那照临在你头上的忠实的星光。

我的歌又将坐在你眼睛的瞳孔里，将你的视线带入万物的心里。

——泰戈尔（印度）

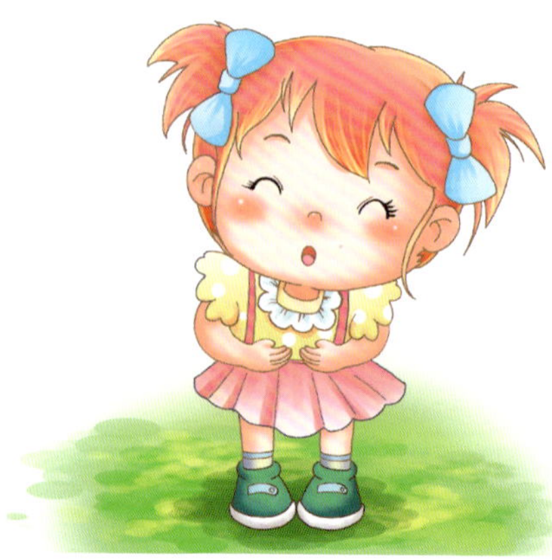

抚摸胎教：抚摸孕妈妈腹部

挑选一个安静舒适的环境，孕妈妈放松、平躺，在腹部完全松弛的情况下，用手从上至下、从左至右，来回抚摸。边抚摸边想象自己的双手真的爱抚在可爱的宝宝身上，有一种喜悦和幸福感，深情地默想："宝宝，妈妈爱你。"

在进行抚摸胎教时注意保持室内空气新鲜，温度适宜。孕妈妈和准爸爸的抚摸动作要轻柔，抚摸时间不要太长，以3~5分钟为宜，每天两三次即可，最好在固定时间进行。抚摸胎宝宝时，孕妈妈应保持轻松愉快的心态，情绪不佳时不要进行抚摸胎教。

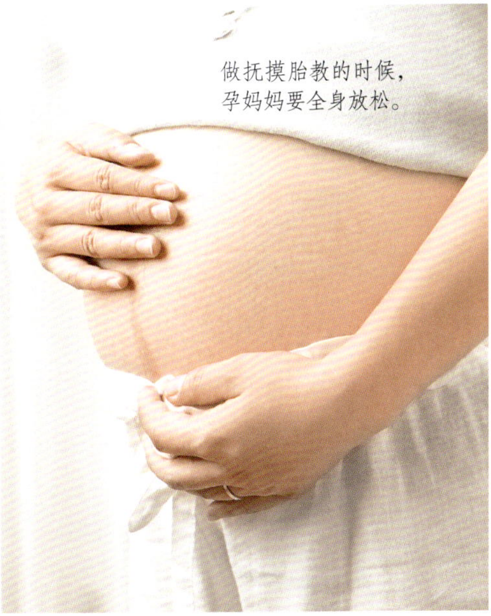

情绪胎教：折纸游戏

折纸能使孕妈妈的注意力集中，忘却孕期不适带来的困扰。现在就照着以下的方法活动活动手指吧，平时经常折一折，不久孕妈妈就能变成折纸高手了。先来给胎宝宝折一件小上衣吧。很简单，只要以下几步就完成了。

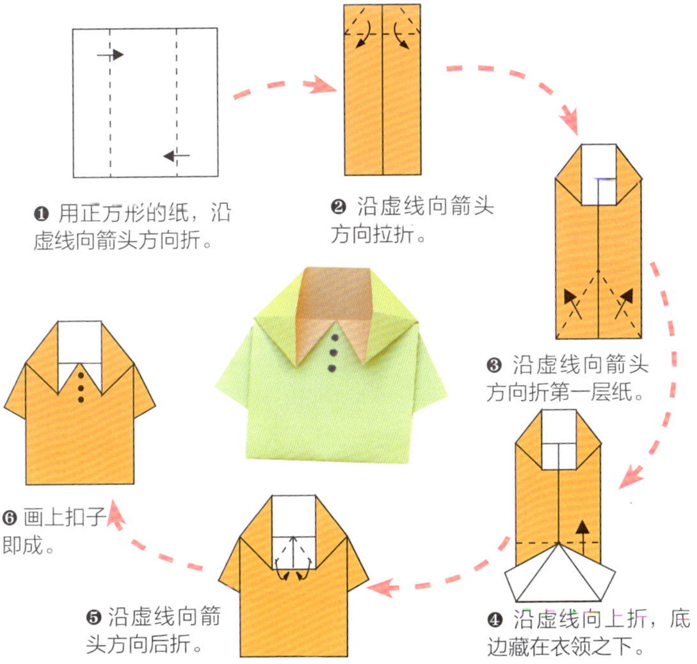

孕5月

本月大事提前知

扫一扫，
本月注意事项都知道

在孕 5 月里，孕妈妈的外貌和体型更加具有孕妇特征，和胎宝宝的交流也开始频繁起来。在这神奇的互动里，孕妈妈可千万别忘记这个月还有一些事情要谨记。

远离危险

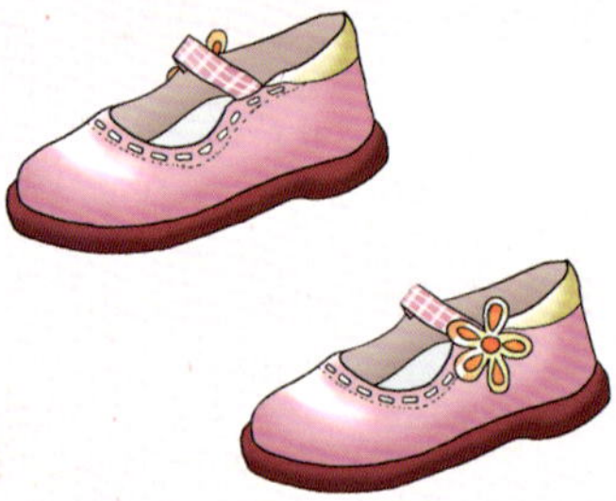

鞋底要防滑

孕妈妈选择鞋子的时候，要考虑大小是否合适，鞋底有无防滑纹，不穿硬底的鞋子。选择下午 5 点左右买鞋是个较合适的时间，这时候脚部是一天里最胀的时候。

职场安排

尽早调岗

孕妈妈在工作中遇到因怀孕而产生的难题时，应尽早通知公司，与公司商讨是否能调配到其他工作岗位上。

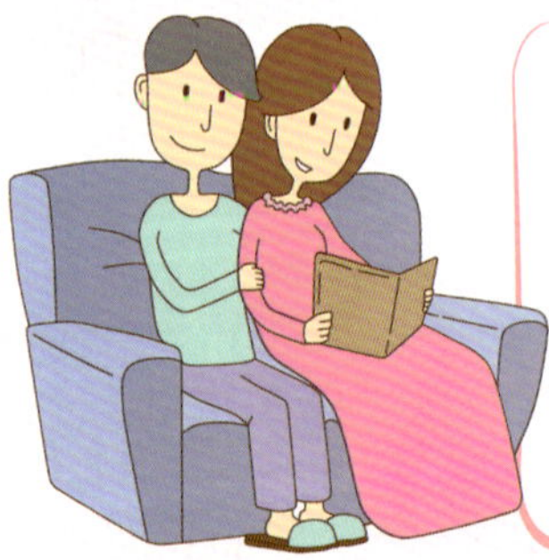

胎教

坚持胎教

现在孕妈妈可以和丈夫一起对胎宝宝进行胎教，有意识地与他对话沟通，适当地抚摸腹部，为他做做体操、唱歌、朗诵。

不适与用药

禁用安眠药

大多数具有镇静、催眠作用的药物对胎宝宝或新生儿都会产生不利影响。如果孕妈妈睡眠质量差，应该在医生的指导下用药，严禁私自用药。

调整生活习惯

出门记得戴遮阳帽

面部出现蝴蝶形妊娠斑的孕妈妈，外出时应戴遮阳帽，防晒是阻止妊娠斑加深、加重的必要措施。

产检

测量宫高和腹围

除了定时去医院产检，孕妈妈从现在起，还可以每周在家自测宫高和腹围，对照妊娠周数及其标准，了解胎宝宝宫内发育情况。

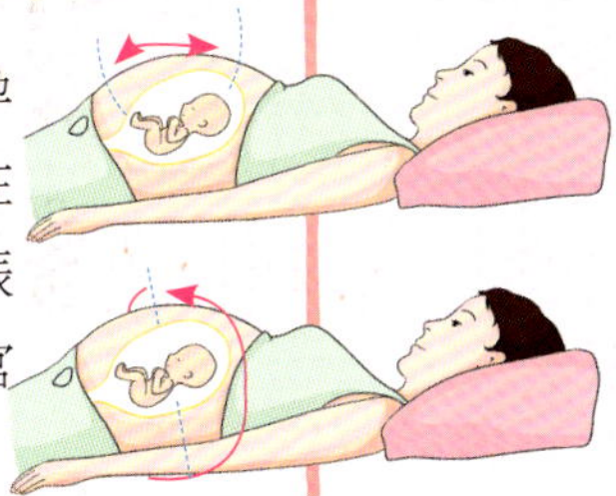

产检

监测胎心

监测胎心是为了检测胎宝宝的正常发育情况，在胎宝宝缺氧早期发现并纠正。除了产检时要做，平时自己在家也可以做。

远离危险

预防铅污染

铅会影响胎宝宝的大脑和牙胚发育。避免铅污染应注意做到：不用印刷品（尤其是报纸）包裹食物；不用带漆的筷子和容器；尽量少到车流量大的地方去，减少吸入汽车尾气。

身体变化

控制体重

很多孕妈妈都是从这个月开始长胖的，所以每天或每周称一下体重，了解体重的变化也是很有必要的。

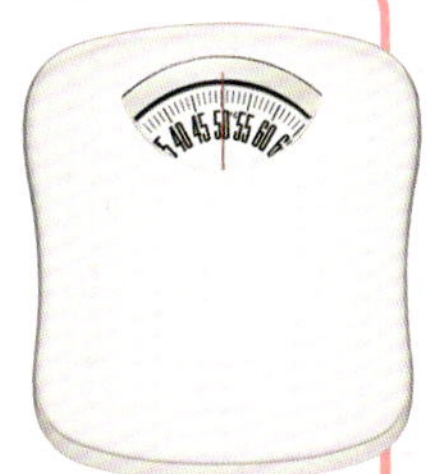

身体变化

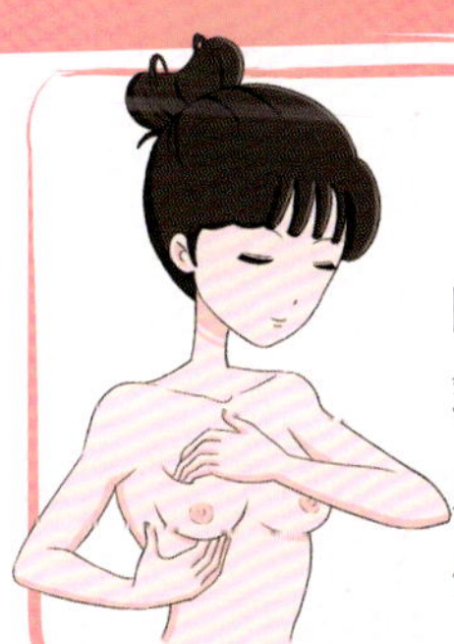

进行乳房保养

进行乳房保养包括选用合适的胸罩，一些扁平乳头、凹陷乳头的孕妈妈，可以每天用手向外牵拉乳头，也可以使用乳头纠正工具进行矫治。另外还需要做乳房保健按摩操，从乳房的四周向中心轻轻按摩。适时地开始乳房、乳头的保养按摩，可使乳头坚韧、挺起，利于宝宝吸吮和乳房美观。

身体变化

准备孕妇专用内衣裤及孕妇装

到了本月，大多数孕妈妈都宜换上孕妇专用的内衣裤，也可以准备孕妇装了。穿着孕妇装出门，在公共场合别人更容易照顾孕妈妈。

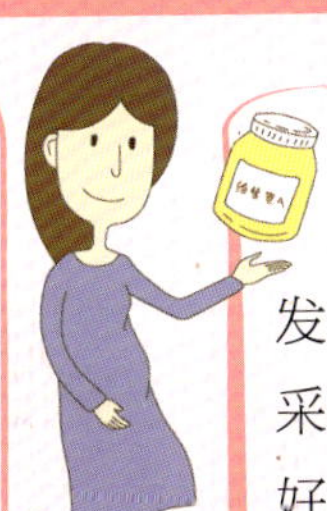

营养

补充维生素 A 和脂质

继续补充维生素 A，有利于胎宝宝视网膜发育。但不要过量，除非医生建议，否则不要采取药物补充，应以食补及补充综合维生素为好，食补应适度摄入脂肪，吃一些鱼肉、核桃等，这有利于胎宝宝大脑的发育。

产检早知道

从本月开始，有很多项目孕妈妈可进行自我检测，如胎动、听胎心及检查子宫底的高度等。准爸爸可以和孕妈妈一起做自我检测。每天晚饭后一起来测量胎宝宝的成长情况，不仅有利于胎宝宝健康，也是一种胎教。

孕 5 月产检项目

产检项目	检查内容和目的	参考值
体重检查	通过孕妈妈的体重增长情况对孕妈妈进行合理的饮食指导	孕 15 周以后至分娩，每周可以稳定增加 0.45 千克，每周以不超过 0.5 千克为原则
血压检查	检测孕妈妈是否患有高血压或低血压	正常血压为： 收缩压（即高压）90~140mmHg 舒张压（即低压）60~90mmHg
尿常规	便于医生了解肾脏的情况	正常：尿蛋白、尿葡萄糖及尿酮体均为阴性
听胎心音	取脐部上、下、左、右四个部位听。家人也可在家听胎心音	正常胎心跳一般为每分钟 120~160 次
测量宫高、腹围	参考这两项数值，来了解胎宝宝的大小及增长情况	宫高正常：18（15.3~21.4）厘米； 腹围正常：82（76~89）厘米
血常规	及时检测孕妈妈身体状况，是否贫血等	血红蛋白 110~150g/L

注：以上产检项目和标准可作为孕妈妈产检参考，具体产检项目以各地医院及医生提供的建议为准。

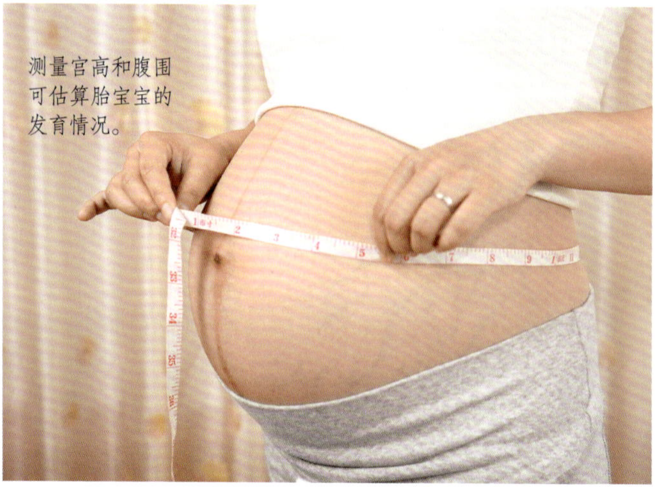

测量宫高和腹围可估算胎宝宝的发育情况。

扫一扫，了解感觉不到胎动的原因

胎动是胎宝宝存活的标志，若胎动减少，是胎宝宝高度危险或临近死亡的信号，所以数胎动是监测胎宝宝安危的重要方法。

专家详解你的产检报告

宫高的测量：从下腹耻骨联合处至子宫底间的长度为宫高。

腹围的测量：通过测量平脐部环腰腹部的长度即可得到。

测量宫高和腹围是最直接获得胎宝宝生长数据的方式。宫高和腹围的增加是有一定规律和标准的，每次产检都要测量宫高及腹围，以估计胎宝宝的发育情况。孕晚期通过测量宫高和腹围，还可以估算胎宝宝的体重。如果孕妈妈连续 2 周宫高没有变化，则需引起警惕。

宫高正常值标准表（单位：厘米）

孕周	下限	上限	标准
满 20 周	15.3	21.4	18
满 24 周	22	25.1	24
满 28 周	22.1	29	26
满 32 周	25.3	32	29
满 36 周	29.8	34.5	32
满 40 周	30	35	33

腹围正常值标准表（单位：厘米）

孕周	下限	上限	标准
满 20 周	76	89	82
满 24 周	80	91	85
满 28 周	82	94	87
满 32 周	84	95	89
满 36 周	86	98	92
满 40 周	89	100	94

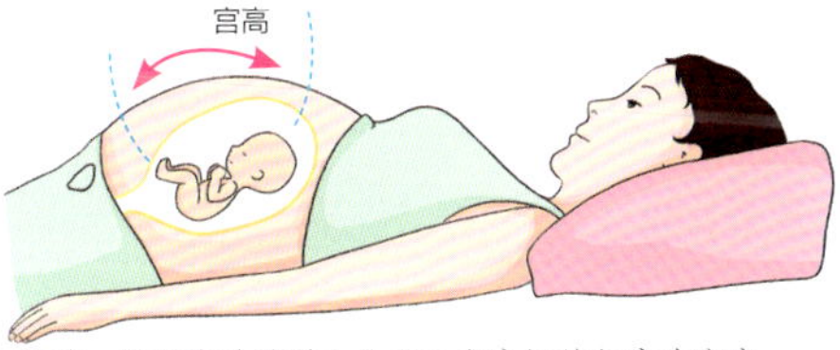

宫高：从下腹耻骨联合处至子宫底间的长度为宫高。

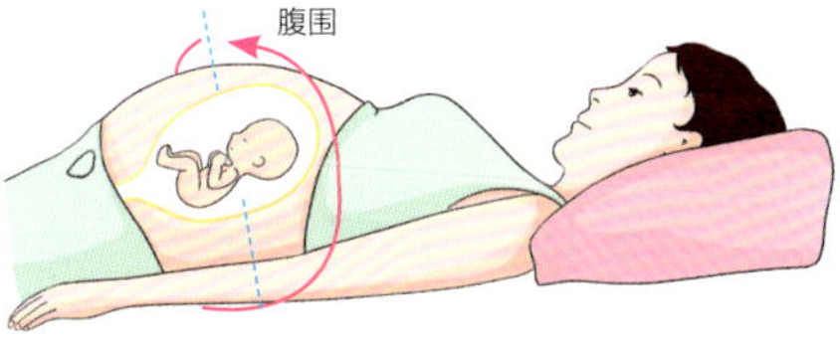

腹围：通过测量平脐部环腰腹部的长度即可得到。

一次过产检，专家来支招

不少孕妈妈自己在家量腹围后再跟标准表一对照，发现不对就很紧张，担心胎宝宝发育不好，有的甚至特地为这个去趟医院。

实际上，腹围的增加不可能完全相同。因为怀孕前每个人的胖瘦不同。有的孕妈妈孕后体重增加迅速，腹围增加都比别人快；有的孕妈妈早孕反应较重，进食少，早期腹围增加不明显，等到早孕反应消失后腹围才明显增加。

本月产检注意事项

测量腹围时可取立位，测量宫高一般是仰躺，这两项检查都没有疼痛感，孕妈妈不必紧张，要保持平稳的呼吸，以免影响测量结果。

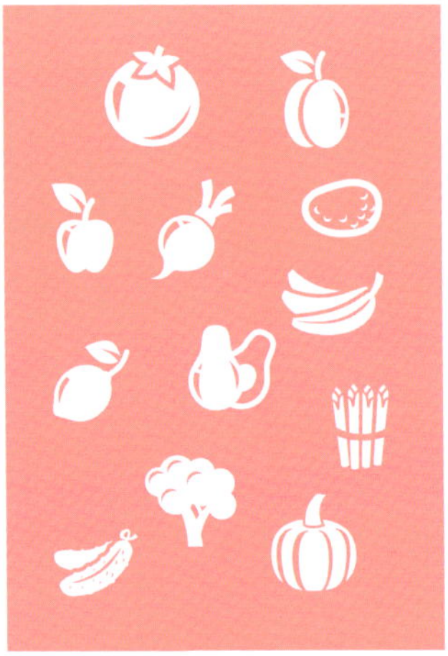

孕期宜吃不宜吃早知道

孕5月孕妈妈需要更多的营养，由于胎儿骨骼的发育，孕妈妈血容量的增加，需要增加钙、铁、锌摄入。本月孕妈妈的食物应多样化，荤素、粗细搭配要均匀。

孕5月科学膳食结构表

五谷类 250~450克。适当增加粗粮比例，可食黑米饭或各色豆饭，以及全麦面包等。

蔬菜类 300~500克。应多选用绿叶蔬菜、深色蔬菜，如菠菜、空心菜、紫甘蓝、裙带菜等。

水果类 200~300克。水果可任意选择，酸味水果如橘子、青苹果等，有助于增进食欲。

鱼类和海鲜 100克。含DHA和EPA，对胎宝宝大脑和视神经发育有益，一周应吃两三回。

畜禽肉类 50~100克。选择猪瘦肉、牛肉、羊肉等。

警惕维生素A补充过量

孕5月，孕妈妈宜补充维生素A，但要注意避免维生素A补充过量。研究发现，孕妈妈维生素A补充过量会对胎儿肾脏、中枢神经系统产生影响，可能会导致神经系统畸形。一般说来，孕妈妈饮食均衡就可以保证充足摄取维生素A，不需要额外补充。维生素A可长期贮存于人体内，所以孕妈妈宜从孕前开始适量多食富含维生素A的食物，如乳制品、肉类、蛋类等。孕妈妈要警惕维生素A补充过量，要注意适量吃富含胡萝卜素的

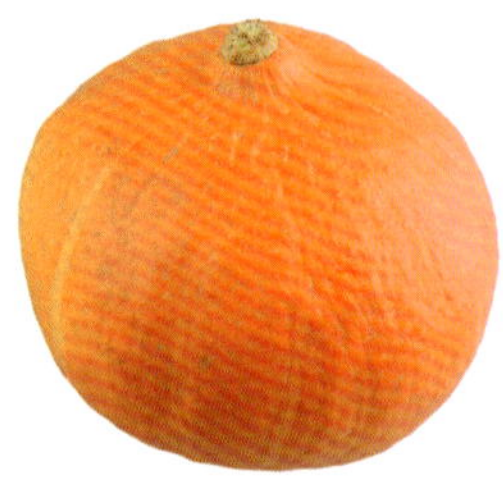

南瓜中维生素A的含量胜过绿色蔬菜，同时还含有锌、钾和膳食纤维。

孕5月主打营养素

维生素C 促进胎宝宝生长 → **钙** 利于胎宝宝骨骼发育 → **维生素D** 骨骼生长的促进剂 → **水** 不可忽视的营养素 → **蛋白质** 适当增加摄入量 → **硒** 保护胎宝宝心血管

要知道厨房的安全隐患：当各种食用油加热到200℃以上时，产生的油烟凝聚物，有很强的毒性。还有煤气灶、液化气灶燃烧后生成的致癌物苯并芘，这些有害油烟能够通过孕妈妈的呼吸道进入血液，穿过胎盘伤害胎宝宝，干扰胎宝宝的正常发育，甚至造成胎宝宝发育不良。

食物。因为胡萝卜素在人体内可转化为维生素A。富含胡萝卜素的常见食物有胡萝卜、南瓜、柑橘、有色蔬菜等。孕期维生素A的日摄入量以800~900微克为宜。

> **孕早期铁摄入量每天至少15毫克，孕晚期每天摄入量为25~35毫克。**

不宜喝长时间煮的骨头汤

很多孕妈妈习惯于在孕期喝汤，尤其是鱼汤、骨头汤，并觉得熬的时间越长，对身体越好，但专家提醒，孕妈妈不宜喝长时间煮的骨头汤。因为动物骨骼中所含的钙质不易分解，无论多高温，煮多久也不能将其融化，久煮反而会破坏其中的蛋白质，增加汤中脂肪含量，降低营养价值。孕妈妈在煮骨头汤时最好用高压锅，因为高压锅熬汤的时间不会太长，汤中的维生素等营养成分损失小，骨髓中所含的微量元素也易被人体吸收。

积极预防妊娠贫血

孕妈妈如果不注意补铁，常常会引起缺铁性贫血，也可能会导致早产、胎宝宝体重低以及胎宝宝生长迟缓等现象。因此，孕妈妈要多吃预防妊娠贫血的含铁食物。动物肝脏是补铁首选，鸡肝、猪肝可一周吃两三次，每次25克左右。

此外，孕妈妈还要注意远离影响铁吸收的食物。抑制铁吸收的因素有草酸、植酸、鞣酸、植物纤维和钙。茶与咖啡也影响铁的吸收，茶叶中的鞣酸与铁形成鞣酸铁复合物，影响铁吸收。

不宜吃热性食物

调料中花椒、大料、辣椒粉、茴香、桂皮、五香粉等都属于热性佐料，具有刺激性，很容易消耗肠道内的水分，减少肠胃腺体分泌，加重孕期便秘，孕妈妈不宜多吃。其他具有热补作用的食物，如荔枝、桂圆、芒果等，孕妈妈也不宜多吃。

扫一扫，了解常见食物“绿色吃法”

孕妈妈多选择新鲜的绿色食物，吃法上也注意，采取健康的“绿色吃法”。

吃些鱼肉益处多

鱼肉含有对身体有益的不饱和脂肪酸，包括二十二碳六烯酸（DHA）和二十碳五烯酸（EPA）。这两种不饱和脂肪酸对胎宝宝大脑发育非常有好处。鱼头和鱼肚子上含量较多，所以孕妈妈可适量吃鱼的这些部位。

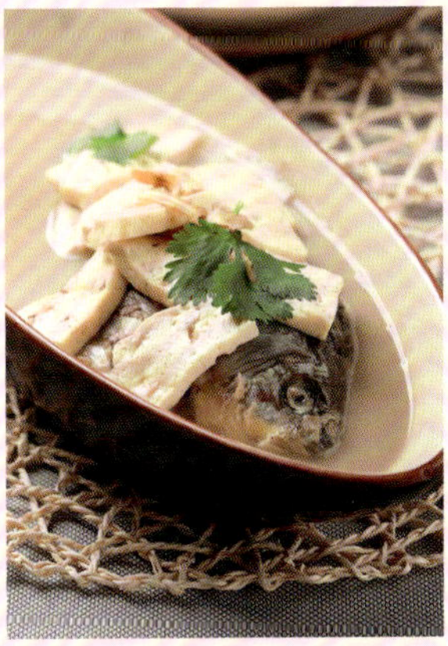

养胎不长肉食谱

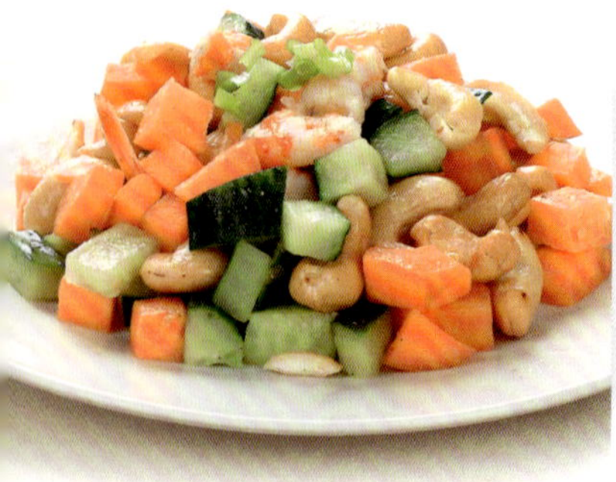

黄瓜腰果虾仁

原料：黄瓜半根，腰果 12 颗，虾仁 4 只，胡萝卜 1/3 根，葱花、盐、香油各适量。

做法：1. 黄瓜、胡萝卜冲洗干净，分别切丁备用。2. 锅中加适量油，将腰果炸熟，备用；虾仁用开水氽烫，捞出备用。3. 锅内放入油，放葱花煸出香味，倒入黄瓜丁、腰果、虾仁、胡萝卜丁同炒，加入盐，淋上香油即可。

营养功效：虾仁富含蛋白质，且脂肪含量低，能很好满足胎宝宝骨骼和牙齿发育的营养需求。

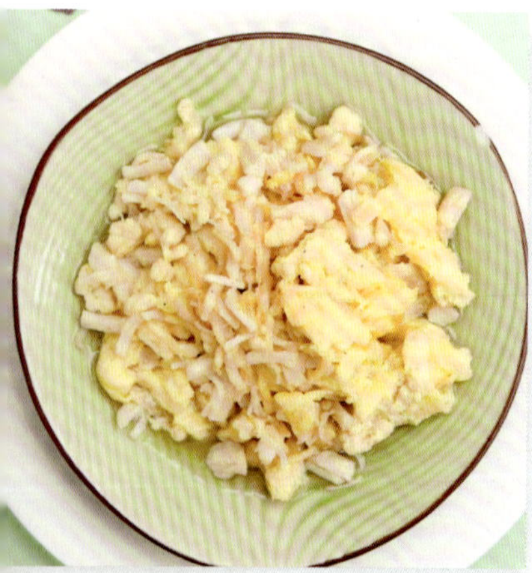

鸡茸干贝

原料：鸡胸肉 100 克，干贝 50 克，鸡蛋 2 个，盐、高汤各适量。

做法：1. 鸡胸肉剁成茸泥；干贝洗净，放入碗内，加清水，上笼屉蒸 1.5 小时，取出后用刀面压碎。2. 鸡肉茸碗内兑入高汤，打入鸡蛋，快速搅拌均匀，加入干贝碎、盐拌匀。3. 油锅烧热，将鸡肉茸干贝放入，不断翻炒，待鸡蛋凝结成块时即可。

营养功效：干贝富含钙和硒，能补充钙质。

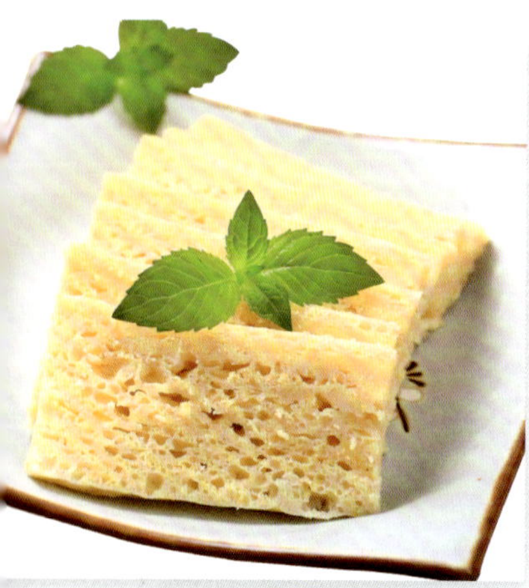

玉米面发糕

原料：面粉、玉米面各 100 克，泡打粉、酵母粉、白糖、温水各适量。

做法：1. 将面粉、玉米面、白糖、泡打粉先在盆中混合均匀；酵母粉溶于温水后倒入面粉中，揉成面团。2. 将面团放入蛋糕模具中，放温暖处饧发 40 分钟左右至两倍大。3. 将饧好的面团放入蒸锅，开大火，蒸 20 分钟，立即取出，取下模具，切成厚片即可。

营养功效：玉米中的维生素 A，对胎宝宝的智力、视力发育都有好处。

三色肝末

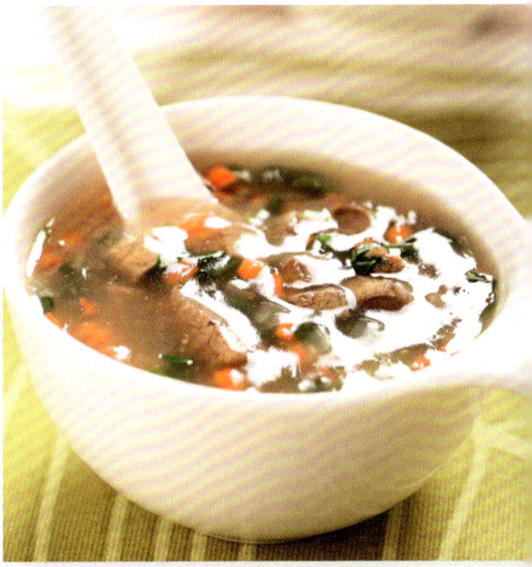

原料：猪肝 100 克，胡萝卜半根，洋葱半个，番茄 1 个，菠菜 2 棵，高汤、盐各适量。

做法：1. 将猪肝、胡萝卜分别洗净，切碎；洋葱剥去外皮切碎；番茄用开水烫一下，剥去外皮，切丁；菠菜择洗干净，用开水烫过后切碎。2. 分别将切碎的猪肝、洋葱、胡萝卜放入锅内并加入高汤煮熟，再加入番茄丁、菠菜碎、盐，略煮片刻，调匀即可。

营养功效：洋葱可补充硒元素，保护胎宝宝心脑发育。

胡萝卜玉米粥

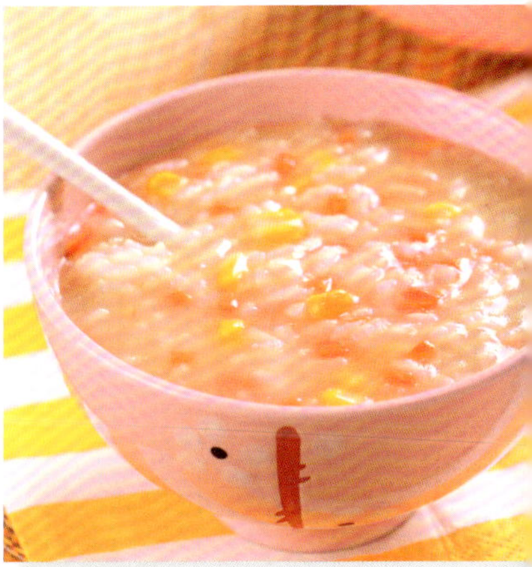

原料：玉米粒 50 克，胡萝卜 1 根，大米 60 克。

做法：1. 玉米粒洗净；胡萝卜洗净，去皮，切成小块，备用；大米洗净，用清水浸泡 30 分钟。2. 将大米、胡萝卜块、玉米粒一同放入锅内，加适量清水，大火煮沸，转小火熬煮成粥即可。

营养功效：胡萝卜健脾和胃，玉米调中健胃。此粥健脾和胃，符合孕妈妈此时多喝粥的饮食原则。

三丁豆腐羹

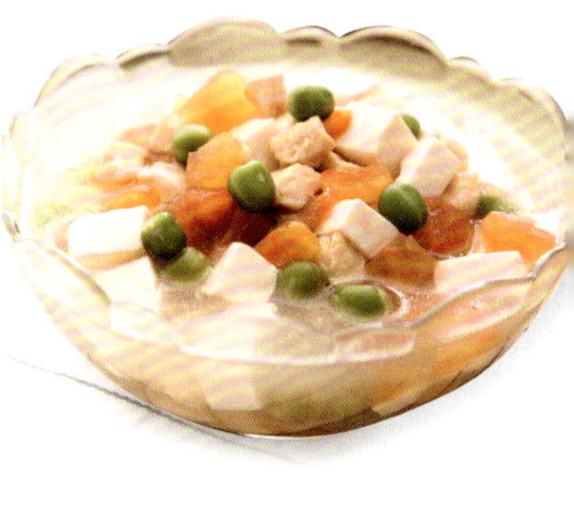

原料：豆腐 1 块，鸡胸肉 50 克，番茄半个，豌豆粒 30 克，盐、香油各适量。

做法：1. 豆腐切成块，在开水中煮 1 分钟。2. 鸡胸肉洗净，番茄洗净、去皮，分别切成小丁。3. 将豆腐块、鸡胸肉丁、番茄丁、豌豆粒放入锅中，大火煮沸后，转小火煮 20 分钟。4. 出锅时加入盐、淋上香油即可。

营养功效：此羹含丰富的蛋白质、钙和维生素 C，有助于胎宝宝骨骼、牙齿和大脑的快速发育。

生活细节快快查

孕5月，孕妈妈的肚子渐渐隆起，腰身变粗，动作也开始笨拙了，生活中的洗浴、睡卧，以及行走都要注意。孕中期是孕妈妈感觉相对舒适的阶段，可以适当多到户外走走，呼吸新鲜空气，不仅能锻炼身体还能调节心情。

多接触阳光，预防宝宝佝偻病

怀孕5个月以后，腹中胎宝宝进入快速生长期，从母体汲取的钙质和其他营养素越来越多。如果母体的供给跟不上，孕妈妈易出现牙齿松动、指甲变薄变软、梦中盗汗、小腿抽筋等现象。所以，孕妈妈要经常与阳光亲密接触，特别是在冬季，更要多做户外运动。这是因为经常晒太阳能补充维生素D，促进钙的吸收，预防宝宝佝偻病。但要注意，不要隔着玻璃晒太阳，应让皮肤直接接受阳光照射。

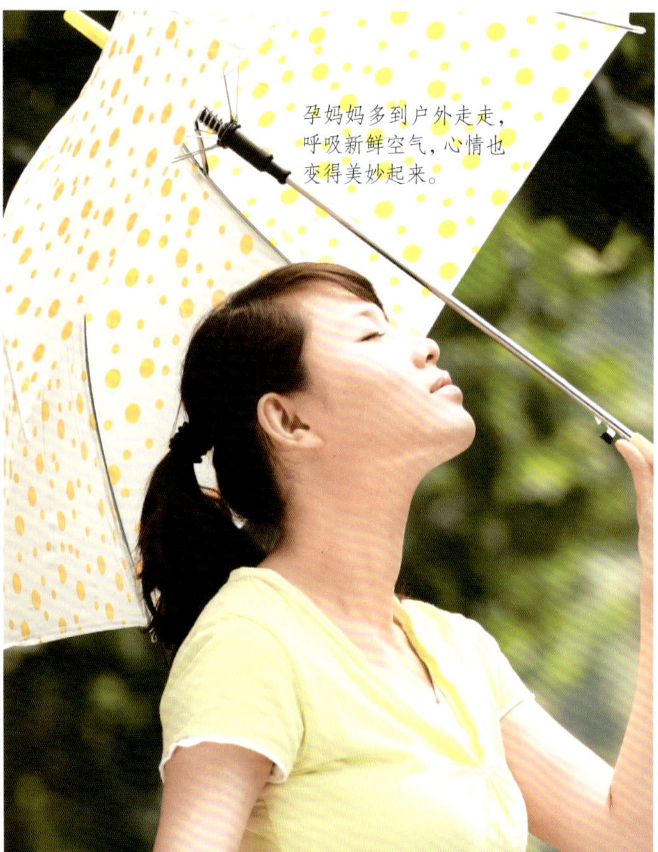

孕妈妈多到户外走走，呼吸新鲜空气，心情也变得美妙起来。

不要戴隐形眼镜

怀孕期间，孕妈妈角膜的含水量比常人高，若戴隐形眼镜，容易因为缺氧导致角膜水肿，从而引起角膜发炎、溃疡，甚至最终导致失明。如果勉强戴隐形眼镜，容易因为摩擦而造成眼球新生血管明显损伤，甚至导致角膜上皮剥落。所以，孕妈妈还是不要再继续戴隐形眼镜了。其实，这时孕妈妈已经发现，眼球变得滑腻腻的，隐形眼镜越来越难戴上去了。

扫一扫，孕妈妈提升办公舒适度的小窍门

对于肚子日益增大的孕妈妈来说，以前在办公室轻松的办公方式不再存在了，不妨用一点小窍门吧。

花粉过敏的孕妈妈要防过敏

孕妈妈要避免接触易引起过敏症状的花粉。因为一旦孕妈妈出现过敏症状，少不了用药治疗，然而，有些药物对胎宝宝的发育会造成影响。孕妈妈要尽量避免接触花粉，如果在百花盛开的春季和夏季不得不外出，最好戴上口罩，减少与花粉接触。

靓丽孕妈妈穿出时尚“孕味”

怀孕后的女性依然可以美丽动人，只要选对了服饰，再加上合理的搭配，你将成为最漂亮、最有个性的孕妈妈，并以独特的孕味展示于职场与生活中。

孕妇装色彩以柔和、小清新为主，宜选择粉色、橙色、淡黄色、浅紫色、苹果绿色等，夏天可以选择凉爽的水蓝色。这些柔美的颜色让孕妈妈心情平静的同时，也增添了一份可人的气质。

家居孕妇装以易穿脱为主，门襟和开口都不要太复杂，选择简便的袢带即可，也可以选择套头设计的。在服装风格上，孕妈妈可选择有格子或碎花的衣服，可以给家居生活带来轻松、闲适的气氛。夏季，孕妈妈也可以穿裙子美一美。可以选择高腰裙或蓬蓬裙等，显得可爱而时髦；最好选择有立体弧度的裙子，比如胸腹部打褶的连衣裙；还可以选择前后不对称的裙子，不规则的裙摆会给孕妈妈增添风韵。

别超负荷工作

职场女性进入孕期，需要改变一下自己的想法。孕妈妈要尽量多休息，以免过度疲劳；而在情绪上，如果总是像以前那样超负荷工作，会把自己搞得很紧张，甚至焦虑不堪，对自己和胎宝宝都没有好处。

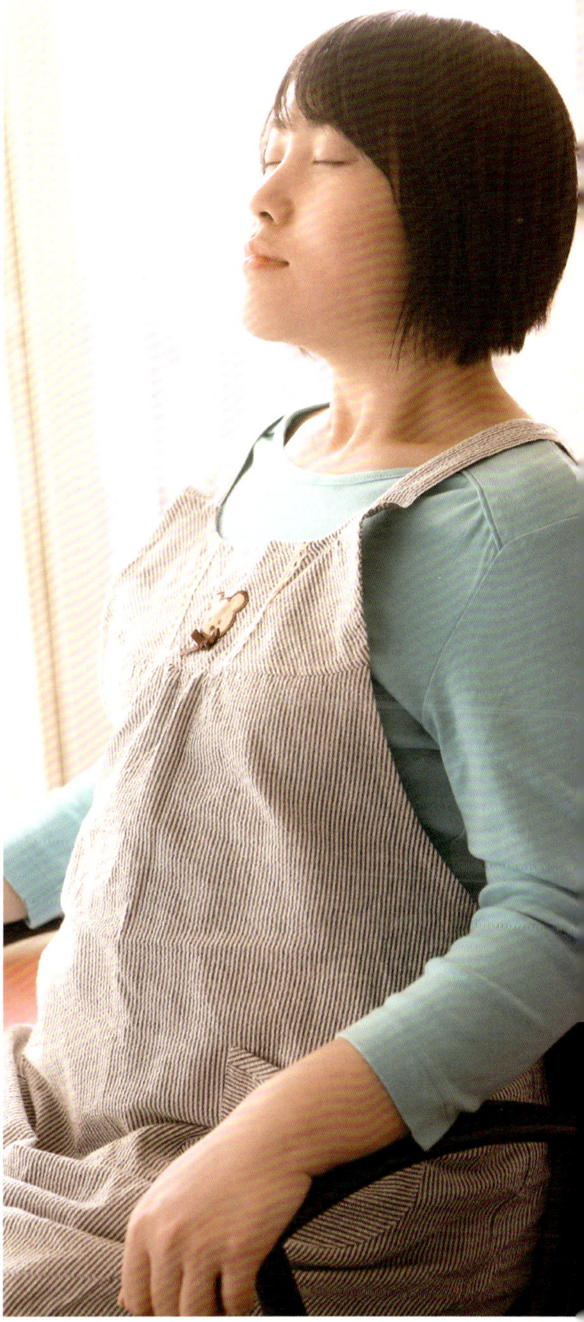

工作闲暇时闭目养神5分钟，可让孕妈妈精力充沛。

本月常见不适这样做

本月，孕妈妈的身体可能会出现这样那样的不适。面对这些烦人的不适，孕妈妈所要做的就是坚强一些，放松心态，尝试能缓解不适的好方法。

水肿了怎么办

孕妈妈日益增大的子宫，压迫到静脉导致回流或孕期内分泌变化引起体内水潴留，导致血容量增加引起水肿。孕期注意下面这些生活细节，可帮孕妈妈缓解水肿：要定期产检，监测血压、体重和尿蛋白的情况，注意有无贫血和营养不良，必要时要进行利尿等治疗；应注意休息，每天卧床休息至少 8 个小时，中午最好卧床休息 1 小时，左侧卧位利于水肿消退；已经有些水肿的孕妈妈，睡觉时把下肢稍垫高可缓解症状；穿着舒适的鞋子和袜子；适当做些运动，如散步、游泳、按摩等。

腿部小动作——预防下肢水肿

孕妈妈从现在开始要加强对腿部的锻炼，放松腿部肌肉，以缓解腿部的不适感，如下肢水肿、双腿发沉、静脉曲张等。下面这套动作对于因怀孕而发痛的腿部有舒缓效果，也可以帮助伸展和强壮腹部器官和骨盆区域。

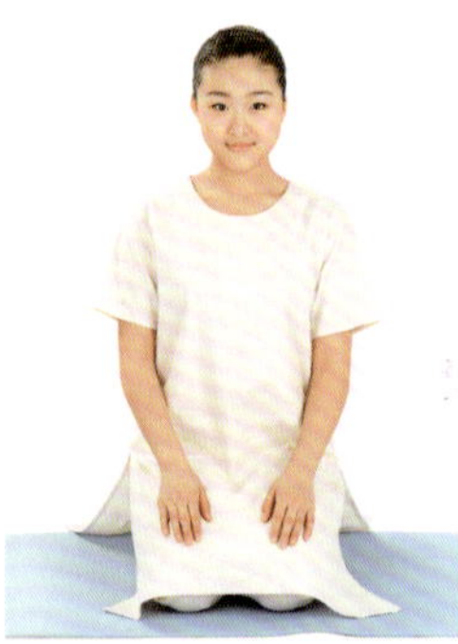

1. 跪坐，保持两膝并拢，以便让臀部可坐在两脚之间的地面上。

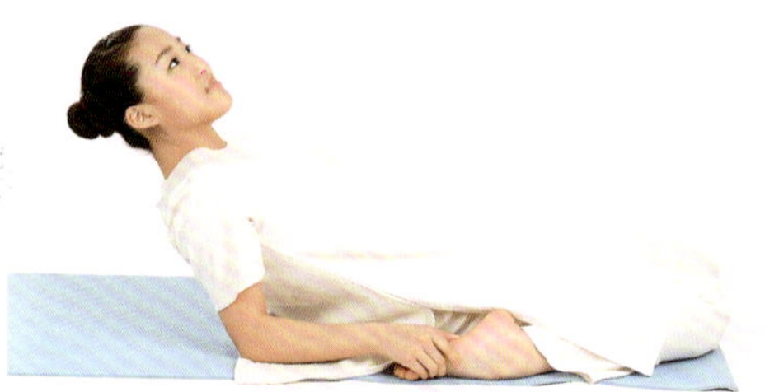

2. 呼气，上身躯干慢慢向后仰并下降，让两只手肘分别落在地面上。

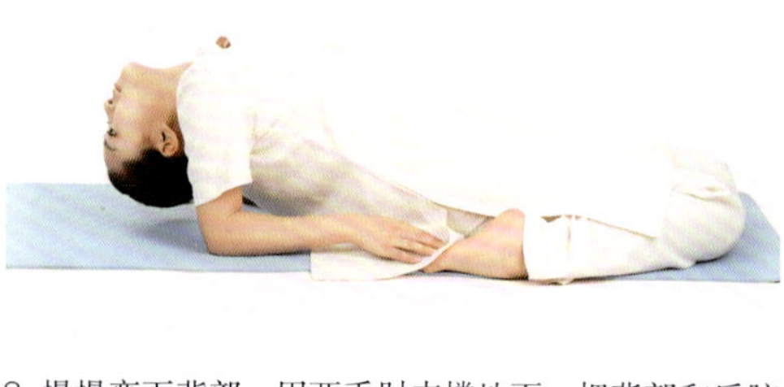

3. 慢慢弯下背部，用两手肘支撑地面，把背部和后脑勺尽量贴向地面。

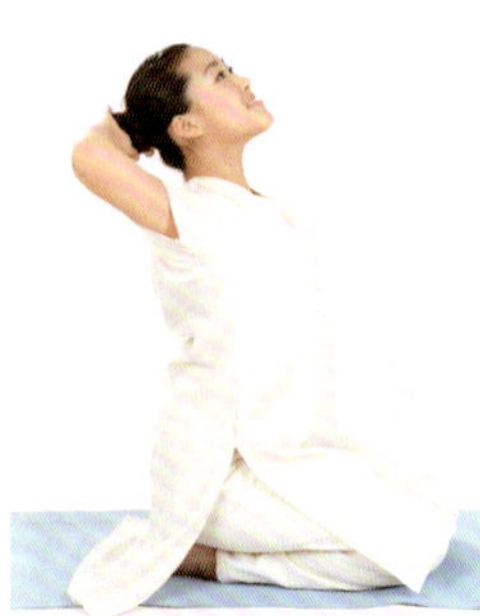

4. 用双肘向下推，以支撑自己坐起来，并将双臂放于头后，仰头深呼吸。

头晕眼花别忽视

孕中期，导致孕妈妈出现头晕眼花的原因很多。血容量增加、血液被稀释、出现生理性贫血都可能是导致孕妈妈头晕眼花的原因。血容量增加引起孕妈妈血压升高，易造成头晕眼花；而早孕反应严重并持续到孕中期的孕妈妈，可能会因为营养供应不足，引发低血糖，导致头晕眼花。

孕妈妈久站后脑部供血不足，也会产生眩晕的感觉。此外，孕妈妈猛然改变姿势时也容易出现眩晕，所以孕妈妈在孕中期如需变换姿势或位置，应尽量放慢速度。最好不要长时间站立，建议适时就坐下休息一会儿。

孕期胀气别担心

不少孕妈妈不管吃什么都胀气，其实这是孕期的正常生理反应，且只是暂时的，生产后这种现象会渐渐消失。孕期感觉到胀气时，可以少吃多餐，减轻肠胃消化的负担。孕妈妈胀气严重时，不妨从一天吃 3 餐的习惯改至 6~8 餐，用每餐分量减少的方式来进食。多吃蔬菜、水果等膳食纤维含量高的食物。此外，适当运动也可以促进肠胃蠕动。若孕妈妈有便秘，胀气会更加严重，应多喝温开水，促进排便。另外还要注意减少食用易产气的食物，如豆类和十字花科蔬菜，包括黄豆、青豆、西蓝花等食物不易被吸收，会在肠内产生气体。

孕妈妈失眠怎么办

大多数孕中期孕妈妈的失眠都不是病理性的，而是因为子宫增大压迫腹腔，使睡眠时产生不适而引发的。有些孕妈妈也可能会因为怀孕后精神兴奋、紧张、忧虑，导致失眠。

孕妈妈失眠先不要惊慌，也不必顾虑失眠对胎宝宝产生的影响，因为轻度失眠基本没有危害。上床后不要多想，可以运用一些使自己放松的方法，如改善卧室环境、睡前泡泡脚、读读书等。若孕妈妈实在难以入睡，已经严重影响到身体状况，可在医生指导下适当使用药物。

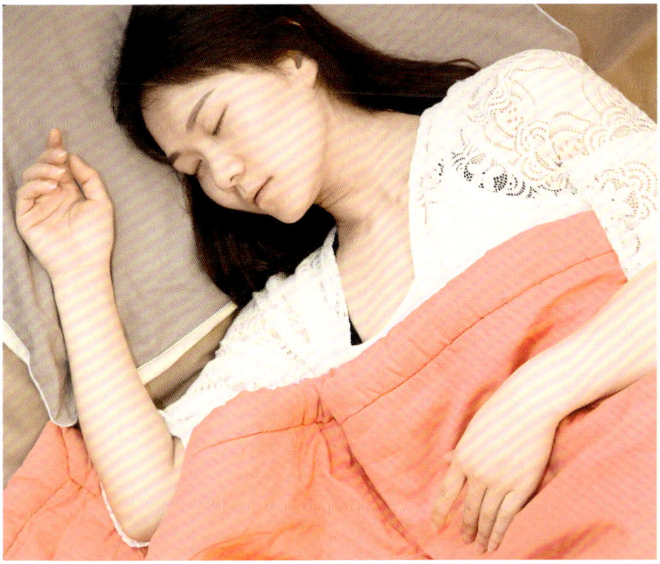

扫一扫，晚上睡不好巧应对

有些孕妈妈晚上经常睡不好。用这些小方法，可以让孕妈妈度过相对轻松的夜晚。

胎教

本月胎教重点：这个月，如果孕妈妈的情绪对血液成分产生影响，会通过胎盘直接传递到胎宝宝的血液中。所以孕妈妈要注意保持心情愉悦，避免坏情绪影响胎宝宝的健康。

抚摸胎教：和胎宝宝握手

胎宝宝最先拥有的感觉是触觉，比听力还要早，在第 3 个月时，他就能感受到来自外界的压力。所以，孕妈妈可以常常把手放在腹部轻轻抚摸。当然，孕妈妈一开始可能感觉不到胎宝宝，但随着孕周的增大，胎宝宝在活动时就能碰撞到爸爸妈妈的手，他能感受这种温暖的陪伴，就像有人在同他“握手”一样。有研究表明，经常被抚摸的胎宝宝出生后与父母感情更深。

在进行抚摸胎教时，准爸爸也应参加，而且应该在每次抚摸胎教后，记录下胎宝宝的反应情况。孕早期和临近预产期时，不宜进行抚摸胎教。

运动胎教：孕妇体操

随着肚子越来越大，孕妈妈可能还会出现腰背酸麻等症状，这个时候不妨做做孕妇体操，除可以减轻腰背酸麻外，还可增强肌力，以利于分娩。更重要的是，运动能使孕妈妈充分吸入氧气。胎宝宝是通过脐带来摄取氧气与营养的，如果孕妈妈能充分地吸入氧气，胎宝宝的大脑细胞就会因为充足的氧气而变得更具活性，所以孕妈妈适量的活动可使胎宝宝的头脑更灵敏，但剧烈的运动反而会抑制胎宝宝大脑的发育。因此，孕妈妈最好每天都要保持一定的运动量，但要结合自己的身体状况来进行。

锻炼骨盆

1. 躺在床上，单膝屈起，膝盖慢慢向外侧放下，左右各 10 次。

2. 双膝屈起，左右摇摆至床面，慢慢放松，左右各 10 次。

猫伸展式

这种运动锻炼骨盆及背部，缓解背部酸痛。还可以锻炼腹肌，同时给子宫内的宝宝提供更多氧气。

1. 趴下，手与双膝分开。

2. 边吸气拱起背部，头部弯向两臂中间，尽力往下低。

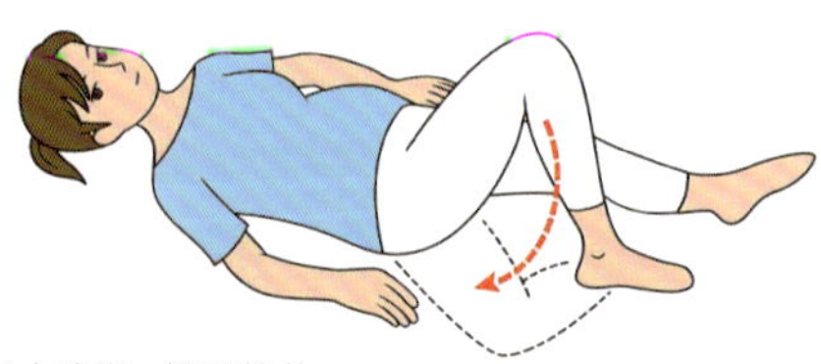

孕中晚期，仰卧的体操不宜做得太久，以免发生仰卧综合征。

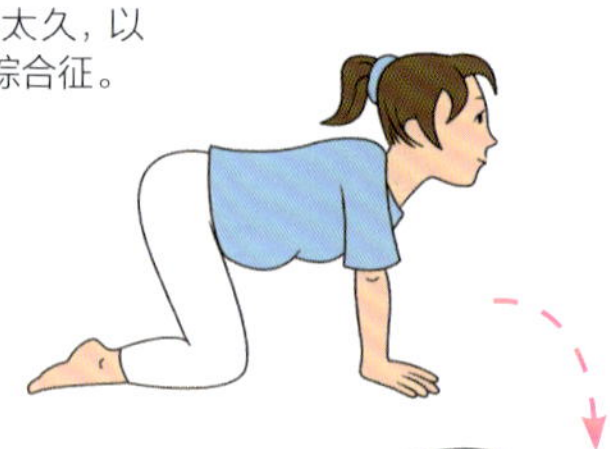

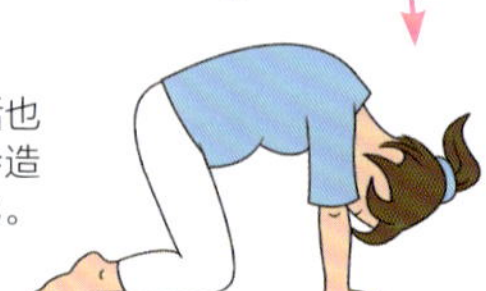

猫伸展式到孕 8 个月后也应停止，因为有可能会造成腹中胎宝宝胎位变化。

语言胎教：给胎宝宝讲故事

《小白兔和小灰兔》

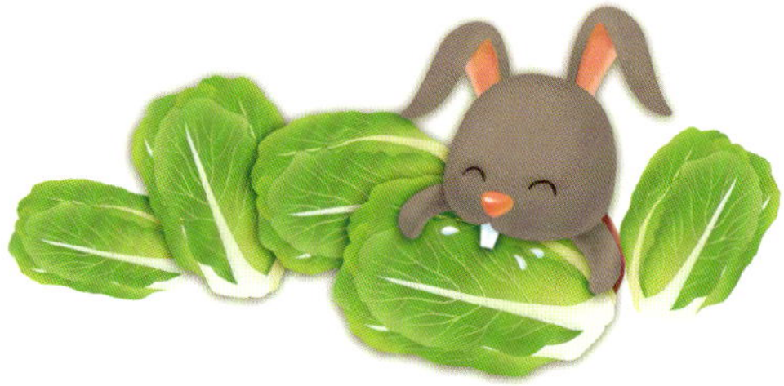

老山羊在地里收白菜，小白兔和小灰兔来帮忙。

收完白菜，老山羊把自己种的白菜送给他们。

小灰兔收下白菜，说："谢谢您！"

小白兔不要白菜，说："您送我一些菜籽吧。"

老山羊送给了小白兔一包菜籽。

小白兔回到家里，把地翻松了，种上菜籽。

过了几天，白菜长出来了。

小白兔常常给白菜浇水、施肥、拔草、捉虫。

白菜很快地长大了。

小灰兔把老山羊送的白菜拿回家里。

他天天不干活，饿了就吃老山羊送的白菜。

过了些日子，白菜就吃完了。

小灰兔没吃的了，又到老山羊家里去要白菜。

这时他看见小白兔挑着一担白菜，给老山羊送来。

小灰兔很奇怪，问道："小白兔，你的白菜是哪儿来的？"

小白兔说："我自己种的。只有自己种，才有吃不完的菜。"

智力胎教：划数字

找出同一横行或竖行上两个加起来等于13的数字划去（如图所示带颜色数字），最后剩下6个数。请问是哪6个？这需要孕妈妈好好思考一下。告诉胎宝宝游戏的玩法，让他也跟着你一起思考吧。

12	3	6	4	5	4	9	7	10	8
9	9	10	8	1	12	5	3	7	4
3	5	12	10	10	6	3	1	8	10
9	4	4	9	8	5	9	9	11	9
10	3	5	5	3	11	8	7	10	3
6	12	8	7	10	2	6	6	1	7
4	9	5	4	4	9	4	8	2	4
7	11	8	2	3	7	11	7	2	6
5	1	4	6	8	2	7	9	6	8
1	4	8	6	8	9	7	5	9	5

答案

12+1=13（图中共有4个12和5个1，所以剩余一个1）

11+2=13（图中共有4个11和5个2，所以剩余一个2）

10+3=13（图中共有8个10和8个3，所以不会剩余）

9+4=13（图中共有13个9和12个4，所以会剩余一个9）

8+5=13（图中共有11个8和9个5，所以会剩余两个8）

7+6=13（图中共有9个7和8个6，所以会剩余一个7）

所以：剩余数字是1、2、9、7、8、8

孕6月

本月大事提前知

孕 6 月依旧处于相对安全的孕中期，但是孕妈妈也不能太过放松，有些事情还是要谨记的，譬如本月产检；也有些事情是要特别注意的，好比铁的补充。让我们一起来梳理一下吧。

扫一扫，
本月注意事项都知道

不适与用药

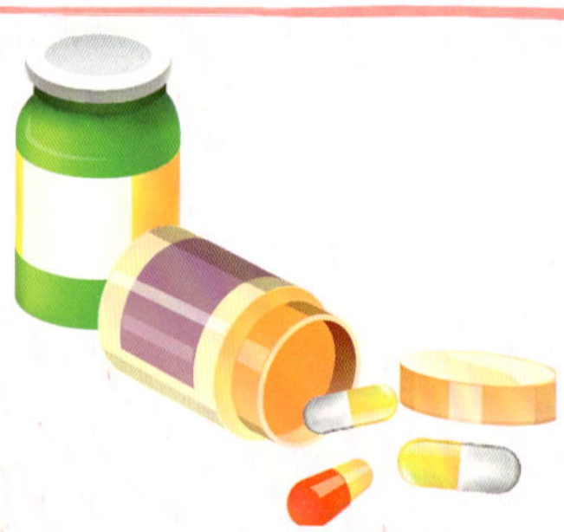

不要随意服用降压药

如果孕妈妈患妊娠高血压，切忌随意服药。因为有些降压药在孕期服用可能会引起胎宝宝宫内生长迟缓、新生儿呼吸抑制及围生期死亡率增加，有些降压药还有致畸作用。

胎教

多和胎宝宝说说话

胎宝宝已经能分辨出子宫内和外界的任何声音了，现在可是进行胎教和培养亲子感情的好时期，孕妈妈准爸爸一定要多和胎宝宝说话。

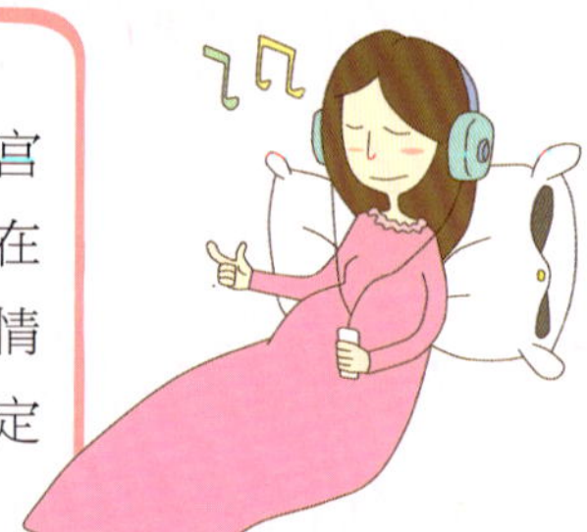

营养

补铁

孕妈妈在孕期对铁的需求量增加，要注意补铁，防止患缺铁性贫血或巨幼红细胞性贫血，进而影响胎宝宝的生长和发育。

职场安排

合理安排工作

孕妈妈要合理安排自己的工作计划，在保证完成工作的同时，也要让自己有时间去做放松的运动，劳逸结合。应避免工作节奏太紧张而没时间休息，也不应太放松，以至于完不成工作任务。

饮食调节

缓解便秘

如果发生便秘现象后，要注意饮食调节，多吃一些润肠通便的食品，如各种粗粮、蔬菜、香蕉、蜂蜜等。也应该注意适当运动，促进肠蠕动，利于消化。不要自己随便服用泻药。

产检

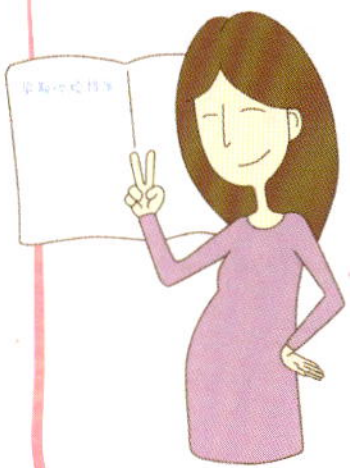

一定要做妊娠糖尿病筛查

如果孕妈妈患上妊娠糖尿病，容易导致胎宝宝过大，增加宫内窘迫和剖宫产的发生率。因此在本月务必要做此项检查。

产检

别忘了超声波检查

做超声波检查，主要是看胎宝宝发育有无异常。如果孕妈妈做的是四维彩超，还可以看到胎宝宝的实时面部表情。孕妈妈要保持平和的心态，以免影响胎宝宝的活动。

不适与应对

注意腿抽筋

当出现腿抽筋时，孕妈妈可以握紧椅背作为支持，站直使腿后部肌肉伸展，髋部稍向前弯曲，膝部伸直，均匀地做深呼吸。准爸爸也可以帮孕妈妈按摩来缓解腿抽筋。

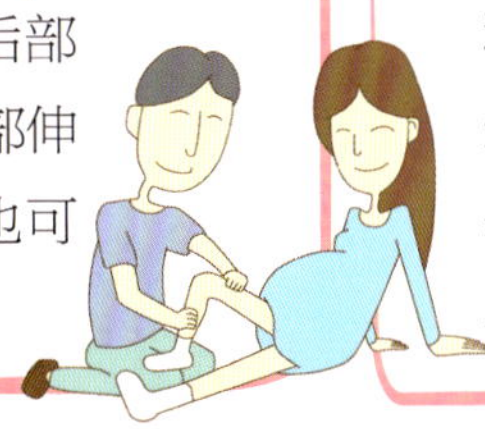

饮食安全

不宜用开水冲调含维生素营养品

研究表明，含维生素滋补饮料加温至60~80℃时，其中大部分营养成分会发生分解变化。如果用刚刚烧开的水冲调，会因温度较高而大大降低其营养价值。

营养

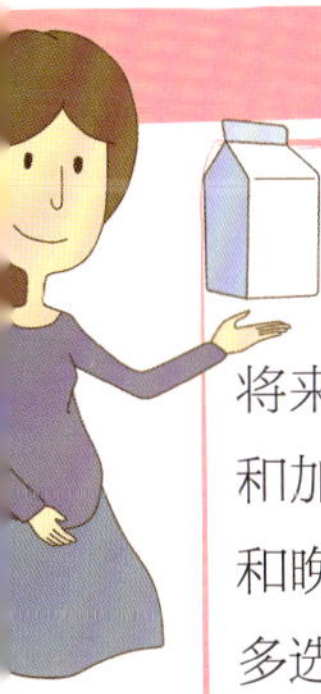

补钙

孕妈妈要多补充些钙质，为胎宝宝将来能长出一口好牙打下基础。早餐和加餐可适量饮用酸奶和牛奶。中餐和晚餐要多选用豆类或豆制品，同时，多选用乳酪、海米、芝麻、西蓝花等。

远离危险

孕中期安全出行

如果是远途的话，最好带上孕妇保健手册，再备一些小零食，少带行李，注意休息。如果是出国，坐长途飞机要适当站起来活动一下下肢，以防血栓形成。

不适与应对

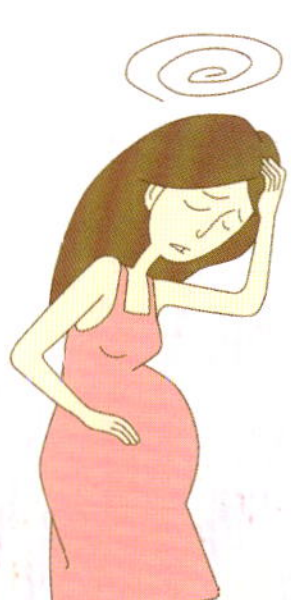

留意指甲是否变薄

如果孕妈妈发现指甲变薄易断或呈勺状翘起，同时伴有疲劳、头晕、脸色苍白、心悸、胸口疼痛的症状，要考虑是否贫血，并记得及时去看医生。

孕产知识

警惕宝宝过大的危险

现代妈妈营养充足，如营养摄入过量易导致胎宝宝体重增加过快。孕妈妈产检时最好按照医生的建议，调整饮食，保持胎宝宝正常的体重增长速度。

产检早知道

进入孕6月，大多数孕妈妈除了常规产检外，还需要做B超大排畸检查，详细地检查胎宝宝有无兔唇、六指等畸形因素。而此月产检的重点项目是葡萄糖耐量试验，以排除孕妈妈患妊娠糖尿病的危险。孕妈妈要定期到医院做产检，了解自身和胎宝宝的状况，这关系着孕妈妈和胎宝宝的健康。

孕6月产检项目

产检项目	检查内容和目的	参考值			
超声波检查（大排畸检查）	主要是为了了解胎宝宝的发育情况有无异常。本月，羊水相对较多，胎宝宝大小比例适中，在子宫内有较大的活动空间。此时进行超声波检查，能清晰地看到胎宝宝的各个器官，可以对胎儿进行全身检查	孕周	双顶径/厘米	腹围/厘米	股骨长/厘米
		孕21周	5.22±0.42	15.62±1.84	3.64±0.40
		孕22周	5.45±0.57	16.70±2.23	3.82±0.47
		孕23周	5.80±0.44	17.90±1.85	4.21±0.41
		孕24周	6.05±0.50	18.74±2.23	4.36±0.51
葡萄糖耐量试验	检测是否存在妊娠葡萄糖不耐症，以确定是否患有妊娠糖尿病	空腹<5.1mmol/L；服糖后1小时<10mmol/L；服糖后2小时<8.5mmol/L			
测量宫高、腹围	了解胎宝宝宫内发育情况，是否发育迟缓或为巨大儿	宫高：22~25.1cm；腹围80~91cm（特别胖或特别瘦的宝妈例外）			
听胎心音	监测胎宝宝发育情况	正常范围：120~160次/分			
血常规检查	检查孕妈妈是否贫血	血红蛋白110~150g/L			

注：以上产检项目和标准可作为孕妈妈产检参考，具体产检项目以各地医院及医生提供的建议为准。

专家详解你的产检报告

糖耐量超标怎么办

孕期患妊娠糖尿病将影响分娩方式，如果血糖控制不好，血糖值较高产生了各种并发症，就只能采取剖宫产。

造成孕妈妈糖耐量超标的原因很多，如检查前一天摄入过多糖分，吃了太多水果或者检查前一天吃得过饱，都可能会导致第二天的糖耐量超标。所以做糖耐量检查前一天，切忌吃得过饱、过油、过甜，切忌呕吐。不要过于激动，也不能为了过糖耐量筛查，前一天大量运动或吃得过于清淡。另外，糖耐量检查是一种筛查，目的是尽可能多地将血糖异常的孕妇筛查出来，以便更好地管理她们的血糖。所以糖耐量筛查未通过，原则上，同一孕周不再进行第二次筛查。毕竟，好好管理血糖总比漏诊妊娠糖尿病患者要好得多。

如果确定为糖代谢异常，孕妈妈可以采取下列方法，进行应对。

严格执行饮食均衡、营养全面的饮食原则，控制热量和糖分的摄入。

少食多餐，增加膳食纤维的摄入。

进行适当的运动，运动对糖尿病控制非常有效。

保持心情舒畅，认真对待病情，但不过度担心。如果需要药物控制，一定要严格配合医生的治疗，做好自我检测。

参考范围： 空腹血糖 <5.1mmol/L
餐后 1 小时血糖 <10mmol/L
餐后 2 小时血糖 <8.5mmol/L

一次过产检，专家来支招

做葡萄糖耐量试验的小秘密

OGTT（口服葡萄糖耐量试验）筛查原则上同一孕周不再做第二次。所以为了避免误诊，孕妇在前一天应避免进食过油过甜。但更不应该为了过筛查，就进食过于清淡，这样容易造成妊娠糖尿病的漏诊。

在做妊娠糖尿病检查前，要至少先空腹 8 小时再进行抽血，最好是空腹 8~14 小时，也就是说孕妈妈在产检的前一天晚上 10 点后就要禁止进食，但可以喝白水。检查当天早晨，不能吃东西、喝饮料、喝水。喝葡萄糖粉的时候，孕妈妈要尽量将糖全部溶于水中。如果喝的过程中糖水洒了一部分，将影响检测的准确性，建议改日重新检查。

本月产检注意事项

做彩超时宜放松心情

做三维、四维彩超时，医生会看得比较仔细，观察比较全面。如果胎宝宝很健康，且愿意活动，一般 10~15 分钟就够。如果胎宝宝偷懒，不愿意动，也不愿意翻身的话，医生很难看到胎宝宝的所有部位，孕妈妈可以在 B 超室外走动一会儿，喝点水或果汁，和胎宝宝说说话，1~2 小时后再进入 B 超室继续检查。

所以孕妈妈在做三维、四维彩超时，要尽量放轻松，紧张的情绪反而会引起胎宝宝的不安。如果孕妈妈感到十分紧张，可以深呼吸，多走走路，这样更有利于胎宝宝动起来。

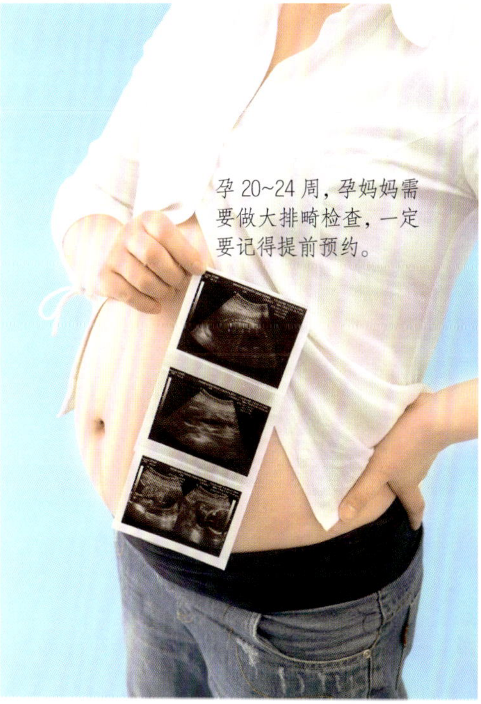

孕 20~24 周，孕妈妈需要做大排畸检查，一定要记得提前预约。

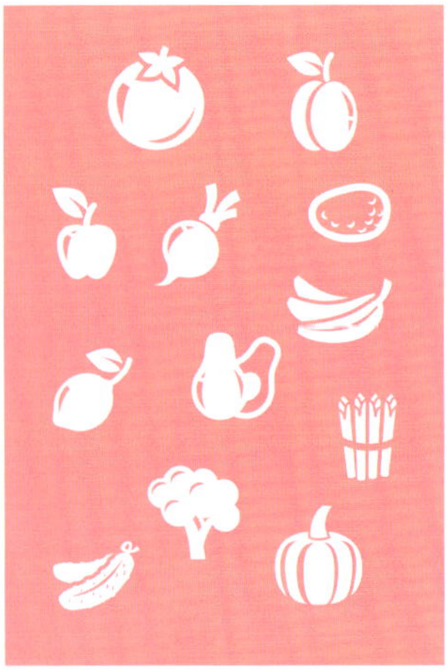

孕期宜吃不宜吃早知道

孕 6 月的时候，胎宝宝通过胎盘吸收的营养是孕初时的 5~6 倍，孕妈妈比之前更容易感觉到饿，少食多餐是这一时期饮食的明智之举。

宜为宝宝储备营养

现在是胎宝宝发育中期，胎宝宝的生长速度明显加快，骨骼开始骨化，脑细胞数量增加到 160 亿个左右就不再增加，而大脑的重量还要继续增长。孕妈妈也开始进行蛋白质、脂肪、钙等营养素的储备。充足的营养储备，不仅能保证胎宝宝的正常发育，而且能增强孕妈妈的抵抗力，免受疾病困扰。

同时，这个时期胎宝宝要靠吸收铁质来制造血液中的红细胞，如果铁摄入不足，孕妈妈还会出现贫血现象。所以为防止缺铁性贫血的发生，孕妈妈也应该多吃富含铁质的食物。

吃含铁食物的同时不要喝茶或咖啡。因为茶和咖啡中含有鞣酸，会减少孕妈妈从食物中吸收的铁。

别吃太多全麦食品。如糙米或全麦面包等，如果吃得太多，也会影响孕妈妈的身体对铁的吸收能力。

多吃豆类食物。因为它不仅含有一定量的铁，还能为孕妈妈提供能量和膳食纤维。多吃富含维生素 C 的食物，如橙子和番茄等，有助于铁的吸收。

素食孕妈妈宜适当吃富含油脂的食物

只吃素食的孕妈妈在孕期会对胎宝宝有一些影响，单纯吃素食会造成营养种类的缺失，影响胎宝宝的生长发育。建议素食孕妈妈至少要吃一些鸡蛋、牛奶等富含蛋白质的食物，实在吃不下也要吃，但妊娠期间最好还是充分摄入各种类型的营养。

孕 6 月科学膳食结构表

五谷类 250~450 克。早餐可吃 1 个玉米饼，1 碗二米粥。

蔬菜类 300~500 克。蔬菜快炒，避免营养流失，可常吃西蓝花、韭菜、青椒、香菇、萝卜等。

水果类 200~400 克。水果可换着吃，每天两三种。

鱼类和海鲜 100 克。含 DHA、EPA 及矿物质，对胎宝宝大脑和视神经发育有益，一周吃两三回，每次 30 克。

畜禽肉类 50~100 克。红肉中铁、锌等微量元素含量高，也可选择鸡、鸭等白肉。

按时吃工作餐：即使工作不定时，工作餐也应按时吃，不要贪图方便吃泡面等一些没有营养的食物。规律的饮食对孕妈妈和胎宝宝的成长是非常必要的。

建议孕妈妈每天蛋白质的摄入量为 80~100 克。

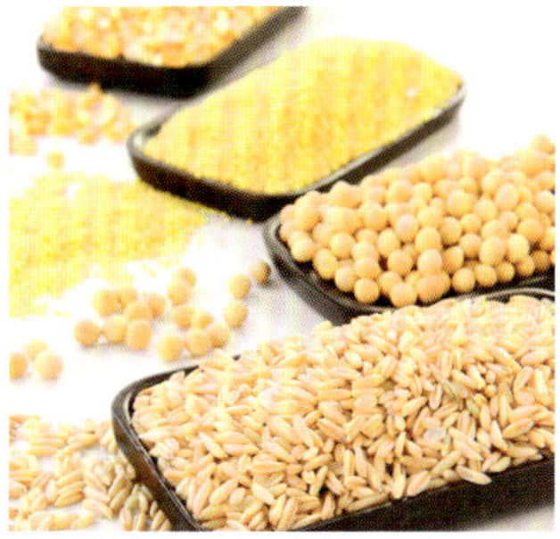

大豆富含油脂，是素食孕妈妈补充营养的首选。

不宜过量摄入高蛋白食物

忌过量摄入高蛋白食物，孕妈妈在孕中后期对蛋白质的需求比孕前期更多。但这并不意味着蛋白质多多益善，过量的高蛋白饮食会影响孕妈妈的食欲，并影响其他营养物质的摄入。此外，大量的蛋白质在体内可产生有害物质，加重肾脏排泄压力。

忌过量吃海鱼

近年来由于全球性的海洋污染，很多海域存在汞等重金属超标的问题。建议孕妈妈适量吃带鱼、黄花鱼等体积小的深海鱼，此类鱼体内有害物质相对较少。孕妈妈还可以选择鲫鱼、鲤鱼等淡水鱼来补充蛋白等营养。

膳食纤维
帮助胎宝宝吸收营养

↓

铁
胎宝宝营养的输送带

↓

维生素 C
促进铁的吸收

↓

维生素 B_1
让孕妈妈远离贫血

↓

脂肪
促进胎宝宝大脑发育

↓

孕 6 月主打营养素

扫一扫，妊娠糖尿病孕妈妈饮食注意事项

患妊娠糖尿病的孕妈妈，营养需求与正常孕妈妈相同，主要在于控制饮食。

不宜过多吃红枣

红枣可以每天都吃，但是不能一次吃得过多，否则会给消化系统造成负担，引起胃酸过多、腹胀等症状，一般一天吃两三个就可以了。红枣含糖量高，有妊娠糖尿病的孕妈妈忌吃。

睡前一杯奶

吃夜宵不仅会影响睡眠质量，还会导致肥胖，产后恢复较差。

虽然孕妈妈不适合吃夜宵，却可以在睡前喝一杯奶。这样有助于维持血糖稳定，不至于在半夜被饿醒，也不会增加胃肠道负担或是导致肥胖。

养胎不长肉食谱

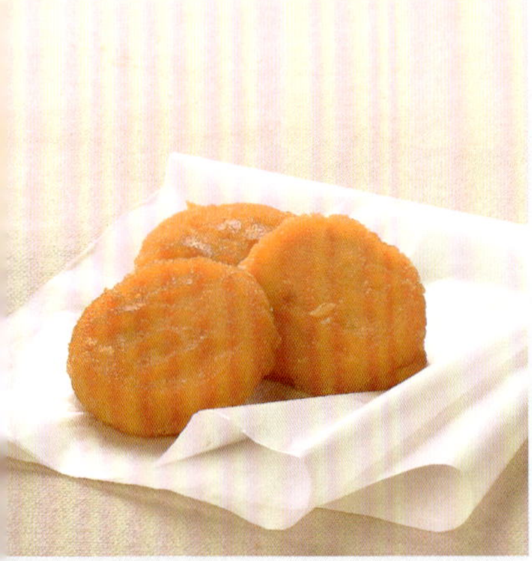

红薯饼

原料：红薯1个，糯米粉60克，豆沙馅、蜜枣、白糖、枸杞子、葡萄干各适量。

做法：1. 红薯洗净，煮熟，去皮，捣碎后加入糯米粉和成红薯面团。2. 葡萄干、枸杞子用清水泡后沥干水，加入蜜枣、豆沙馅、白糖拌匀。3. 将红薯面团包馅，压成饼状。4. 油锅烧热，饼煎至两面金黄熟透。

营养功效：红薯饼含有丰富的膳食纤维，有助于保持孕妈妈消化系统的健康。

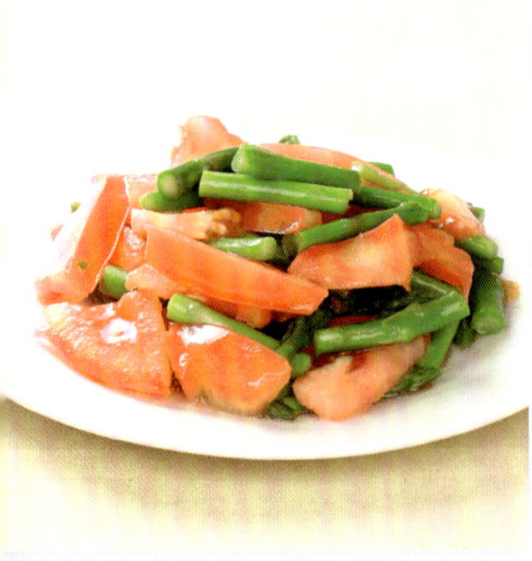

芦笋番茄

原料：芦笋6根，番茄1个，盐、香油、葱末、姜片各适量。

做法：1. 番茄洗净，切片；芦笋去皮、洗净，焯烫后捞出，切成小段。2. 锅中倒油烧热，煸香葱末和姜片，放入芦笋段、番茄片一起翻炒。3. 翻炒至八成熟时，加适量盐、香油，翻炒均匀即可出锅。

营养功效：此菜富含维生素C，能促进胎宝宝对铁的吸收。

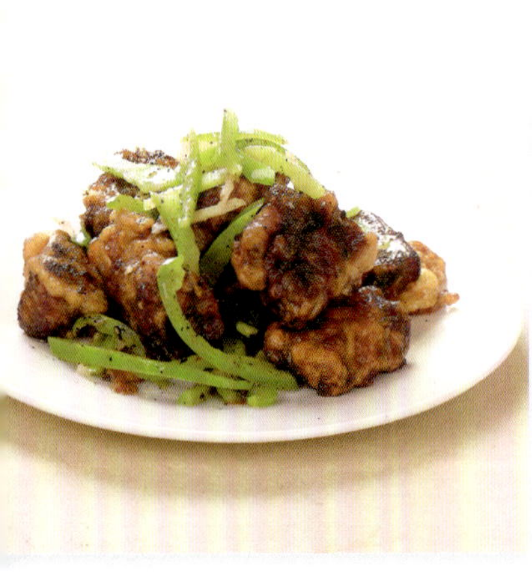

椒盐排骨

原料：排骨4块，青椒半个，鸡蛋1个，酱油、白糖、水淀粉、蒜瓣、姜丝、椒盐各适量。

做法：1. 青椒洗净，切丝；排骨洗净，倒入酱油、白糖、水淀粉，放蒜瓣，腌制2个小时。2. 鸡蛋打散，加水淀粉拌匀；锅中倒油，将排骨裹鸡蛋液入油锅炸，沥油、捞起。3. 将姜丝和青椒丝放入油锅煸香，翻炒后，放入炸好的排骨，加椒盐一起翻炒至椒盐均匀地铺满排骨表面即可。

营养功效：排骨能促进胎宝宝乳牙牙胚的发育。

豆角肉丝家常炒面

原料：猪瘦肉 100 克，面条 200 克，豆角 80 克，青椒、红椒、盐、油、香油、酱油、淀粉、葱花各适量。

做法：1. 猪瘦肉、青椒、红椒分别洗净，切丝；豆角择洗干净，切段；面条煮到九成熟，捞出，拌上香油放凉。2. 猪瘦肉丝加入盐、淀粉腌制。3. 锅中倒油，油烧至五成热时将猪瘦肉丝放入，变色后捞出。4. 爆香葱花，倒入豆角翻炒，炒至变软，倒入猪瘦肉丝、面条、青红椒丝炒散，加盐、香油、酱油调味即可。

营养功效：这道主食能预防孕妈妈和胎宝宝贫血。

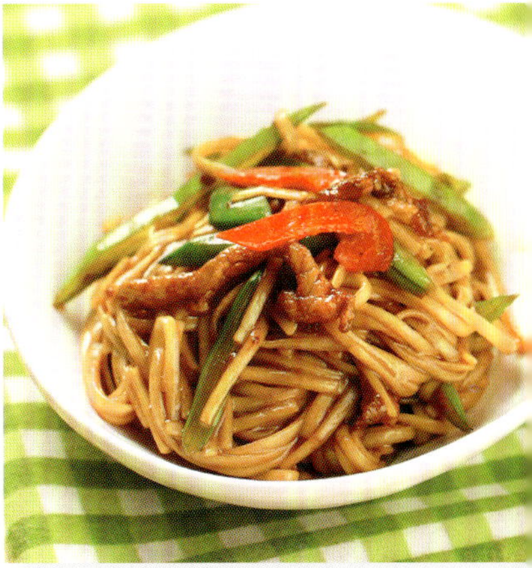

腰果炒芹菜

原料：芹菜 2 棵，红椒 1 个，腰果 40 克，盐、白糖各适量。

做法：1. 芹菜洗净，切段；红椒洗净，切块。2. 锅内放油，开小火马上放入腰果炸至酥脆捞起放凉。3. 将油倒出一半，烧热后放入红椒块及芹菜段，大火翻炒。4. 放入盐、白糖，大火翻炒后盛出，撒上腰果。

营养功效：芹菜补铁又富含膳食纤维，适合孕妈妈食用。

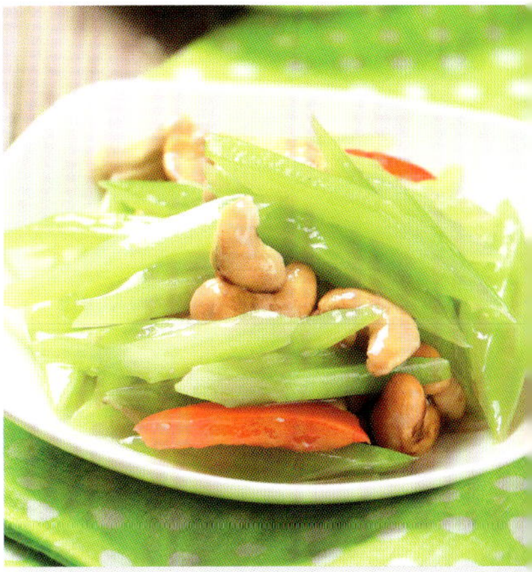

南瓜香菇包

原料：南瓜 150 克，糯米粉 100 克，藕粉 10 克，鲜香菇 3 朵，芹菜碎、酱油、白糖各适量。

做法：1. 南瓜去皮去瓤、煮熟、压碎，加入糯米粉和用热水拌匀的藕粉，揉匀；鲜香菇洗净、切丝。2. 锅中倒油，炒熟香菇丝，加入芹菜碎、酱油、白糖制成馅。3. 将揉好的南瓜糯米团分成 10 份，擀成包子皮，包入馅料，放入蒸锅内蒸 10 分钟即可。

营养功效：香菇含铁丰富，有利于胎宝宝血液中的红细胞的生成。

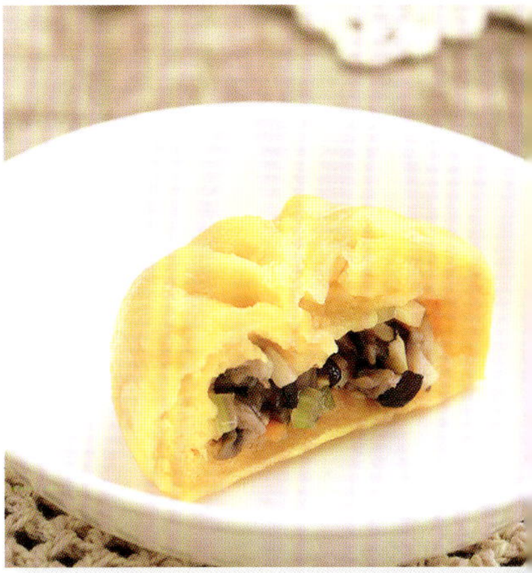

生活细节快快查

进入孕 6 月，孕妈妈的肚子越来越大，腹部更沉重，行动更为吃力，不过此时孕妈妈仍处于稳定期，可以适当出去走走，呼吸新鲜空气。在生活上还是不要掉以轻心，要重视生活中的细节。

重视上下楼梯的安全

孕妈妈往上爬楼梯时，腰部要挺直，脚尖先踩地，脚后跟再落地，落地后立即伸直膝关节，并将全身的重量移到该脚上，这时再以同样的方式抬起另一只脚。如果楼梯有扶手，最好扶着扶手慢慢爬梯而上，这样比较安全。下楼梯时，要踩稳步伐，手仍然要扶着扶手，不要过于弯腰或挺胸凸肚，看准脚前阶梯再跨步，看得准自然就走得稳。

这些家务不要做了

孕中期孕妈妈行动不便，这些家务就不要做了：

1. 蹲着洗衣物或擦地板。如果可以站着完成这些则可以。

2. 去拥挤的市场购物。拥挤的市场人流量大，容易对孕妈妈腹部造成冲撞，最好不要常去，即使去也应格外谨慎。

3. 踩小凳子拿高处物品。这对孕妈妈来说是十分危险的动作，千万不能做。

4. 使用化学药剂的家务，比如清洗马桶，需要用到消毒剂之类的，这些属于化学试剂，在使用过程中会对人体有害，影响胎儿发育，不利于其健康发育。

不涂指甲油、不染发

女性爱美乃是天性，但是不能因爱美而影响下一代的健康。指甲油里面含有危害健康的化学成分，而且还有挥发性，会对腹中胎儿有很大的影响。

上下楼正确姿势

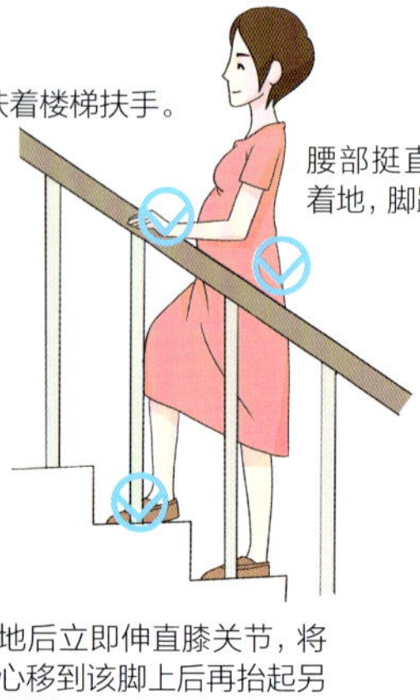

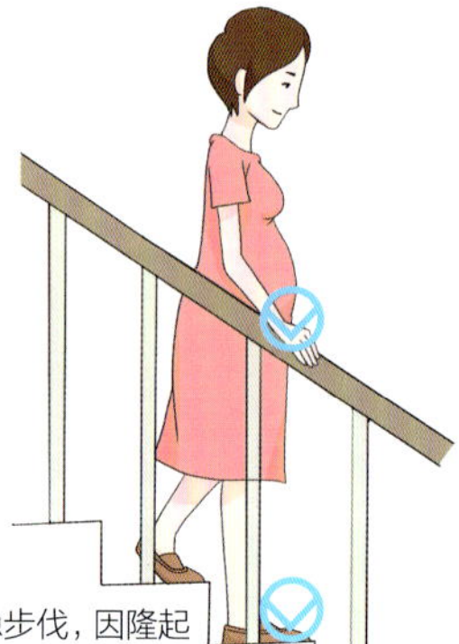

扫一扫，让你的脚舒服些的小贴士

孕期随着月龄的增加，孕妈妈的身体负担越来越重，双脚也在承载着不断变化的体重。所以孕妈妈在孕期要好好呵护自己的脚，让整个孕期过得轻松一些。

染烫头发的过程中，需要用到一些化学药剂，而这些药剂如果接触到头皮或者身上的皮肤，就很容易渗入胎盘，影响胎儿的健康。有不少人染烫头发都会对化学药剂产生过敏反应，大人都如此，那就更别说脆弱的胎儿了。所以怀孕后，爱美的准妈妈就接受自然美吧。

俯身弯腰要注意

孕 6 月后，膨大的腹部会给孕妈妈的脊椎造成很大压力，并引起孕妈妈背部疼痛，因此，孕妈妈俯身弯腰时要注意姿势，以免给脊椎造成过重的负担。若孕妈妈必须要俯身弯腰时，应注意正确的姿势：扶住腹部，屈膝并把全身的重量分配到膝盖上，蹲下后，慢慢地向前俯身，整个过程中，注意腰背挺直。孕妈妈在捡拾东西时，一定要蹲稳，控制好重心，以免摔倒。

慎用电热毯

有些检测证明，电热毯温度不好控制，过热有可能会让宝宝血液内的气体从血液中析出产生小气穴，可能会对宝宝产生不利影响。如果孕妈妈睡眠环境温度过高，体内水分流失，也容易口干舌燥而引起免疫力下降。

家中不宜铺地毯

地毯上可吸附人们从外面环境中带回的铅元素，它对胎宝宝有毒害作用。地毯还是螨虫栖身的处所，可使螨虫在这里排泄，排泄出的小颗粒极易被孕妈妈吸入并引发过敏性哮喘。地毯对水果汁、蔬菜汁及家用防腐剂的吸附力也很大，即使停用后仍有残留物存在，使用吸尘器也不好去除。

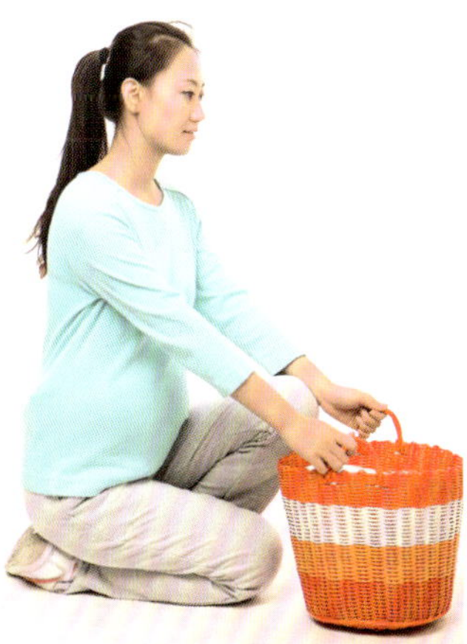

❶ 屈膝，完全下蹲，单腿跪下，把篮子拉近身体，不要弯腰。

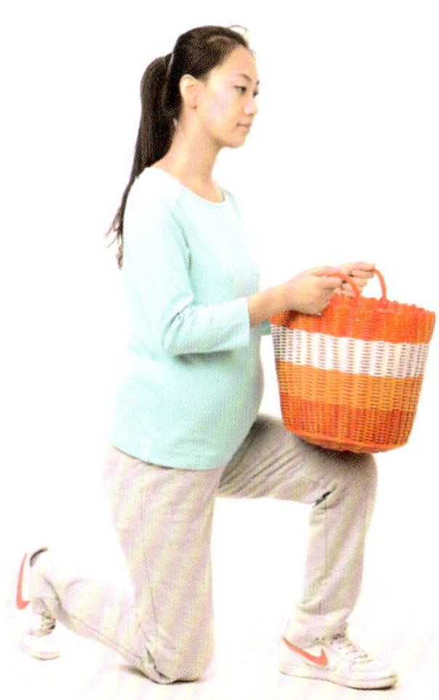

❷ 一条腿屈起，另一条腿还保持跪姿，将篮子放于屈起的腿上，腰保持挺直。

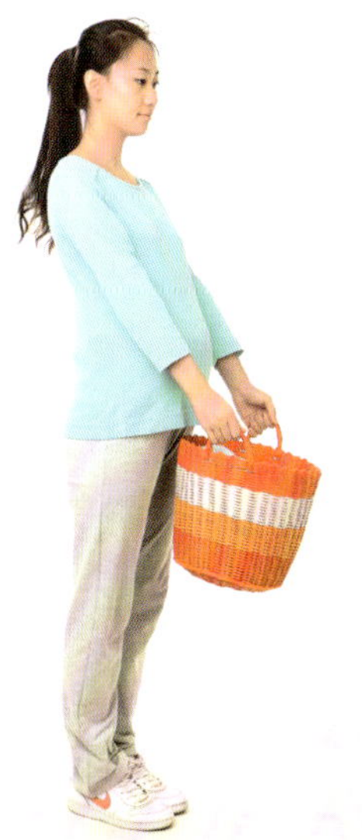

❸ 两腿站起、立直，腰挺直，双手提篮。

本月常见不适这样做

随着子宫的增大，孕妈妈的身体负担越来越重，此时孕期的不适是一个让孕妈妈头疼的问题。这个月孕妈妈体重在一点点增加，乳房也开始分泌一种淡黄色的液体，肚子越来越大了，消化系统也因此受到了牵连，不适症状更加明显了，适当的锻炼会缓解这些不适症状。

抽筋了，这样做

孕妈妈怀孕后，双腿承受负担加重，腿部肌肉疲劳，以及胎宝宝发育对钙质吸收，导致孕妈妈夜间血钙水平低，是孕妈妈孕中期和孕晚期容易出现小腿抽筋的主要原因。孕中期孕妈妈小腿抽筋是正常现象，不必过于担心。可以常用湿热毛巾热敷小腿，能预防和缓解孕妈妈小腿抽筋。若孕妈妈发生抽筋，准爸爸可以帮助孕妈妈轻轻按摩小腿，或者让孕妈妈坐在床上，伸直双腿，准爸爸一手握孕妈妈脚踝，一手握孕妈妈脚板，向上弯曲，使脚跟向外，可缓解抽筋。

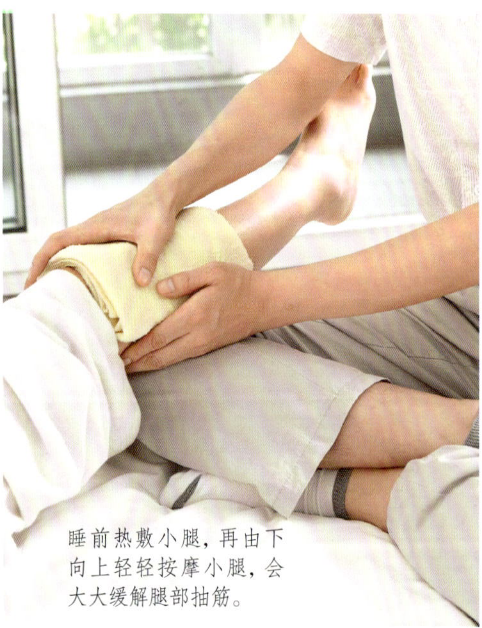

睡前热敷小腿，再由下向上轻轻按摩小腿，会大大缓解腿部抽筋。

出现轻微贫血怎么办

轻微贫血虽然不是大毛病，但是孕妈妈也别太不当回事，一旦贫血加重对胎宝宝和孕妈妈的健康就会带来不利影响。贫血时的表现主要为软弱无力，皮肤、黏膜、指甲、口唇等颜色苍白，体力活动后感觉气喘、心悸、头晕、头痛、耳鸣、眼花等。轻微贫血可进行食疗，多吃瘦肉、蛋黄、红枣、枸杞子等补血食物。另外铁的补血效果最好，多吃一些富含铁的动物内脏，比如猪肝、鹅肝等（建议 1 周吃 2 次），可有效改善贫血症状。贫血严重的话就需要遵医嘱补充铁剂了。

出现妊娠高血压怎么办

妊娠高血压轻者可无症状或有轻度头晕，血压轻度升高伴有水肿。重者出现头痛、眼花、恶心呕吐、血压明显升高、尿蛋白增多、水肿明显。轻度妊娠高血压的孕妈妈可以通过在家休息、保证充足睡眠、增加营养的方法保守治疗；重者或者有症状的孕妈妈则需要住院用药治疗。

扫一扫，教你预防小腿抽筋

孕中期孕妈妈小腿抽筋是正常现象，不必过于担心，一些小方法便能有效预防抽筋，快来试一试。

孕妈妈应合理饮食与休息，进食富含蛋白质、维生素、矿物质的食物和新鲜蔬果，减少动物脂肪和盐分的过量摄入。保证充足的休息和愉快的心情，坚持左侧卧位可增加胎盘的供血。此外，每日补钙具有预防妊娠高血压的作用。

总感觉胃灼热怎么办

胃灼热是由于孕期分泌的激素使肠胃蠕动变慢，胃酸在胃里停留时间过长，或者胃酸反流到食管里造成的。孕妈妈到孕中期或孕晚期出现胃灼热感是比较常见的症状。

孕妈妈这样做，可以减轻胃灼热的感觉：每餐不要进食过饱，进食速度也不宜过快。睡前不要大量进食，以免加重肠胃负担，促使产生更多胃酸。饮食要荤素搭配，避免饮食单一。少吃酸味和辛辣刺激性食物。晚饭后，适当活动一会儿再睡。

有早产预兆怎么办

若孕妈妈发现腹部经常发紧、发硬，可能是早产预兆，孕妈妈要及时到医院检查。若休息后可缓解，也可以暂时在家休息，但要密切关注宫缩。一旦出现疼痛加重、有阴道流血的情况立即去医院。

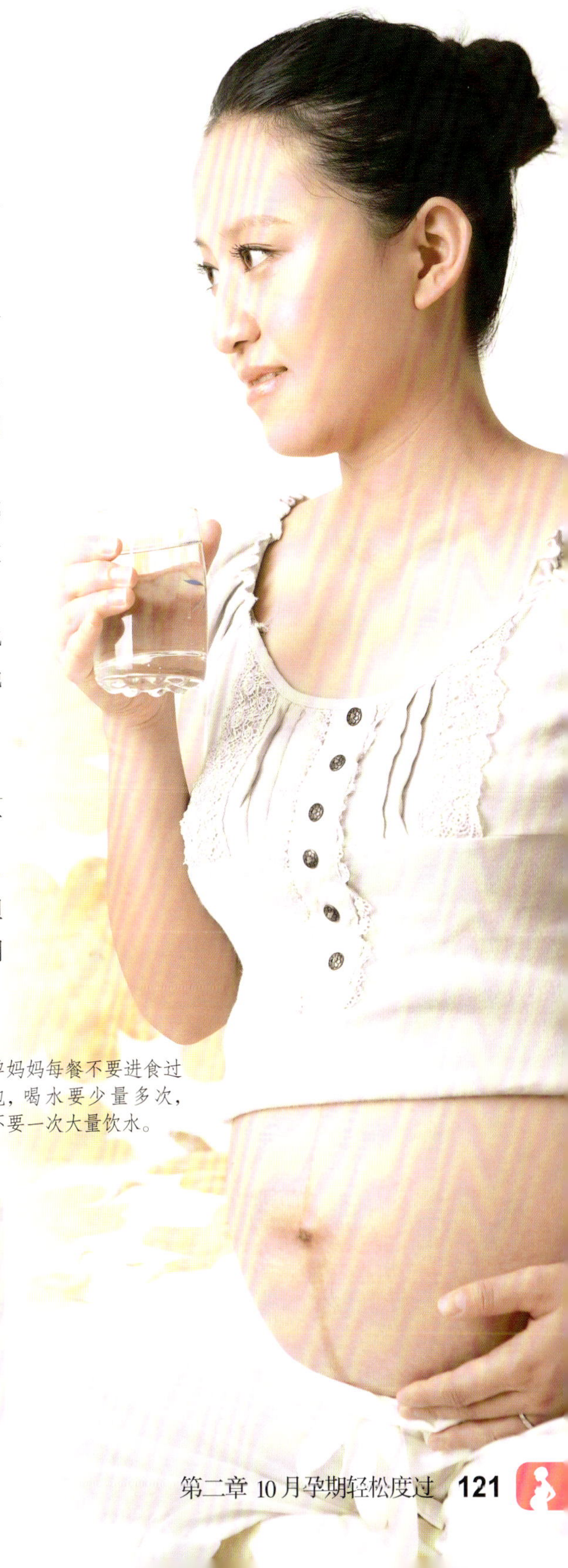

孕妈妈每餐不要进食过饱，喝水要少量多次，不要一次大量饮水。

扫一扫，了解有早产征兆如何保胎

有早产征兆怎么保胎？这是所有孕妈妈都应该知道的事情。一起来看看吧。

胎教

本月胎教重点：这个时期的胎宝宝特别需要父母的关爱，准爸爸孕妈妈要多多抚摸胎宝宝，或用其他方式表达对他（她）的关爱，会使他养成积极乐观的性格品质，出生后会对周围的事物充满好奇，做事情充满信心。

情绪胎教：笑一笑

等下一班车吧

一个女售票员和她丈夫饭后散步回来，妻子先进门，顺手就把门关上了，丈夫在外面大吼："开门，我还在外面呢！"他妻子在里面叫道："吵什么吵，等下一班车吧！"

最后一名

记者问最后一名跑到终点的运动员："你跑了最后一名，是不是很没劲啊？"运动员激动地说："怎么能说没劲呢？你没看到他们7个人被我追得直跑吗？"

你们还送什么呀

老家亲戚来北京，一起去高级饭店吃饭，要加15%服务费。服务员服务态度十分好，送水果、送银耳羹，还送纪念品。亲戚很开心地问服务员："你们还送什么啊？"服务员满脸笑容说："一会儿我们会送您出去。"

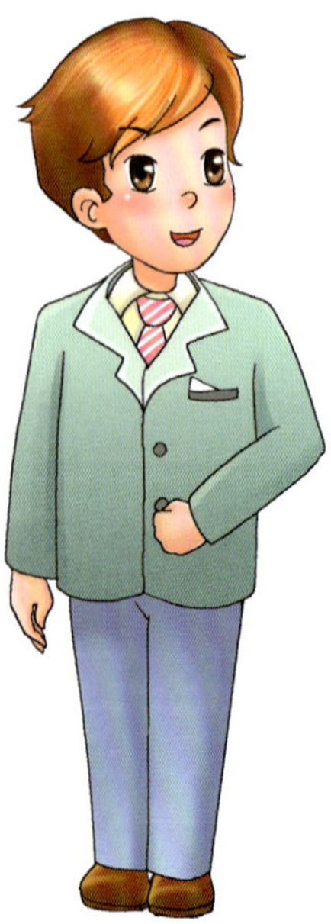

爸爸

周末早上，丈夫还在睡觉，他的朋友托尼却已来访，我连忙对3岁的女儿说："快，快去叫爸爸。"女儿望着我，迟疑了一会儿，走到托尼面前，怯生生地喊了一声："爸爸。"

音乐胎教：《小狗圆舞曲》

这是波兰作曲家、钢琴家肖邦的一首作品，他一生共创作了15首钢琴圆舞曲，《小狗圆舞曲》是最通俗、最流行的一首曲子。

舞曲的第一段速度极快，节奏流畅、回旋，像一只小狗追着自己的尾巴旋转，有点急切，动作滑稽。中间一段是抒情段落，深情、清新、委婉，虽然只有短短的4小节，但特点鲜明，表现力丰富，使音乐显得格外活泼雅致。

这首曲子节奏明快、层次分明，希望它能感染孕妈妈的情绪，更希望宝宝将来活泼、开朗。

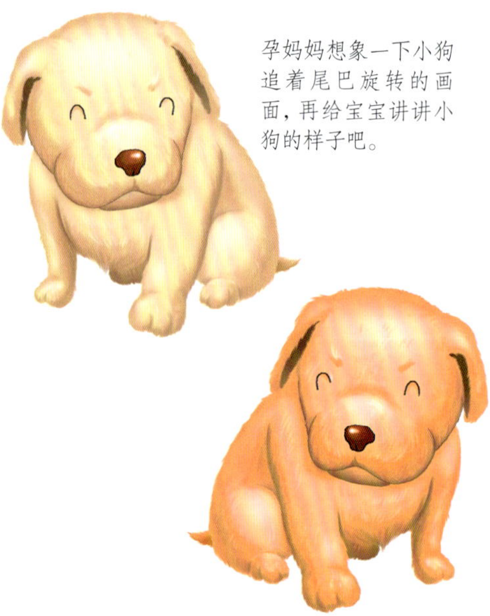

孕妈妈想象一下小狗追着尾巴旋转的画面，再给宝宝讲讲小狗的样子吧。

夏天的时候，孕妈妈也带宝宝去看看荷叶上的小露珠吧。

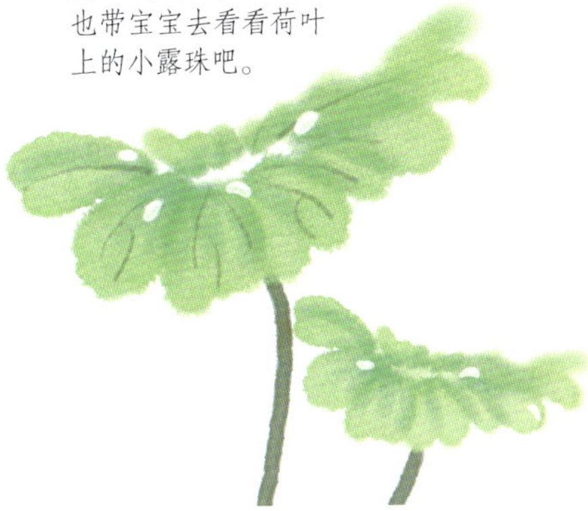

知识胎教：小露珠是怎样形成的

春天的清晨，人们在草丛中、树叶上或者农作物上经常可以看到晶莹剔透的小露珠，好奇的胎宝宝是不是很想知道小露珠的形成过程呢？那么，就请准爸爸讲讲小露珠的形成吧。

小露珠其实并不是从天上掉下来的，它是由空气中的水汽凝结而成的。温暖的季节里，在天气晴朗、无风或者微风的夜晚，地面上的物体因强烈辐射而冷却，与物体表面相接触的空气温度下降，空气因为冷却而达到水汽饱和时的温度，这个温度叫作“露点温度”。空气温度再下降，降到“露点”以下，就有多余的水汽析出，这些多余的水汽凝结成水滴，附着在地面物体上，就形成了小露珠。

小露珠容易凝结在草叶、树叶或者宽大的农作物的叶子上，因为它们一般表面积较大，表面有小茸毛，或者粗糙，导热性不强。日出以后，温度升高，小露珠就蒸发消失了。

这就是露珠姑娘怕太阳的原因，胎宝宝这下明白了吗？

美学胎教：欣赏名画《埃米和她的孩子》

这是美国画家玛丽•卡萨特的作品，画中妇女牢牢地抱住了孩子，同样，孩子也轻轻地温柔地触摸着母亲。这种姿势表现出母亲和孩子互相感觉到的安慰与抚爱。孩子的一只小手放置在母亲的双手上面，母亲一只手抓住了她自己的手腕，另一只手则握住了孩子的大腿，两人的头部依偎在一起。母亲对孩子的关怀，亲情洋溢，这是一位充满柔情优雅的高贵女性，一位饱含温暖母爱的优秀女性！

每一位母亲都是那么爱着自己的孩子，相信你也会是一位了不起的母亲。

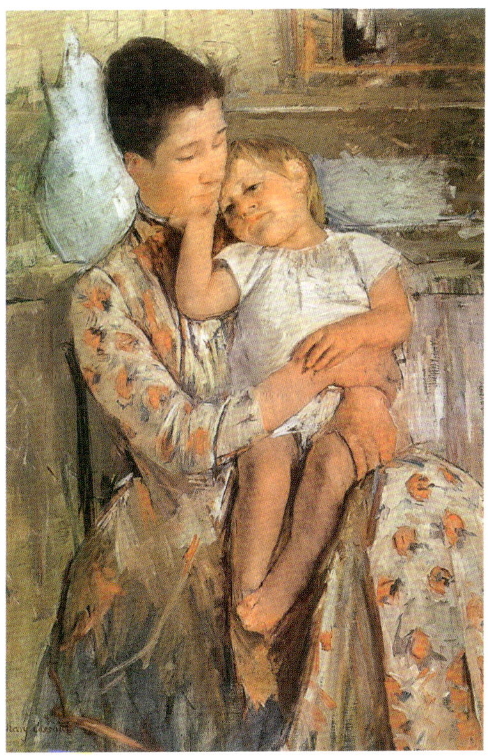

孕7月

本月大事提前知

进入孕7月，胎宝宝越来越大，孕妈妈的肚子也更大了，因此孕妈妈的孕期生活也变得有些辛苦了。本月孕妈妈要努力保证充足的睡眠，注意饮食的质量。

扫一扫，本月注意事项都知道

身体变化

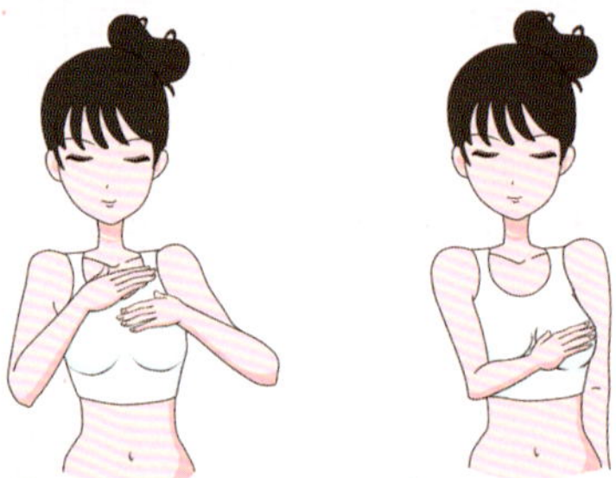

继续做好乳房护理

做乳房护理时，可以用温水擦洗乳头，然后用乳头膏、植物油或鲜牛奶（有很多孕妈妈认为鲜牛奶更有效）擦涂乳头，可以起到防止乳头干裂的作用。

日常规划

照张珍贵的大肚照

这个月，孕妈妈的肚子又大又圆，很有“孕味”，此时可以去拍一套纪念照，来纪念怀胎十月的艰辛。

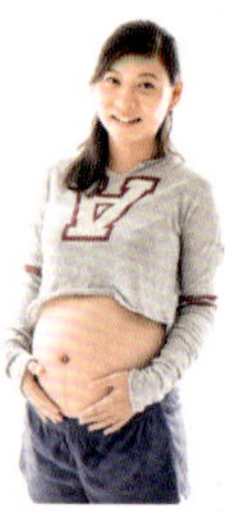

产检

贫血早发现

这一时期贫血的发生率增加，孕妈妈应做贫血检查，一旦发现贫血，就要及时治疗，以免影响到胎宝宝。

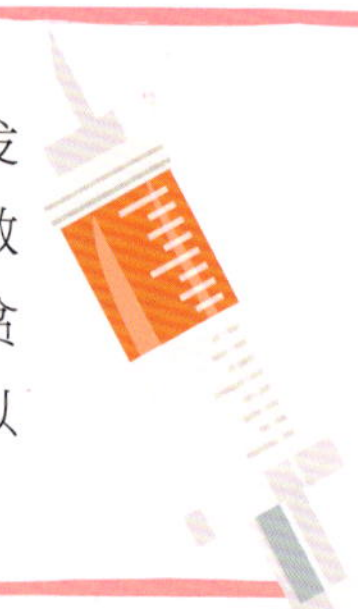

职场安排

做好工作交接准备

孕妈妈应提前安排一个时间与上司、接任者和同事对细节问题进行沟通，这样休假后一切就可以照常进行。

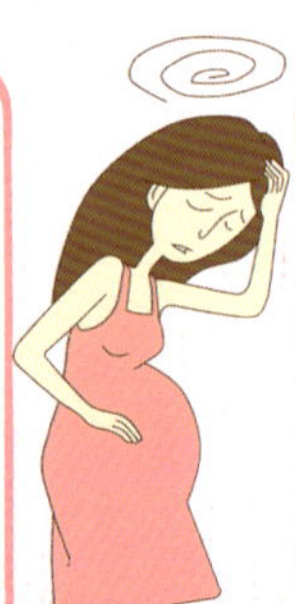

远离危险

随时注意缺氧的问题

在打折热卖的商场里，孕妈妈的神经处于兴奋状态，注意力高度集中，容易忽略缺氧问题。孕妈妈一旦感觉到胸闷、头晕、头疼，要马上离开当前环境或者打开门窗，通风透气。

营养

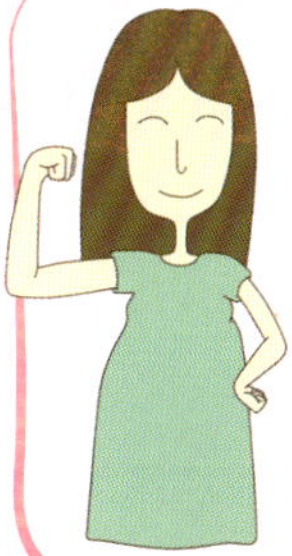

补充营养

从现在到分娩，应该增加谷物和豆类的摄入量，因为胎宝宝需要更多的营养。全麦食品、豆类食品、粗粮等，孕妈妈都可以多吃一些。

孕产知识

学习分娩知识

这时孕妈妈可以通过书籍、录像或参加一些指导课，来了解分娩过程，在知识和精神上开始为分娩做准备，消除对分娩的恐惧。这对将来的顺利分娩是有积极作用的。

产检

别忘了检查血压

本月要注意妊娠高血压的筛查。因为孕7月至孕8月是妊娠高血压高发时间，孕妈妈要提前做好准备，做到心里有数。如发现血压偏高，医生会建议孕妈妈进行妊娠高血压筛查。

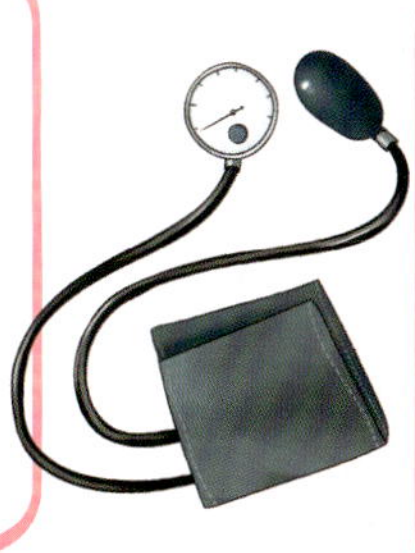

日常规划

准备待产包

孕7月的时候准备待产包是最合适的，不仅时间充裕，而且胎宝宝情况稳定，孕妈妈有较好的体力和精力挑选母婴用品。

不适与用药

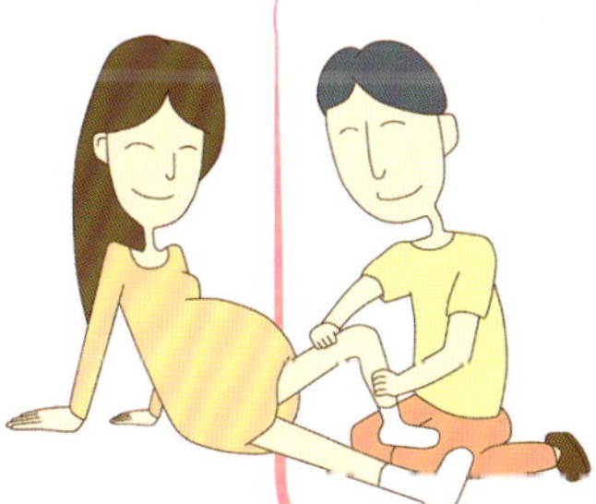

孕期水肿需辨别

孕妈妈如果在孕期发生水肿，可能是正常水肿，这样的水肿经过休息后就可以消退。但是如果卧床休息后仍不消退，则为妊娠水肿，应该引起重视，警惕是否有隐性的妊娠高血压。

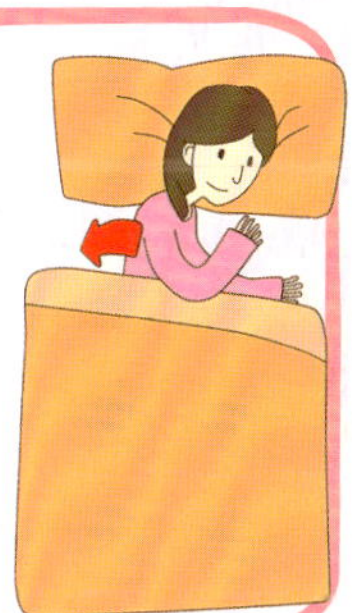

胎教

光照胎教

现在胎宝宝能够辨别明暗了，光照胎教可以训练胎宝宝的视觉功能，每天定时用手电筒通过腹壁照射胎宝宝头部，反复关闭、开启手电筒，注意胎动的变化。

不适与用药

预防妊娠糖尿病

本月要注意预防妊娠糖尿病。经常出现尿糖阳性的孕妈妈应在医生的指导下，控制饮食，必要时再次复查，并加强对胎宝宝的监护。

产检早知道

孕7月要注意妊娠高血压的筛查。因为孕7月至孕8月是妊娠高血压高发时段，孕妈妈要提前做好准备。同时，这个时期贫血发生率增加，孕妈妈务必要做贫血检查，若发现贫血要及时治疗。从孕28周开始，产检变为每3~4周1次。

孕7月产检项目

产检项目	检查内容和目的	参考值
体重检查	通过孕妈妈的体重增长情况对孕妈妈进行合理的饮食指导	15周以后至分娩，每周可以稳定增加0.45kg，每周又以不超过0.5kg为原则
血压检查	检测孕妈妈是否患有高血压或低血压	正常血压为： 收缩压（即高压）90~140mmHg 舒张压（即低压）60~90mmHg
听胎心音	监测胎宝宝是否正常	正常范围：120~160次/分
测量宫高、腹围	了解胎宝宝宫内发育情况，是否发育迟缓或为巨大儿	宫高正常：26（22.4~29）cm 腹围正常：87（82~94）cm
尿常规检查	便于医生了解肾脏的情况	正常：尿蛋白、糖及酮体均为阴性
血常规检查	检查孕妈妈是否贫血	血红蛋白110~150g/L
B超检查	检查胎儿在宫内的一般情况，包括羊水、胎盘、胎儿大小、是否有脐带绕颈以及体重预估等。 疤痕子宫的孕妇还可测量疤痕厚度	参照当地医院B超所给标准值

注：以上产检项目和标准可作为孕妈妈产检参考，具体产检项目以各地医院及医生提供的建议为准。

专家详解你的产检报告

胎心音报告单

在给胎宝宝做胎心音的时候，可以听到像马蹄声一样的心跳。正常的胎心次数在120~160次/分，如果胎心小于120次/分或大于160次/分，可休息10~20分钟，再重新听一次。

看懂尿常规报告单

尿液中尿蛋白、白细胞、葡萄糖、胆红素及酮体正常情况下为阴性。

如果蛋白显示阳性，表明有患妊娠高血压及肾脏疾病的可能。

如果酮体显示阳性，表明孕妈妈可能处在饥饿状态或患有妊娠糖尿病、消化吸收障碍等，需做进一步检查。

如果报告单上显示有红细胞和白细胞，则表明有尿路感染的可能，需引起重视。

妊娠高血压筛查

本月到孕 8 月是妊娠高血压发生的高峰期，所以大多数妇产医院在进行血压检查时，如发现血压偏高，会建议孕妈妈进行妊娠高血压筛查。同一手臂至少两次测量，收缩压≥ 140 和（或）舒张压≥ 90mmHg 定义为高血压。对首次发现血压高者，间隔 4 小时或以上复测血压均高诊断为高血压。若血压较基础血压升高 30/15mmHg，但低于 140/90mmHg 时，不作为诊断依据，但须严密监测血压。

一次过产检，专家来支招

本月是妊娠高血压疾病的高发期，孕妈妈不能忽视量血压这个小检查。量血压时一定要放松，可先休息 10 分钟左右，平复下心情再量。交费等事情可让准爸爸帮忙，以免孕妈妈走动，影响血压。

扫一扫，了解分娩课的内容

分娩课包括孕产课和育儿课。大部分孕妈妈都是在怀孕六七个月时才开始上，因为这样记得牢，不容易忘记。分娩课有哪些内容呢？一起来看看吧。

本月产检注意事项

抽血后要注意按压止血

做贫血检查需要抽血，抽血后，需在针孔处进行局部按压 3~5 分钟，进行止血。不要揉，以免造成皮下血肿。如血未止住，更应延长按压时间。

留意分娩课信息

一般孕妈妈选定产检医院建卡后，就可以询问医生上分娩课程的地点，孕妇保健手册中可能也有分娩课程地点、内容及有关事项的介绍。通常社区医院或妇幼保健院都有这种分娩课程，孕妈妈也可以在网上查找一下本地区有哪些母婴中心有这种课程，或者让那些生过宝宝的妈妈帮自己推荐一个。

检验报告单

尿常规11项

R 2637

姓名 NAME: 性别 SEX: 女 年龄 AGE: 临床诊断 CLI. IMP: 编号 LAB. NO: 20130516 R 341

科别 DEPT.: 床号 BED NO: 住院/门诊号 I.P./O.P. NO: 000023608 标本 SPECI.:

分析项目		结果	参考范围	单位
尿胆原	UBG	Norm	3.20-16.00	umol/L
胆红素	BIL	Neg	阴性(-)	umol/L
酮体	KET	Neg	阴性(-)	mmol/L
潜血	BLD	Neg	阴性(-)	Ery/ul
蛋白	PRO	Neg	阴性(-)	g/L
亚硝酸盐	NIT	Neg	阴性(-)	
白细胞	LEU	Neg	阴性(-)	Leu/ul
葡萄糖	GLU	Neg	阴性(-)	mmol/L
尿比重	SG	1.025	1.015-1.025	
酸碱值	PH	6.00	4.60-7.40	
维生素C	VC	1.40		g/L
镜检(未离心)		:		
上皮细胞	上皮细胞	-		
红细胞	RBC	-	0~偶见	/HP
白细胞	WBC	-	0~2个	/HP
管型	管型	-		

孕期宜吃不宜吃早知道

孕 7 月，胎宝宝和孕妈妈对各种营养元素的需求都有所增加，所以孕妈妈要调整食物的摄入量，使摄入营养满足身体需求。

孕 7 月科学膳食结构表

五谷类 250~450 克。体重增加过快的孕妈妈要适当减少主食量。

蔬菜类 300~500 克。蔬菜要吃够量，快炒可避免营养流失，可常吃绿苋菜、萝卜缨、蒜薹、南瓜等。

水果类 200~400 克。含糖量高的水果要少吃。

鱼类和海鲜 100 克。补充优质蛋白质和矿物质，一周吃两三回。

畜禽肉类 50~100 克。可选择脂肪少的肉类，每周食用两三次动物肝脏或动物血。

宜选对食物预防焦虑

食物是影响情绪的一大因素，选对食物的确能提神，安抚情绪，改善忧郁、焦虑。孕妈妈不妨在孕期多摄取富含 B 族维生素、维生素 C、镁、锌的食物及深海鱼等，通过饮食的调整来达到抗压及抗焦虑的功效。可以预防孕期焦虑的食物有：深海鱼、鸡蛋、牛奶、优质肉类、空心菜、菠菜、番茄、豌豆、红豆、香蕉、梨、葡萄柚、木瓜、香瓜和坚果类、谷类、柑橘类等。

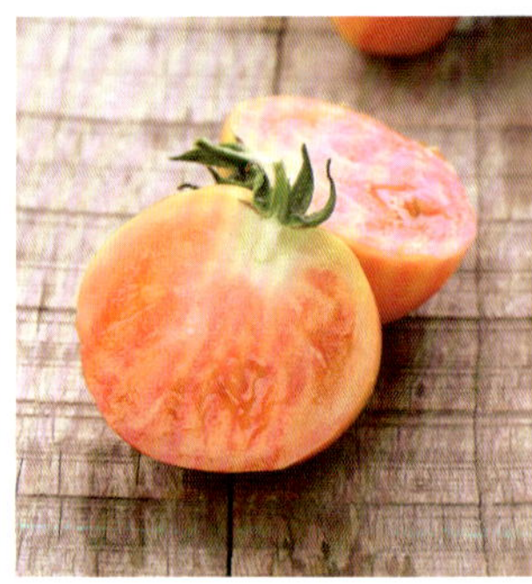

ω-3 脂肪酸 提升胎宝宝智力 → **B 族维生素** 让胎宝宝健康又漂亮 → **蛋白质** 依然要坚持补充 → **水** 不可忽视的营养素 → **各种矿物质** 要合理补充 → **卵磷脂** 重要的益智营养素 → **孕 7 月主打营养素**

别尽想着甜点：孕妈妈嘴馋的时候，可以将黄瓜和胡萝卜切成条状当零食吃，可帮助补充一天的蔬菜量。

宜科学喝孕妇奶粉

喝孕妇奶粉时首先要控制量，不能既喝孕妇奶粉，又喝其他牛奶、酸奶，或者吃大量奶酪等奶制品，这样会增加肾脏负担，影响肾功能。挑选的时候要看厂家、挑口味、看保质期，最好选择大厂家的品牌孕妇配方奶粉。当然，回家后别忘记在奶粉桶盖上贴一张小条，记下开盖日期，因为开盖后保质期仅 3 周。

宜适量吃利尿食物防水肿

此时的孕妈妈有时候会出现腿部或足部水肿，这可能是因为摄食过多盐或者饮用过多的水导致的。为了防止水肿，孕妈妈可以适当吃些冬瓜、萝卜、黑豆、丝瓜、玉米、红豆、黄瓜等有利尿作用的食物。但孕妈妈不宜多吃利尿食物，因为利尿食物可能会增加孕妈妈尿频症状。此外，鲤鱼、鲫鱼也具有利尿作用，孕妈妈可适当食用鲤鱼汤、鲫鱼汤，以减轻下肢水肿症状。

扫一扫，妊娠高血压这样吃

妊娠高血压如果是轻度的，通过饮食调节能够将血压降下来。

不宜空腹喝酸奶

在空腹喝酸奶时，乳酸菌很容易被胃酸杀死，其营养价值和保健作用就会大大减弱。另外，酸奶也不能加热喝，因为活性乳酸菌很容易被破坏，使酸奶的口感变差，营养流失。

不宜摄入过多脂肪

孕妈妈需要存积脂肪来满足自身和胎宝宝的需求，但切忌摄入过多，以免体重增加过快。如果孕妈妈有低血糖的症状，应该进食一些富含碳水化合物的食物，以补充能量和体力。富含碳水化合物的食物有玉米、小麦及根茎类作物。此外，维生素 D 与机体内钙、磷代谢密切相关。孕妈妈每周要吃两三次鱼，每天坚持喝奶，每周晒几次太阳，尽可能满足身体对维生素 D 的需求。

> **孕期每天的油脂摄入量约为 60 克。**

不宜体重增长过快

孕 13~28 周是孕妈妈体重迅速增长、胎宝宝迅速发育的阶段，多数孕妈妈体重增长会超标，这时期也是妊娠高血压、糖尿病的高发期。此时孕妈妈的主食最好是米面和杂粮搭配，副食则要全面多样、荤素搭配。

孕 29~40 周的孕晚期阶段，胎宝宝生长速度较快，很多孕妈妈体重仍会急剧增加。这个阶段除正常饮食外，可以适当减少米、面等主食的摄入量，不要吃太多水果，以免自身体重增长过快和胎宝宝长得过大。

养胎不长肉食谱

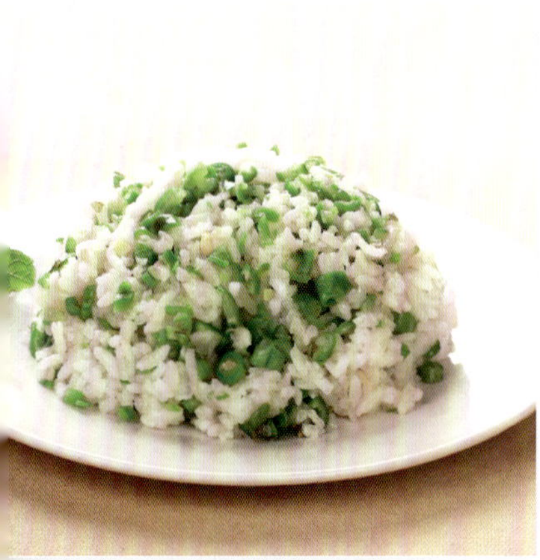

豆角焖饭

原料：大米 150 克，豆角 100 克，盐适量。

做法：1. 豆角、大米洗净。2. 豆角切丁，放在油锅里略炒一下。3. 将豆角丁、大米放在电饭锅里，再加入比焖米饭时稍少一点的水，焖熟即可，可根据自己口味适当加盐调味。

营养功效：豆角富含蛋白质、烟酸、维生素 B_1、维生素 B_2 等营养素，对胎宝宝此阶段睫毛的生长和皮肤的发育非常有帮助。

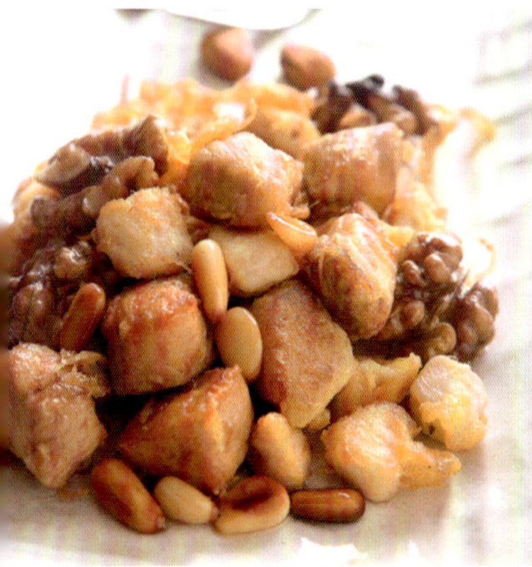

松子核桃爆鸡丁

原料：鸡肉 100 克，松子仁 15 克，核桃仁 2 颗，鸡蛋 1 个（取蛋清），姜末、葱末、盐、酱油、料酒、水淀粉、鸡汤各适量。

做法：1. 鸡肉洗净，切丁，用鸡蛋清、水淀粉抓匀，将鸡肉丁炒一下，沥油。2. 核桃仁、松子仁分别炒熟；将所有调料和鸡汤调成汁。3. 锅置火上，放调料汁，倒入鸡丁、核桃仁、松子仁翻炒均匀。

营养功效：松子仁可促进胎宝宝脑组织的快速发育。

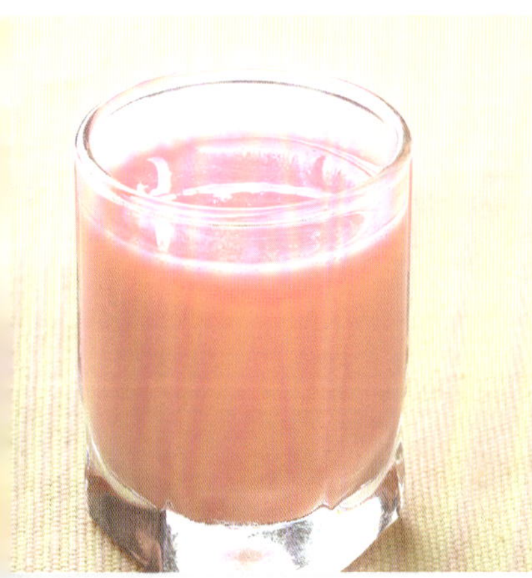

酸奶草莓露

原料：草莓 4 个，酸奶 1 杯，白糖适量。

做法：1. 草莓洗净、去蒂，放入搅拌机中，加入酸奶，一起搅打成糊状。2. 依据个人口味放入适量白糖即可。

营养功效：草莓含有丰富的维生素 C、钾和膳食纤维，搭配酸奶，对孕妈妈和胎宝宝的皮肤有很好的润泽作用，同时还能为胎宝宝的快速发育提供钙质。

炒馒头

原料：馒头 1 个，木耳 5 朵，番茄、鸡蛋各 1 个，盐、葱末各适量。

做法：1. 将馒头切成小块；木耳泡发、切小块；番茄洗净，切小块；鸡蛋打散。2. 将锅加热，刷一点油，将馒头块倒入锅中用小火烘，直到馒头块外皮微黄酥脆，盛出备用。3. 油锅放入木耳翻炒，倒入打散的鸡蛋液，再加番茄和少许水，最后加盐和馒头块翻炒，撒上葱末。

营养功效：木耳含铁丰富，可满足胎宝宝对铁的需求。

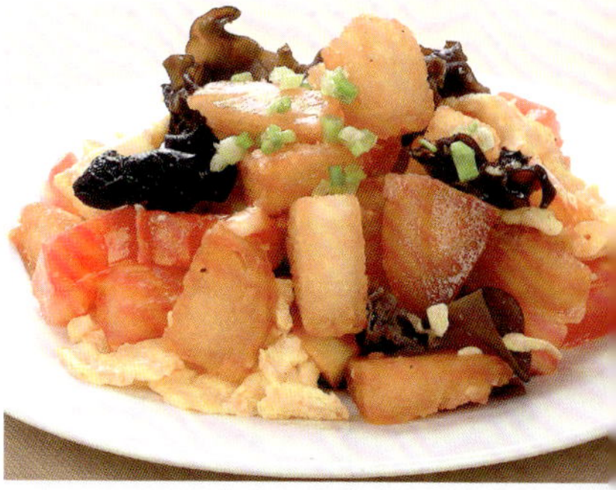

芝麻酱拌苦菊

原料：苦菊 1 把，芝麻酱、盐、醋、白糖、蒜泥各适量。

做法：1. 苦菊洗净后沥干水。2. 芝麻酱用少许温开水化开，加入盐、白糖、蒜泥、醋搅拌成糊状。3. 把芝麻酱倒在苦菊上，拌匀即可。

营养功效：芝麻酱含有健康的不饱和脂肪，可加速本时期胎宝宝大脑细胞的增殖分化，有助于提升胎宝宝智力水平；苦菊则是孕妈妈清热降火的美食佳品。

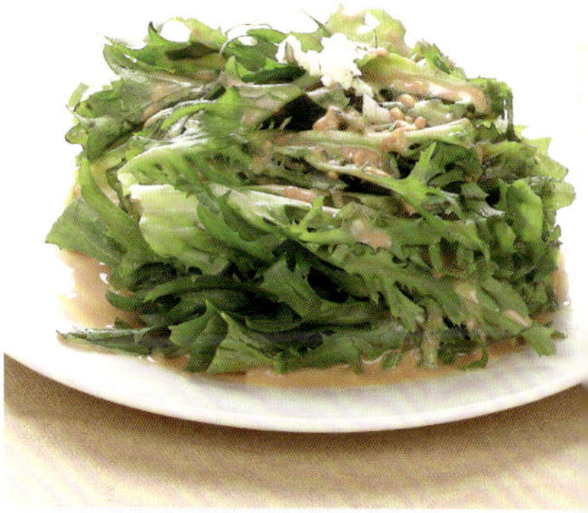

糖醋西葫芦

原料：西葫芦 1 根，蒜末、花椒、盐、醋、白糖、淀粉各适量。

做法：1. 西葫芦洗净，去瓤，切丝。2. 锅内放油，放入花椒，炸至变色，捞出花椒。3. 油锅里放入蒜末煸香，倒入西葫芦丝翻炒。4. 盐、白糖、醋、淀粉和水调成汁，沿锅边淋入锅里，翻炒均匀。

营养功效：西葫芦含有多种 B 族维生素，可保持细胞能量的充沛，让胎宝宝健康发育。

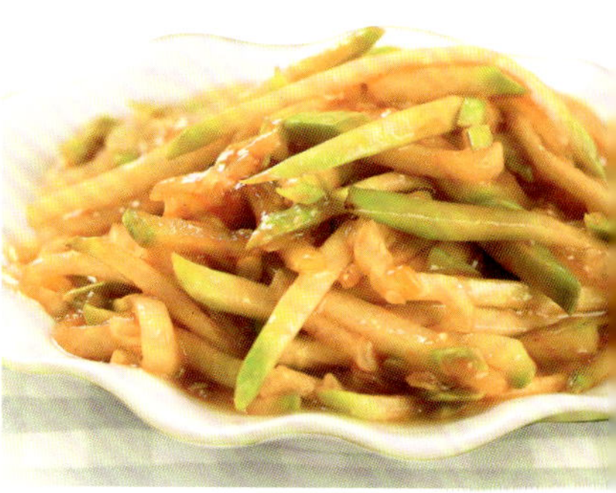

生活细节快快查

孕 7 月，由于腹部迅速增大，孕妈妈很容易感到疲劳。孕妈妈平时在生活上要多注意细节，如注意休息、不时变换身体姿势等。

留张珍贵大肚照

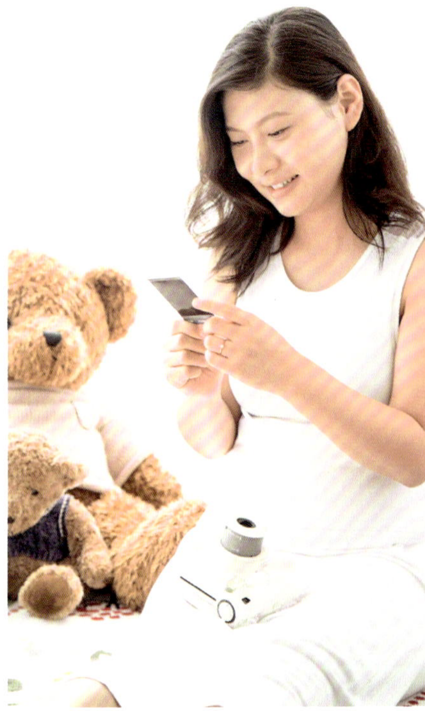

孕妈妈在拍大肚照时，除拍摄效果要达到自己的要求外，一些拍照细节也不能忽略。

1. 选择专门给孕妇拍摄的影楼，这样专业性会比较强，而且有很多孕妇服装可以选择。

2. 孕妈妈要提前和摄影师或影楼工作人员预约好拍摄时间。如果是在夏天，最好是在上午或者傍晚时候拍外景。

3. 与化妆师沟通，只化淡妆，并尽量缩短化妆的时间。如果是敏感肌肤，最好自带化妆品。不要用含铅的化妆品。

4. 既然是拍大肚照，一定至少要有一组露出肚子的照片。不要害羞也不要遮遮掩掩的，大方地把骄傲的大肚子露出来，还可以涂上一层薄薄的橄榄油，以提升拍照效果但要注意对腰腹部的保暖。

5. 拍摄的环境不要太封闭，以免空气不好。拍摄的时间不要太久，避免孕妈妈太累了。

不宜睡软床

孕中期孕妈妈腰背部肌肉和脊椎压力大，不适合睡太软的床。孕妈妈可以选择软硬适中的床，可以两个人一起测试，较重一方在床垫上翻身，看床垫是否摇动，是否会影响到另一方。如果是木板床，可以在床上垫两三层厚棉垫或厚薄适宜的乳胶垫，以床垫总厚度不超过 9 厘米为宜。

扫一扫，教你拍出美美的大肚照

对于很多现代女性朋友来说，一生怀孕的机会并不多，因此孕期一定要拍一套美美的“大肚照”，记录这段幸福的时光。如何拍出美美的大肚照呢？一起来看看吧。

注意防晒

怀孕后，经常晒太阳会导致皮肤黑色素增多，易长出妊娠斑，所以孕妈妈应注意防晒。要选用没有芳香剂、激素或铅、砷等有害元素的隔离霜或防晒霜。多吃猕猴桃、苹果、番茄等含丰富维生素C的水果。出行准备防紫外线的太阳伞。

准备待产包

孕7月的时候准备待产包是最合适的，不仅时间充裕，而且胎宝宝情况稳定，孕妈妈有较好的体力和精力挑选母婴用品。

妈妈用品	
洗漱用具	牙膏、牙刷、漱口杯、香皂、洗面奶、毛巾3条（擦脸、身体和下身）、擦洗乳房的方巾2条、小脸盆2个
特殊衣物	大号棉内裤3条、哺乳胸罩2件、防溢乳垫、便于哺乳的前扣式睡衣、束腹带、产妇垫巾、加长加大卫生巾、拖鞋（冬天要带后跟）
食品	准备一些巧克力或饼干，饿了随时吃
证件	户口本或身份证（夫妻双方）、医疗保险卡或生育保险卡、有关病历、住院押金等
宝宝用品	
喂养用品	奶瓶、奶瓶刷、配方奶（小包装即可，以防母乳不足）、小勺
婴儿护肤	婴儿润肤乳、婴儿护臀霜、婴儿湿巾、最小号纸尿裤或棉质尿布、婴儿专用棉签
服装	“和尚领”内衣、护脐带、小袜子、婴儿帽、出院穿着的衣服和抱被（根据季节准备）

不宜长时间仰卧

孕26周后，孕妈妈尽量不要长时间仰卧了。因为此时子宫已经很大，开始压迫腹腔等其他器官。孕妈妈仰卧时，增大的子宫会向后压迫到腹主动脉和下腔静脉，不仅影响血液回流，加重下肢静脉曲张、水肿症状，还会影响子宫供血量和肾脏的血流量。如果孕妈妈长时间仰卧，子宫、肾脏、下肢血液循环不畅，容易使孕妈妈出现胸闷、头晕、恶心、呕吐等反应，严重的可能会造成胎宝宝宫内缺氧。最适合孕中期或孕晚期的睡姿是左侧卧。

入院待产前，要准备好哺乳胸罩，随时准备迎接宝宝的降临。

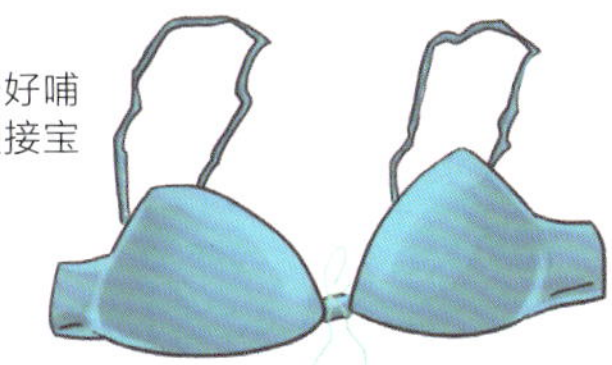

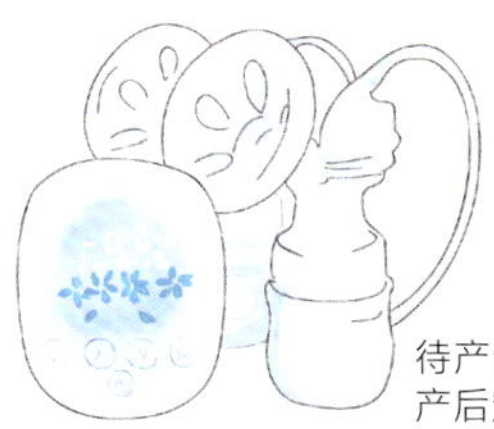

待产包里放一个吸奶器，产后定期吸一吸，有利于尽早开奶、促进泌乳。

入院待产包里，孕妈妈的洗漱用品也要备齐。

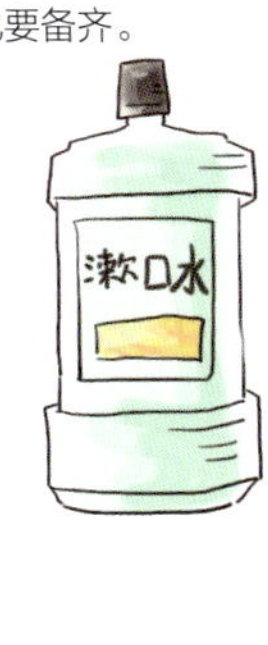

本月常见不适这样做

让孕妈妈心烦意乱的是，怀孕过程中总会出现很多症状和问题，这些都是陌生的，会让孕妈妈应接不暇、不知所措，孕 7 月也是如此。

如何预防妊娠糖尿病

孕妈妈进食过量、运动减少、体重增加，再加上孕期的生理变化导致糖代谢紊乱，易患妊娠糖尿病。妊娠糖尿病发病率从以前的不到 1% 已经提高到目前的 5%，所以，孕妈妈要积极预防这种病症的发生：少食多餐，每日的饮食总量要控制好；摄取膳食纤维，在可摄取的分量范围内，多摄取高膳食纤维食物，增加蔬菜的摄取量，吃新鲜水果，不喝饮料，但千万不可无限量地吃水果；饮食清淡，控制植物油及动物脂肪的用量。

出现妊娠中毒症怎么办

妊娠中毒症有轻度、中度、重度的区别，不同程度妊娠中毒症要区别对待。如果是轻度或中度妊娠中毒症，孕妈妈要调整情绪，克服恐惧心理；注意休息，休息环境宜保持清静；饮食以低盐、低热量、高蛋白为宜，卧床休息以左侧卧位比较好。如果是重度妊娠中毒症，则应住院治疗，根据医生建议，严密观察，适时终止妊娠。一般轻度妊娠中毒症对孕妈妈和胎宝宝影响较小，若处理及时，完全不影响胎宝宝健康，所以孕妈妈宜做好产前检查，及时发现并治疗轻度妊娠中毒症。

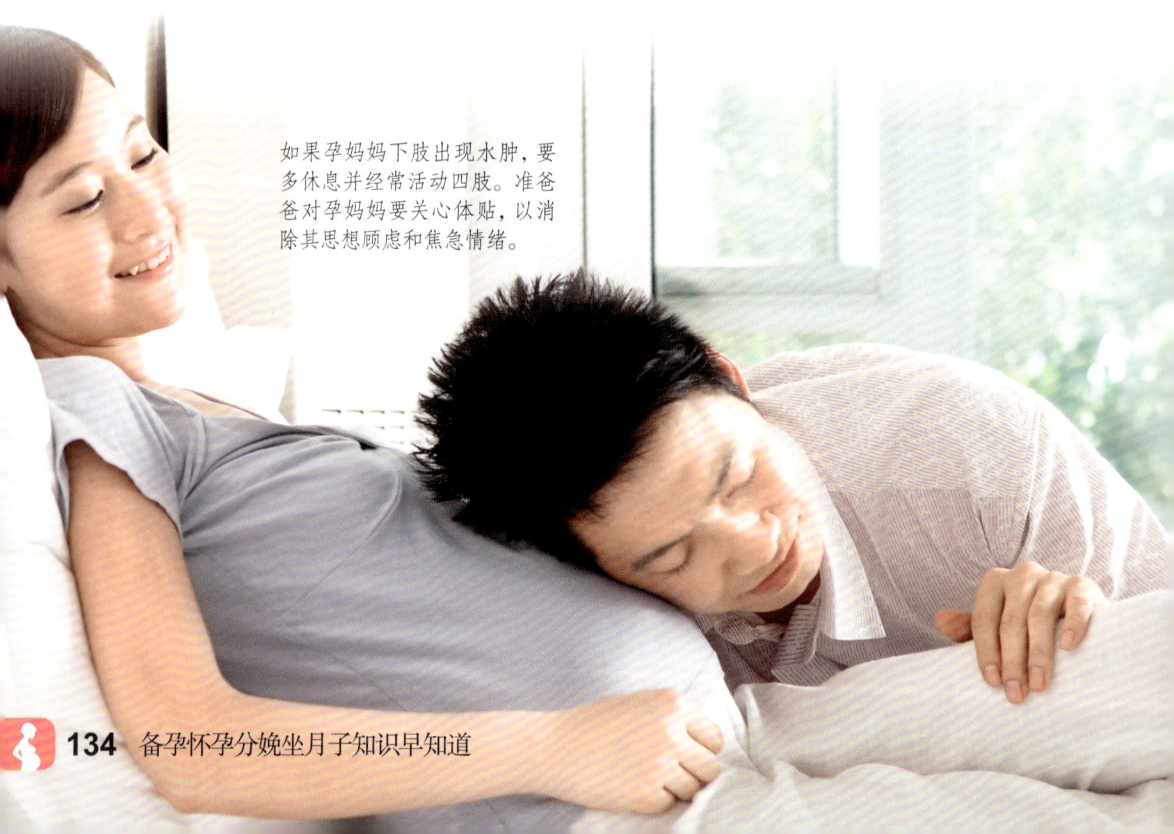

如果孕妈妈下肢出现水肿，要多休息并经常活动四肢。准爸爸对孕妈妈要关心体贴，以消除其思想顾虑和焦急情绪。

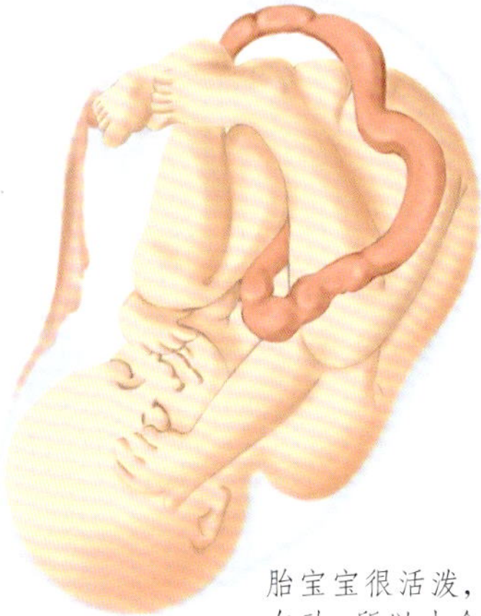

胎宝宝很活泼，一直在动，所以才会脐带绕颈。

脐带绕颈怎么办

脐带绕颈1周的情况很常见。脐带绕颈松弛，不影响脐带血循环，不会危及胎宝宝。脐带绕颈的发生率为20%~25%，也就是说，每四五个胎宝宝中就有一个生下来发现是脐带绕颈的。有很多绕了2圈甚至还有3圈的，宝宝出生后情况也都很好。

当然，任何事情都有例外。如果脐带绕颈过紧，可使脐血管受压，致血循环受阻或胎宝宝颈动静脉受压。如果做B超显示脐带绕颈了，孕妈妈回家要经常数一下胎动，如果突然发生激烈的大量胎动，立刻去医院检查。胎宝宝脐带绕颈，孕妈妈要注意的就是数好胎动，不要因惧怕脐带绕颈意外而要求剖宫产。

子宫过速增大正常吗

随着孕妈妈怀孕月份的增加，子宫会逐渐长出盆腔并慢慢增大，腹部逐渐隆起。子宫的增大在一定程度上可以反映胎宝宝的生长，因此，每次产检时均要测量宫底高度和腹围，以判断子宫增长速度。如果发现子宫增长较慢或停止增长，可能提示胎宝宝发育不良、羊水过少，应及早进行相关检查并进行相应处理。若子宫增大过快，则要注意是否存在双胎妊娠、巨大胎宝宝或羊水过多等问题。不过，宫底高度测量会存在一定的测量误差，不同的检查者测量值会有所差异。因此，如果发现子宫增大速度异常，可以通过超声波检查以帮助医生做进一步诊断。

患痔疮需要治疗吗

由于孕激素和子宫增大对肠胃的影响，很多孕妈妈都会患痔疮。孕期痔疮通常根据怀孕时间和痔疮症状严重程度来选择治疗方法，原则上应选择保守治疗方法。孕妈妈可通过温水坐浴、局部软膏和栓剂等方式来缓解症状，在使用软膏或栓剂时应注意，含有类固醇的药物和麝香的药物应避免使用。

正确应对产前焦虑症

畏惧的心理主要是孕妈妈缺乏分娩知识，对分娩有不正确的认识。生育能力是女性与生俱来的能力，分娩也是正常的生理现象，绝大多数女性都能顺利自然地完成。如果存在胎位不正、骨盆狭窄等问题，现代的医疗技术能够采取剖宫产方式，顺利地将宝宝取出，最大限度地保证母婴安全。孕妈妈可以通过学习有关孕产知识，增加对自身的了解，增强生育健康宝宝的自信心来减少产前焦虑。

扫一扫，
自律训练消除孕期焦虑

对于孕妈妈来说，将近临产，心情激动又忐忑。常做做自律训练，可以帮助保持良好的心态，顺利分娩。

胎教

本月胎教重点：胎宝宝的听觉很敏锐了，准爸爸和孕妈妈要时常与他对话，保持亲密的语言互动。听一听轻松、愉悦的儿歌也是不错的胎教选择。

意念胎教：想象宝宝的样子

这个时候的孕妈妈已经是“孕”味十足了，走到哪里，都受到照顾，有时候，这还令孕妈妈有点不好意思呢。这个时候的宝宝还有 3 个月就要降临到这个世界上，想一想，真是令人激动不已，很难想象这个小家伙出生时候的样子。孕妈妈可以深深地呼吸一下，闭眼睛，全身放松，让期待中的宝宝形象在头脑中慢慢呈现。只要一想到他可爱的模样，心里就装满无限的幸福。

情绪胎教：准爸爸与胎宝宝的踢肚子游戏

与胎宝宝进行互动的踢肚子游戏，不仅是孕妈妈的“专利”，准爸爸也应该积极地参与，这样可以提高游戏的趣味性，让胎宝宝在潜意识里感知到爸爸同样关注自己。同时通过训练，也可以刺激胎宝宝的运动积极性和动作灵敏性。

当胎宝宝踢孕妈妈的肚皮时，孕妈妈应做出迅速的反应，轻轻拍打一下被踢的部位，然后静静等待小家伙的第二脚。一般在一两分钟后，胎宝宝会再踢，这时候可以由准爸爸来轻拍胎宝宝踢的部位，并问胎宝宝：“宝贝，猜猜哪一下是爸爸拍的？”

准爸爸也可以干脆把耳朵贴在孕妈妈的肚皮上，感觉胎宝宝了不起的腿力。如果胎宝宝踢中了准爸爸贴的位置，准爸爸一定要及时给予夸奖。

需要注意的是，如果在游戏中宝宝出现躁动、乱动，让孕妈妈难受了的话，准爸爸就不能再和宝宝进行这个游戏了。

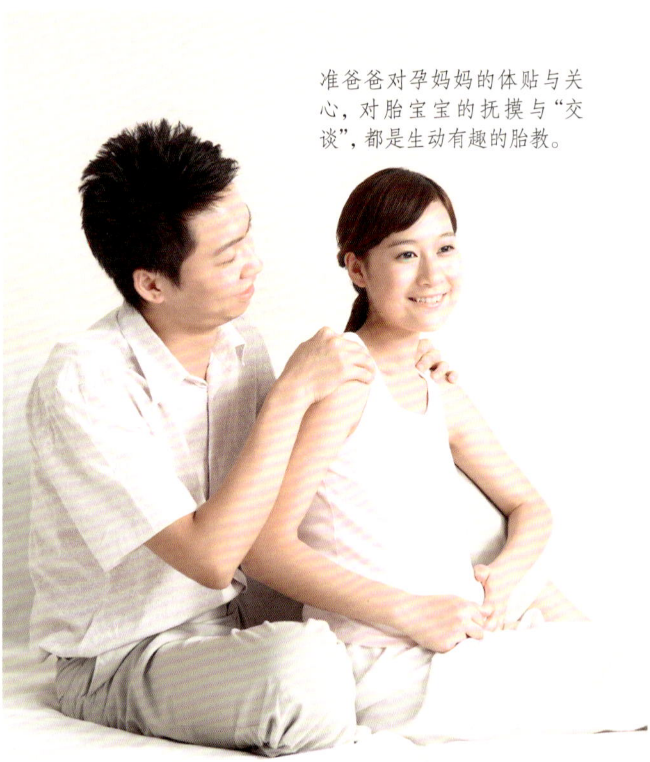

准爸爸对孕妈妈的体贴与关心，对胎宝宝的抚摸与“交谈”，都是生动有趣的胎教。

运动胎教：腹式呼吸轻松做

现在孕妈妈可以开始练习腹式呼吸，这将对生产时的阵痛有缓解作用，同理，也会加快母体的血液流动，给胎宝宝提供充足的营养。

练习方法：孕妈妈采用坐姿，背部挺直紧贴椅背，全身放松，膝盖并拢且自然弯曲，让腿与地面垂直，双手轻放在腹上，然后用鼻子吸气，直到腹部鼓起为止；吐气时稍微将嘴嘬起，慢慢地将体内的废气全部吐出。

吐气时要比吸气时更为缓慢且用力，且需要经常练习，每天至少做3次以上，以早、中、晚各一次为宜。

腹式呼吸操

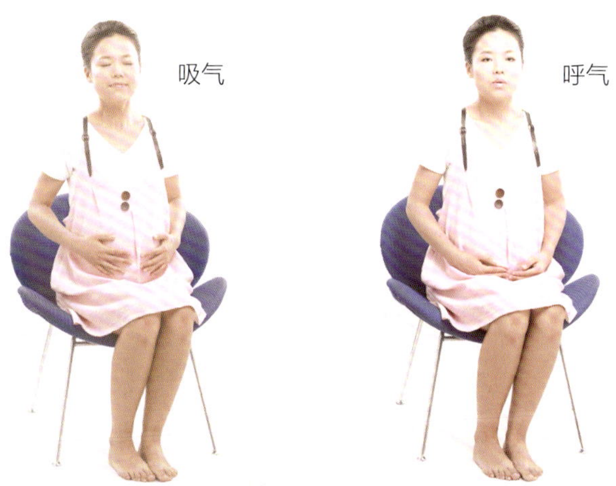

光照胎教：光敏感训练

现在的胎宝宝已经有光感了，此时对胎宝宝进行光照训练，不仅可以促使胎宝宝对光线的灵敏反应及视觉功能的发育，而且有益于出生后动作行为的发展。

怀孕7个月后，孕妈妈可通过产前常规检查，请医生标注胎宝宝头部的位置。孕妈妈每天定时用手电筒微光紧贴腹壁，反复关闭、开启手电筒，一开一灭照射胎宝宝的头部位置，一般在宫底下两三横指处。每次一开一关，3个来回即可。时间不要过长，每次5分钟。不要用强光照射，手电筒不要放在肚脐上，时间也不宜过长。胎宝宝看到光线，会转头、眨眼，表示他看到了光亮。

语言胎教：营造良好的孕育环境

准爸爸一定还记得儿时看过的动画片《猴子捞月》，这个故事出自唐代的《法苑珠林》。准爸爸把这个故事讲给胎宝宝听吧。

过去有一个伽师国，国内有一座波罗柰城。在城郊人迹稀少的森林中，生存着数百只猴子。一天晚上，这群猴子嬉戏着来到了一口井旁。不知是哪只猴子先发现月影在井中一晃一晃的，便大吃一惊："不好了，月亮掉到井里去了！"一只年长的猴子一听，赶过来看了看井中的月亮，便对同伴们说："月亮掉到井里了，我们应该共同努力把它捞上来，免得世界上每个夜晚都是黑沉沉的。"可怎么才能捞出月亮呢？那只年长的猴子一拍脑壳："有办法了，我攀在树枝上，你们拽住我的尾巴，一个连一个，就可以捞出月亮了。"于是，那群猴子便一个接一个，连成了一长串。可没想到连在一起的猴群太重了，树枝承受不住，在猴子快接近水面时"咔嚓"一声折断了，这群猴子都掉到了井里。

孕 8 月

本月大事提前知

扫一扫，
本月注意事项都知道

孕妈妈和胎宝宝终于走到了孕 8 月。从这个月起到分娩只有 2 个多月了，是不是有一种马上要见到曙光的感觉？不过更大的考验还在后面，孕妈妈要坚强面对。

身体变化

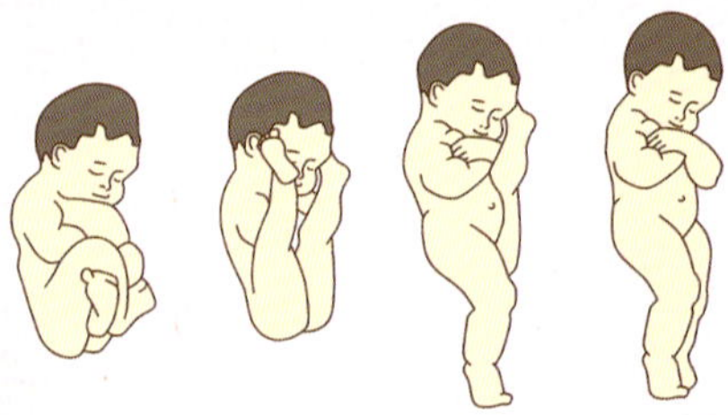

抓紧时间纠正胎位不正

胎位不正较合适的纠正时间为孕 30~32 周。孕 28 周以前羊水相对较多，胎宝宝位置不容易固定。孕 32 周以后，羊水减少，胎宝宝的姿势相对固定，一般来说纠正的概率较小。

不适与用药

近视妈妈要慎用眼药

孕妈妈使用眼药水要谨慎，不要自行决定。如必需要使用眼药水，则要咨询医生，使用对胎宝宝影响较小的眼药水。

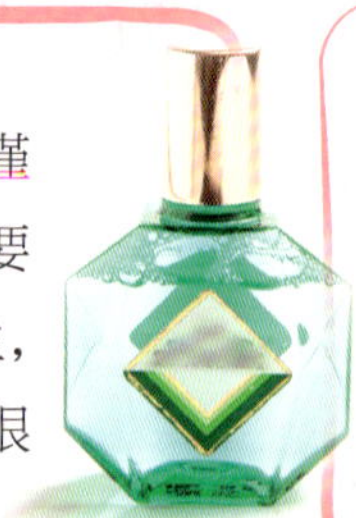

调整生活习惯

生活起居要小心

随着体重的增加，身体会越来越沉重，孕妈妈要减少独自上街的次数和时间，注意安全。洗澡时，尤其注意不要滑倒。

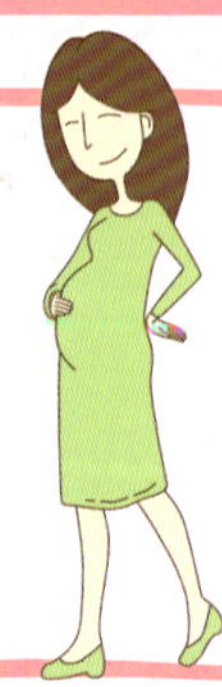

运动

适当运动

孕妈妈现在时常会感到疲劳，因此要服从自己身体的感觉。多休息，适当活动，比如饭后和丈夫一起在花园里散散步，或者做一做孕妇体操，缓解一下腰背的疼痛。

饮食安全

适时调整饮食

如果体重增长过多，应该根据医生的建议适当控制饮食，以免胎宝宝生长过大，造成分娩困难。

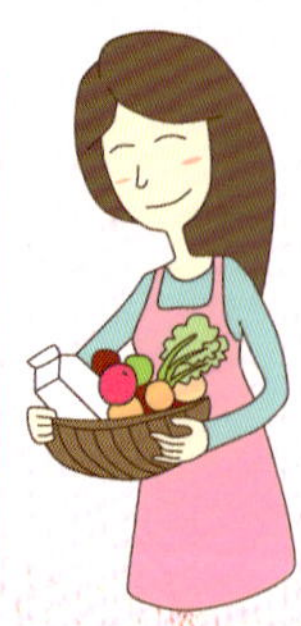

产检

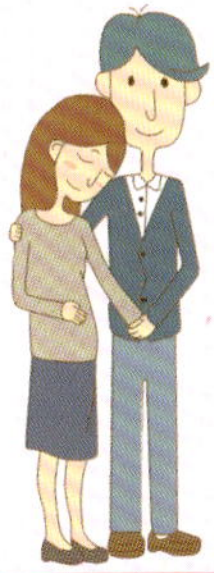

3~4 周一次产检

产检前，孕妈妈要提前做好准备。由于孕妈妈行动不方便，孕晚期产检时，准爸爸最好陪着一起去。

产检

骨盆测量

本月医生会先为孕妈妈进行骨盆外测量，如果骨盆外测量各径线或某径线结果异常，会在孕 24~36 周进行骨盆内测量，进而选择分娩方式。

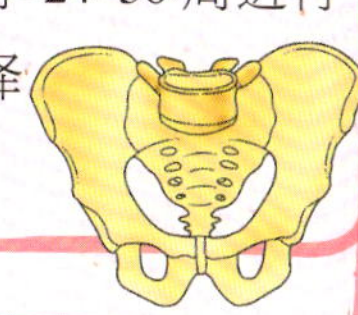

身体变化

警惕异常胎动

孕妈妈每天都宜自测胎动、胎心音，如果胎动大量减少，或者骤然增加，孕妈妈都要小心，宜尽快到医院检查。

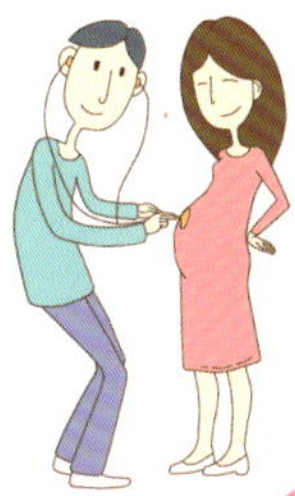

孕产知识

预防早产

孕晚期易发生早产，孕妈妈要注意保护好腹部，不要挤压腹部、不要提重物。如果发现有出血、腹部疼痛等症状，需要警惕早产，要尽快去医院。

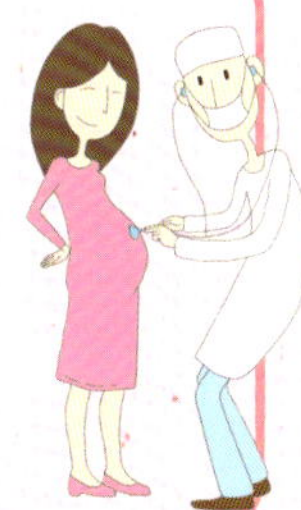

胎教

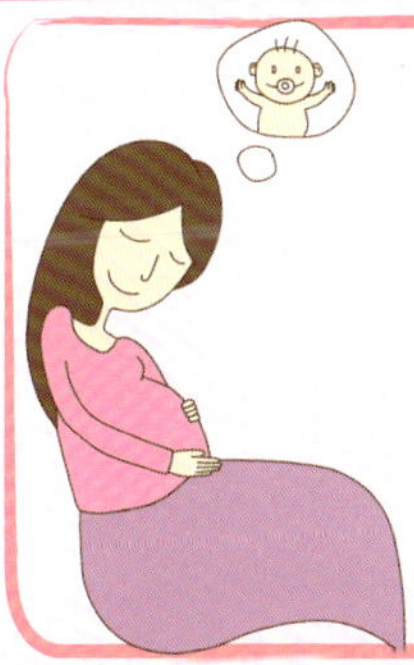

对胎宝宝要多听多说

胎宝宝已经具备的听力水平可以帮助他熟悉孕妈妈腹壁以外的世界，孕妈妈多听音乐的同时，也要多和胎宝宝说话。儿歌、小故事、古诗、日常情境等语言内容，将成为胎宝宝以后语言学习的基础。

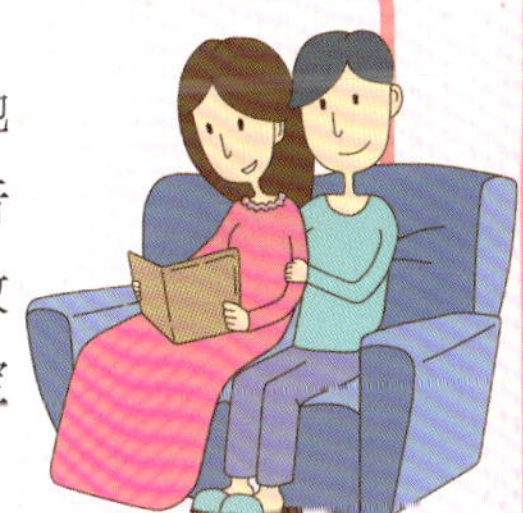

产检

白带检查

通过检查白带（其中主要是阴道 pH 和阴道清洁度的检查），产科医生基本上可以判断孕妈妈是否有生殖道感染。

日常规划

考虑使用托腹带

托腹带是一种常见的孕产用品，但并非每个孕妈妈都需要使用。如果孕妈妈腹壁肌肉比较松或胎宝宝比较大，可考虑用托腹带缓解腹壁张力。不过具体还要看胎宝宝发育大小与孕妈妈身体的适应度。

产检早知道

孕8月开始，医生会做骨盆内测量，以检查骨盆大小和形态，判断是否适合顺产。借此，还可经阴道检查胎位，及时纠正胎位不正。

孕8月产检项目

产检项目	检查内容和目的	标准值
B超检查	补充大排畸时看到的数据完整性，肺部、肾部发育是否更加完善	有的妇产医院只有大排畸，有的医院会安排小排畸，小排畸主要补充大排畸时的各种脏器发育情况，根据发育推测胎宝宝健康程度
胎心监护	常规35周始行胎心监护，如有异常情况，如胎动增多或减少，32周也可行胎心监护，但此时胎心监护报告读取方式与35周不同，借此推测出宫内胎宝宝有无缺氧	胎心率正常波动在120~160次/分
体重检查	通过孕妈妈的体重增长情况对孕妈妈进行合理的饮食指导	每周可以稳定增加0.45kg
血压检查	检测孕妈妈是否患有高血压或低血压	正常血压为： 收缩压（即高压）90~140mmHg 舒张压（即低压）60~90mmHg
尿常规检查	便于医生了解肾脏的情况	正常：尿蛋白、糖及酮体、白细胞、红细胞均为阴性
骨盆测量	骨盆狭小或畸形骨盆均可引起难产	——
白带检查	判断孕妈妈是否有生殖道感染	阴性
血常规检查	如果孕妈妈贫血，不仅会出现产后出血、产褥感染等并发症，还会殃及宝宝，如易感染、抵抗力下降、生长发育落后等	血红蛋白110~150g/L

注：以上产检项目和标准可作为孕妈妈产检参考，具体产检项目以各地医院及医生提供的建议为准。

专家详解你的产检报告

骨盆测量：本月的骨盆测量一般为外测量，以判断孕妈妈的骨盆状态及是否适合顺产等。

检查项目	测量位置	正常值	作用
髂棘间径	孕妈妈仰卧，用骨盆测量尺测两髂前上棘外缘间的距离	23~26cm	髂棘间径和髂嵴间径这两条径线可相对地反映骨盆入口横径的大小
髂嵴间径	孕妈妈仰卧，测两髂嵴外缘间的最宽距离	25~28cm	髂棘间径和髂嵴间径这两条径线可相对地反映骨盆入口横径的大小
骶耻外径	孕妈妈侧卧，上腿伸直，下腿弯曲，测耻骨联合上缘中点到第五腰椎棘突下的距离	18~20cm	此径线可间接推测骨盆入口前后径的大小
坐骨结节间径	两坐骨结节内侧间的距离	8.5~9.5cm	代表骨盆出口的横径
耻骨弓角度	测量耻骨联合下缘	正常值约90°，小于80°为不正常	此角度反映骨盆出口横径的大小

一次过产检，专家来支招

医生会先为孕妈妈进行骨盆外测量，如果骨盆外测量各径线或某径线结果异常，会在24~36周进行骨盆内测量，并根据胎宝宝大小、胎位、产力选择分娩方式。

骨盆内测量是医生用食指和中指伸到孕妈妈的骨盆内，摸孕妈妈的坐骨棘和骶尾关节，有些测量孕妈妈会感到不舒服，甚至疼痛。所以，在配合医生检查时，孕妈妈应先做深呼吸运动，同时放松腹部肌肉。因为越紧张，医生的操作越困难，孕妈妈的痛苦也越大，需要的时间也会更长。

本月产检注意事项

骨盆测量很重要

骨盆是产道重要的组成部分，分娩的快慢和顺利与否，和骨盆的大小形态有密切关系。在孕晚期，所有孕妈妈都应接受骨盆测量。骨盆测量分为外测量和内测量，主要测量孕妈妈骨盆入口和出口的大小，以确定胎宝宝能否顺利自然分娩。医生在为孕妈妈测量骨盆时，孕妈妈要放松腹部肌肉，根据医生指导做深呼吸。另外，随着孕周的增长，孕妈妈的韧带和肌肉会因适应分娩而进一步松弛，一些孕早期骨盆不够宽的孕妈妈也有骨盆变为正常的可能。

孕期宜吃不宜吃早知道

孕 8 月，胎宝宝体重增加快，孕妈妈的营养补充要充足。此时孕妈妈的饮食要合理安排，不能营养不良，也不能营养过剩，以免使体重增加过快。

孕 8 月科学膳食结构表

五谷类 300~450 克。
可尝试 1 碗小米粥，2 个豆包或 1 个黑面馒头的搭配。

蔬菜类 300~500 克。
多吃富含膳食纤维的蔬菜，可润肠通便。

水果类 200~400 克。
一天吃小半个芒果、1 个苹果、3 颗鲜枣就够了。

鱼类和海鲜 100~150 克。
摄入不足时，可用畜禽肉或蛋类替换。

畜禽肉类 100 克。
可选择脂肪少的肉类，如猪小排、牛肉。

孕晚期宜饮食均衡

孕晚期，胎宝宝的体重增加很快，如果营养不均衡，孕妈妈往往会出现贫血、水肿、高血压等并发症。孕妈妈就要注意平衡膳食。孕妈妈所吃的食物品种应多样化，搭配要恰当，荤素搭配、粗细粮搭配、主副食搭配。总之，孕妈妈不能挑食，还要适当补充铁，预防贫血；补充钙、磷等有助于胎宝宝骨骼及脑组织发育。

过敏孕妈妈要多补充维生素 C 和类黄酮

怀孕之前已经知道自己是过敏体质的孕妈妈，会对孕期致敏因素格外小心，但是有的孕妈妈从没有过敏情形，到怀孕时才首次出现。如果出现过敏不要惊慌失措，采取相应措施，孕妈妈和胎宝宝都会安然无恙。用食物缓解过敏主要是补充维生素 C 和类黄酮。孕妈妈可以多吃些下列食物：西蓝花、荠菜、胡萝卜、芒果、南瓜、杏仁、番茄、西瓜、紫葡萄、柑橘、草莓、樱桃等。

宜补充矿物质

孕 8 月，胎宝宝生长迅速，孕妈妈的新陈代谢率也达到了孕期的高峰，此时孕妈妈宜补充矿物质，尤其是锌、铁、钙、碘等。如果孕妈妈缺乏这些物质，往往会出现腿抽筋、贫血、易出汗、惊醒等症状；严重缺乏矿物质元素，还会影响孕妈妈和胎宝宝的免疫力，增加胎宝宝患先天性疾病的概率。不过，虽然矿物质可增加母婴免疫力，但也不宜过量补充。孕妈妈除了适当吃钙片外，其他矿物质元素最好还是通过饮食来补充。

维生素 C 孕期推荐量为每日 130 毫克。

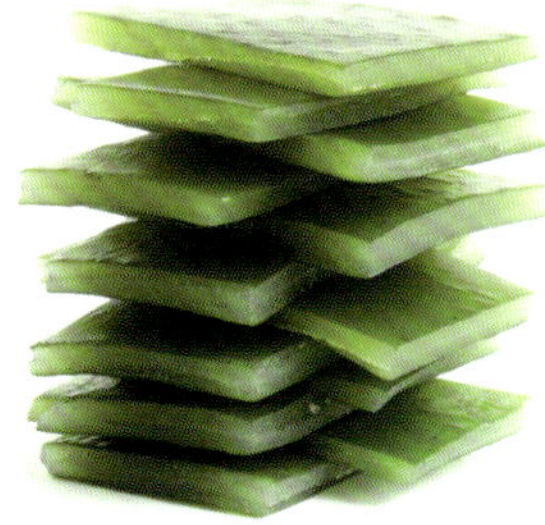

海带富含碘、钙、磷、硒等矿物质，是孕妈妈理想的补碘食物。

碳水化合物
帮助储存糖原及脂肪

↓

维生素 C 和类黄酮
防止孕晚期过敏

↓

α－亚麻酸
促进大脑和视网膜发育

↓

铁
满足造血和储血的需要

↓

蛋白质
帮助胎宝宝体重增长

↓

孕 8 月主打营养素

不宜空腹吃猕猴桃

猕猴桃营养丰富，但维生素 C 和果酸含量较高，空腹食用易刺激胃黏膜。饭后一个小时食用比较好，不宜空腹吃，对猕猴桃过敏者不宜食用。

不宜用豆浆代替牛奶

有些孕妈妈不喜欢喝牛奶，认为豆制品营养也很丰富，就用豆制品来代替牛奶。其实这种做法是不科学的，因为黄豆里含的钙量有限，另外本身做成豆制品浓度不一，所以钙量不好计算。

睡前不宜吃易引起胀气的食物

有些食物在消化过程中会产生较多的气体，从而产生腹胀感，妨碍孕妈妈正常睡眠。如蚕豆、洋葱、茄子、土豆、红薯、芋头、玉米、香蕉、面包、柑橘类水果和添加木糖醇（甜味剂）的饮料及甜点等，孕妈妈要尽量避免在晚餐及睡前食用这些食物。

孕期吃些紫色蔬菜好处多

紫色蔬菜中含有一种特别的物质——花青素。花青素除了具备很强的抗氧化能力、预防高血压、减缓肝功能障碍等作用之外，还有改善视力、预防眼部疲劳等功效。对于孕妈妈来说，花青素是预防衰老的好帮手，其良好的抗氧化能力，能帮助调节自由基，长期使用电脑或者看书多的孕妈妈更应多吃。

扫一扫，不爱吃蔬菜的孕妈妈这样吃

建议不爱吃蔬菜的孕妈妈最好改掉这种偏食的习惯，实在不行可以采取这几种方法弥补。

养胎不长肉食谱

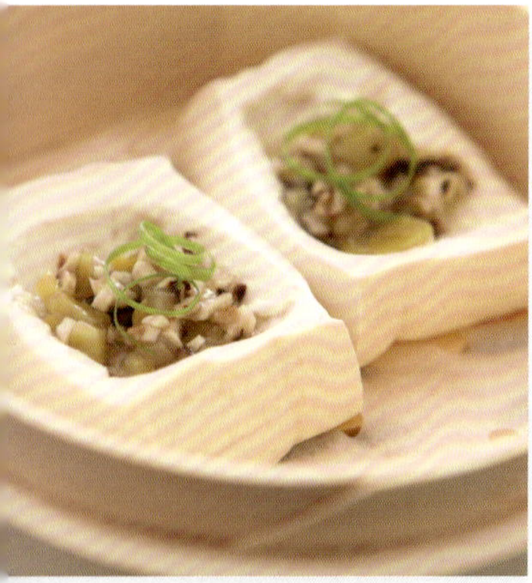

香菇豆腐塔

原料：豆腐1块，豆角1根，香菇3朵，盐、葱丝各适量。

做法：1. 豆腐洗净，切成四方小块，中心挖空备用。2. 香菇和豆角一起剁碎，加入适量的盐拌匀成馅料。3. 将馅料填入豆腐中心，摆盘蒸熟，点缀上葱丝即可。

营养功效：豆腐富含易被人体吸收的钙，对胎宝宝骨骼的硬化和脚趾甲的生长极有好处，并有助于胎宝宝正常的心肌活动。

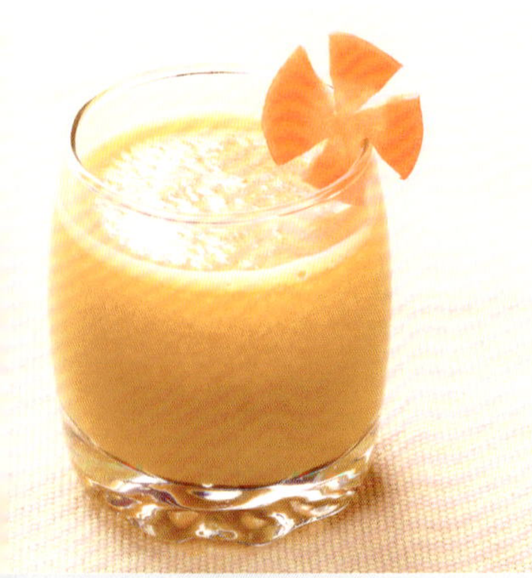

菠菜橙汁

原料：菠菜2棵，橙子、苹果各1个，胡萝卜1根。

做法：1. 菠菜用开水焯烫，橙子、胡萝卜、苹果洗净。2. 橙子（带皮）、胡萝卜与苹果切碎，所有原料一起放入榨汁机榨汁即可。

营养功效：这款饮品能润肠通便，增进孕妈妈食欲；丰富的维生素C能够提高孕妈妈身体对铁的吸收率，有效预防贫血。

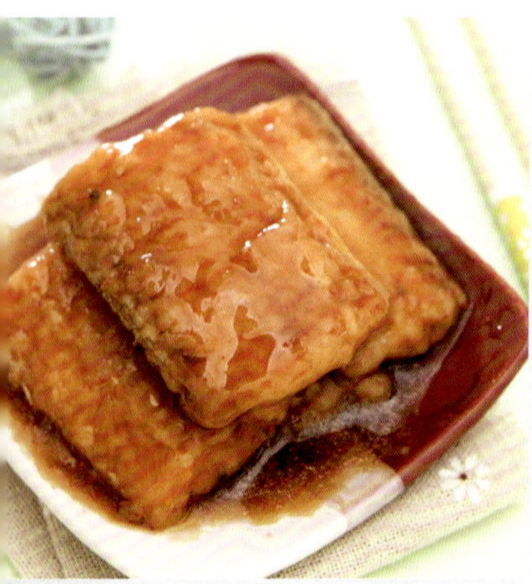

红烧带鱼

原料：带鱼2条，姜片、蒜瓣、醋、酱油、料酒、盐、淀粉、白糖各适量。

做法：1. 带鱼洗净后去头尾剪成段，两面拍上淀粉。2. 锅内放油，放入带鱼段炸至金黄捞出。3. 锅内留底油，姜片、蒜瓣放锅里煸香。4. 放入带鱼段，来回晃动锅，再顺着锅边倒入醋。5. 加入酱油、料酒、白糖和2杯水，大火烧开，待汤汁见少时放盐，至汤汁收浓。

营养功效：带鱼富含不饱和脂肪酸，利于胎宝宝大脑发育。

香椿苗拌核桃仁

原料：核桃仁 8 颗，香椿苗 1 把，盐、醋、香油各适量。

做法：1. 香椿苗择好后，洗净滤干水分；核桃仁用温开水浸泡后，将皮去掉备用。2. 将香椿苗、核桃仁、醋、盐和香油拌匀。如果想吃辣味的可以淋入少许辣椒油。

营养功效：核桃能有效补充 α - 亚麻酸，可使胎宝宝大脑发育更加完善。

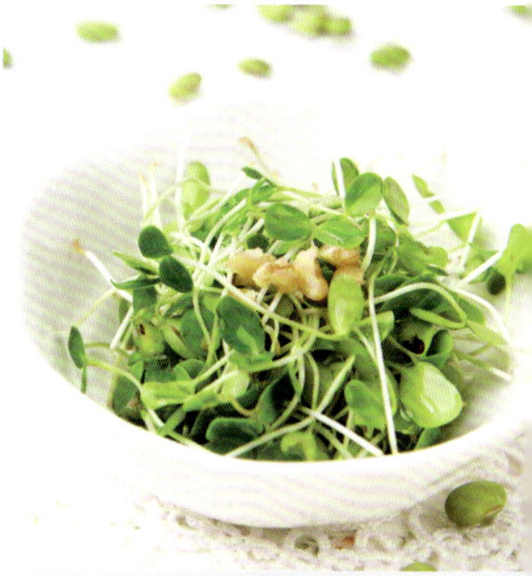

老鸭汤

原料：老鸭 1 只，酸萝卜 150 克，姜、盐各适量。

做法：1. 老鸭收拾干净，剁块，汆烫，把鸭块倒入锅中翻炒至汤汁收干。2. 酸萝卜用清水冲洗干净，切片；姜拍烂，备用。3. 用炖锅把水烧开，然后倒入炒好的鸭块、酸萝卜片、姜片，用小火煨 2 小时出锅，加盐调味即可。

营养功效：老鸭汤具有温胃养颜、清热驱寒、增强人体免疫力的功效，集营养与美味于一身。

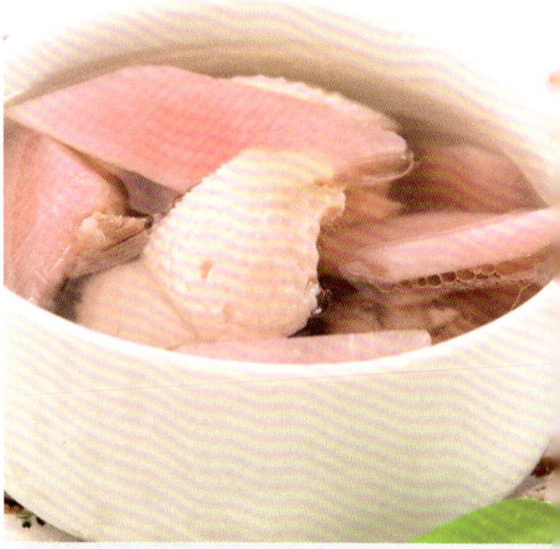

海参豆腐煲

原料：泡发海参 1 只，肉末 80 克，豆腐 1 块，胡萝卜片、黄瓜片、葱段、姜片、盐、酱油、料酒各适量。

做法：1. 剖开海参腹部，洗净，用沸水加料酒和姜片汆烫，捞起切寸段；肉末加盐、酱油、料酒做成丸子；豆腐切块。2. 海参段放进锅内，加清水、葱段、姜片、盐、酱油、料酒煮沸，加入丸子和豆腐块，煮至入味，最后加胡萝卜片、黄瓜片稍煮。

营养功效：海参能提供优质的蛋白质，让胎宝宝更强壮。

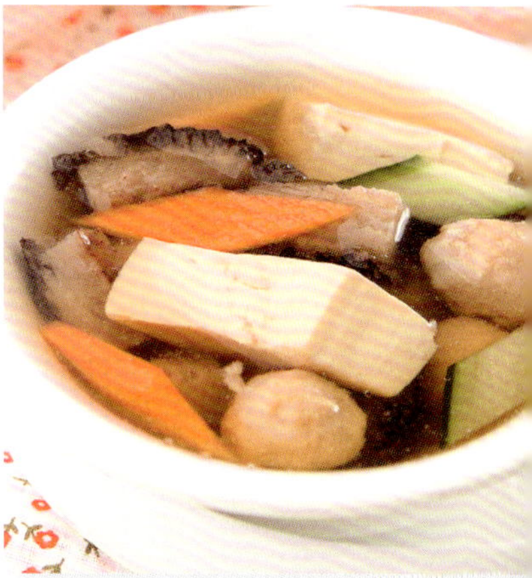

生活细节快快查

孕8月，孕妈妈的身体越来越笨重，会感到很疲劳，胎宝宝正快速生长发育着，孕妈妈的行动会更加不便，所以本月孕妈妈在生活上要更加注意，避免过度劳累。

放缓生活节奏

孕晚期，孕妈妈身体负担增加，生活节奏宜放缓。如果身体情况不乐观，孕妈妈可以申请休假。不过，在孕妈妈暂时离开工作岗位前，应为工作交接做好准备。找一个适当的时间，与同事对细节问题进行沟通，并商量好保持联系的方式、时间，以保证在孕妈妈休假期间工作顺利进行，同时也让孕妈妈获得一个相对清静的假期。

大龄孕妈妈，工作要量力而行

有些孕妈妈想等到临产前才请产假，这是非常正确的选择，因为工作可以让孕妇维持正常的活动量。但年龄大于等于35岁的“高龄产妇”，她们的心脏、肺及其他重要器官必须更辛苦地工作，且鼓起的肚子对脊柱、关节和肌肉形成沉重的负担。如果高龄孕妈妈孕晚期工作不觉得劳累，那值得鼓励。如果觉得劳累，那也不必太勉强，该休息时就休息。如果要休息，应该提前跟公司领导商量好休假时间，千万不要不好意思开口，这个时候，没有什么比自己和胎宝宝更重要的。相信公司会理解你的难处，提前帮你安排好工作交接及后续问题。

左侧卧，准备护腰枕

到了孕晚期，子宫受到压迫，影响胎宝宝的氧气供给，如果孕妈妈采用左侧卧睡眠，可以缓解子宫供血不足的状况，有利于胎宝宝生长发育和孕妈妈顺产。孕妈妈可以使用护腰枕，它可以托住腹部和腰部，帮助孕妈妈采用正确的睡姿，减轻孕期不适感。

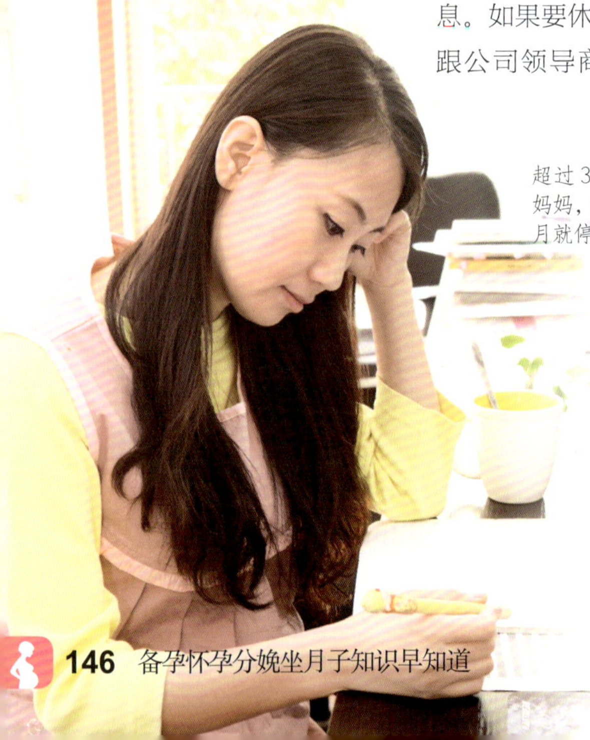

超过35岁的大龄孕妈妈，最好提前2个月就停止工作。

扫一扫，教你培养生活情趣的方法

很多孕妈妈在孕期难免会产生无聊或者乏味的感觉，或者对孕期产生厌倦和抵触情绪。这种心态会给腹中胎宝宝带来不利影响，孕妈妈要学会调节心态，从生活的细节中发现和找到情趣。

提前选择分娩医院

选择合适的医院分娩，是孕晚期最应该关注的问题，而且还需要实地考察了解分娩医院的实际情况，住院部的条件和医生、护理人员的水平等。一般考察分娩医院要注意以下几点：

医院的口碑

可以看医院的等级，再听听周围生过宝宝的妈妈们的介绍和推荐。如果需要提前住院或选择剖宫产的孕妈妈，也需要了解住院部的条件和收费。

离家远近

离家的远近也是一大因素，比如，分娩时是否能很快地到达医院，是否会堵车，生产完之后，家人是否能很方便地照顾等。所以，家附近口碑好的医院应是较好的选择。

是否提倡自然分娩

分娩方法在选择医院的时候也需要考虑进去，比如，这个医院的自然分娩率是多少，剖宫产率是多少，是否提供助产分娩（就是由助产士一对一地照顾），是否可以有亲人陪护，麻醉手段是否什么时候都有等。

提前给宝宝准备一个好名字

有准爸妈感言："取一个好名比生孩子还难！"真是这样的，有些准爸妈眼看宝宝再有几个月就要出生了，可是那个让所有人都满意的名字还迟迟没有想出来。准爸妈们是不是正在被这个问题困扰呢？一起来解决它吧！什么样的名字才是好名字呢？凭一个"姓 + 名"就组合成独具匠心的名字还真不是那么容易的事。衡量好名字有 5 个标准：简单易记，语音流畅，笔画均匀，兼顾姓氏，独具韵味。先给宝宝起个可爱的小名儿吧，这样叫起来会更加亲切。

乳房清洁不可忽视

孕晚期，孕妈妈应做好乳房清洁护理工作。常用温开水清洗乳头，用毛巾将乳头擦洗干净，这样既可保持卫生，又可增加乳头表皮韧性，以便将来喂奶时经得起宝宝的吮吮。每天自我按摩乳房，可以为开奶做准备，但不宜太过用力按压。如果乳头内陷，擦洗时可用手轻轻拉出乳头。

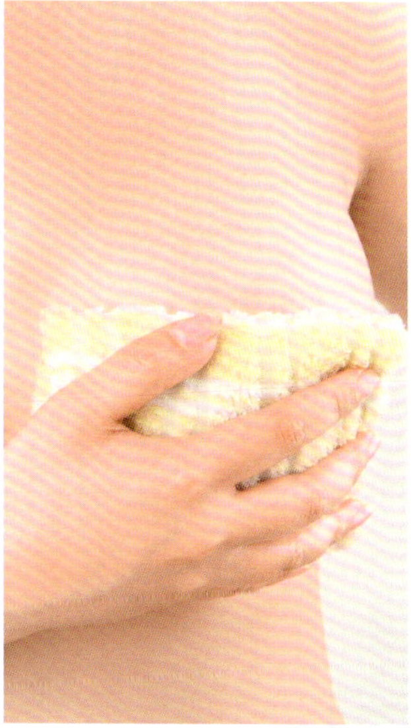

扫一扫，避开
给宝宝取名字的 6 大雷区

每个孕妈妈和准爸爸都希望给自己的宝宝起个好名字。一个响亮优雅的好名字，在哪里都能成为大家关注的焦点，但是要起一个好名字并不是一件容易的事。给宝宝取名字有七大雷区，新手爸妈记得一定要避开。

本月常见不适这样做

孕 8 月，孕妈妈特别容易感到疲劳，之前的腰酸背痛、水肿和呼吸费力的状况可能会更严重。睡眠质量不好，食欲会有所下降，孕妈妈心情容易变得急躁，一些妊娠并发症开始出现，孕妈妈的身体会承担更多的不适，想想就要和宝宝见面了，孕妈妈再坚持一下吧。

感觉腹胀要注意休息

腹胀是由于外界各种刺激而引起的子宫收缩，这些刺激包括身体疲劳、精神紧张等。每个孕妈妈的状况不同，受到同样刺激有的感觉明显，有的则没什么感觉，这些都是正常的，所以孕妈妈不要因为自己的情况与其他人不同而太过担心。一般比较敏感的孕妈妈就比较容易腹胀。另外，皮下脂肪少的人，也比较容易发生腹胀。

腹胀时，子宫处于收缩状态，这时提供给胎宝宝的氧气会略微减少。因此，有的孕妈妈担心这种感觉会使胎宝宝难受。但实际上，子宫的收缩是一紧一松的，即使氧气循环会有片刻的减少，富含氧气的血液又会马上补充上来，所以胎宝宝不会有难受的感觉。

无论是否为正常的生理性腹胀，孕妈妈首先要做的就是休息一下。能躺下自然是最好的了，但如果是在外面，可以坐在椅子上安静地休息一会儿。一般孕妈妈容易在晚上感觉腹胀，有可能是一天的疲劳导致的，所以一定要早点休息。很多孕妈妈也会在早上醒来时感觉腹胀，有可能是因为刚醒来，各种感觉比较敏感的缘故，或者可能是对将要开始的一天感到紧张。这时，孕妈妈不要着急起床，稍微休息一下，感觉好点后再起床。如果孕妈妈休息了一两个小时后，腹胀依然得不到缓解，则有可能是早产征兆，此时就应该去医院进行检查。

前置胎盘不必慌

前置胎盘是孕中晚期严重的并发症，也是妊娠期出血的主要原因。前置胎盘，指胎盘在子宫内的位置过低，附着在子宫内口，而将子宫颈口遮住。正常妊娠时的胎盘，一般附着在子宫的前壁、后壁或侧壁。

发生前置胎盘的孕妈妈有些并没有症状发生，多是怀孕后期医生在例行 B 超产检时发现前置胎盘。有少部分是在怀孕 28 周后出现出血的症状，此种出血症状属于无痛性的阴道出血。刚开始可能只是少量的出血，

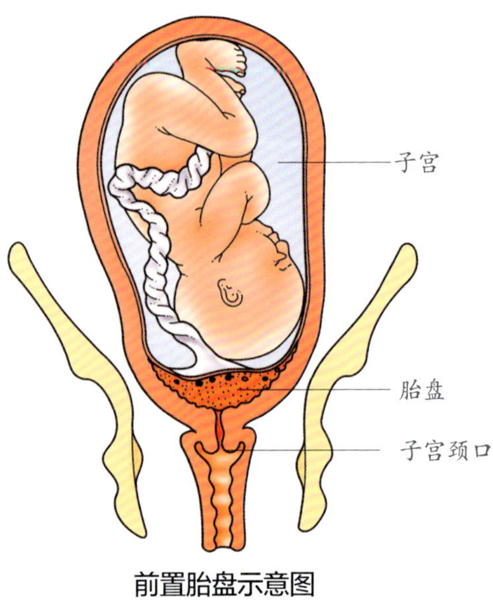

前置胎盘示意图

休息之后会停止，但之后仍会陆续少量出血。较危险的状况是，突然且无预警地大量出血，也有病例是合并胎盘早剥。如果没办法安胎，就可能会发生早产，甚至引起胎死宫内产妇休克等问题。因此，怀孕期间如有不明原因的出血，都应该就诊检查，确认原因。另外，已经诊断出前置胎盘的孕妈妈，则要更加留意怀孕时的症状，如果有出血、腹痛、阵痛等问题时，都应该立即就诊。

如果前置胎盘已成事实，就是不能改变的，所以，所谓的治疗就是尽量预防症状的发生，并等待胎宝宝发育至成熟的阶段时，采取必要的剖宫或是自然生产的方式。一般前置胎盘与胎宝宝本身健康没有什么关系。不过，胎盘附着位置不佳可能会影响胎宝宝的营养吸收，造成胎宝宝较小，或是产前出血而使胎宝宝有贫血、缺氧，引发后续的健康问题。有时候也可能因为早产而有发育未成熟的早产儿问题。

肚皮痒怎么回事

怀孕期间，因孕激素分泌，或者胆汁淤积，孕妈妈可能会出现全身或局部性皮肤瘙痒。如果情况不严重，孕妈妈可以不必理会，待分娩后，痒感就会消失。若情况严重，令孕妈妈坐卧难安，宜到医院检查，排除因感染病毒而引起的皮肤病，或妊娠肝内胆汁淤积症，再根据医生指导进行治疗或缓解。

扫一扫，了解
不易发胖的蔬菜和水果

孕妈妈不要看到这个标题就很兴奋，不易发胖只是相对来说的，没有任何食物是吃再多也不胖的。

胎儿有些缺氧怎么办

导致胎儿缺氧的因素有3种，孕妈妈可根据不同原因采取不同措施。

1. 母体因素。孕妈妈有妊娠高血压、重度贫血症状时，会导致胎宝宝缺氧。此时可根据孕妈妈疾病程度，看胎宝宝缺氧状况能否得到改善，若能改善，则采取措施改善。若不能，要在医生建议下采取剖宫产。

2. 胎盘、脐带因素。脐带缠绕、过长、过短、扭转和胎盘功能低下等。此时孕妈妈要定时吸氧，并及时监测胎宝宝情况，如每天做胎心监护，若发现缺氧情况严重，要及时采取措施。

3. 胎宝宝因素。胎宝宝有严重先天性疾病也可能会出现缺氧状况，预防这种状况的最好方式是定期产检。

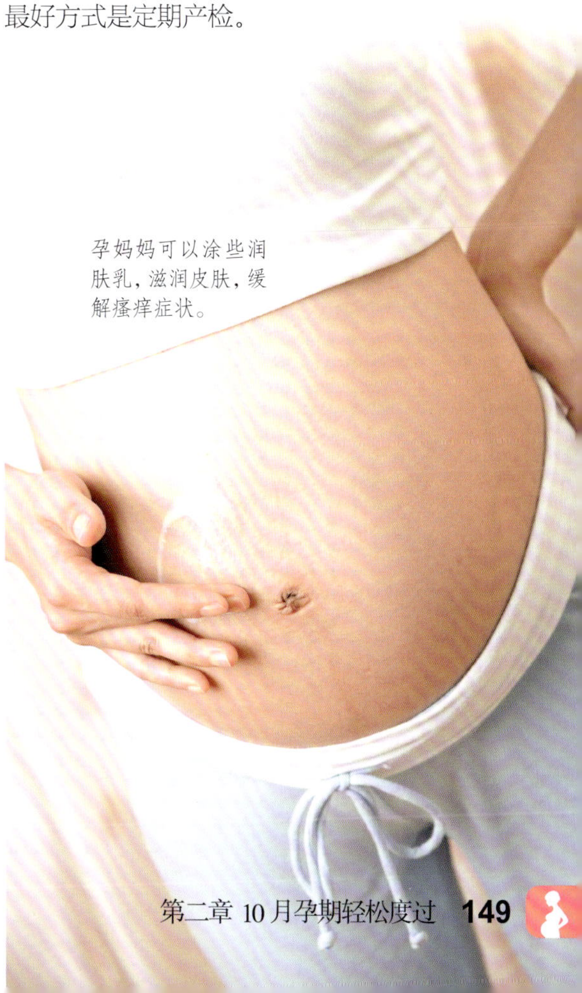

孕妈妈可以涂些润肤乳，滋润皮肤，缓解瘙痒症状。

胎教

本月胎教重点：沟通和交流才能带来更多的思考，对于胎宝宝来说，这一点非常重要。胎教素材要更加丰富多彩，不仅要为他讲故事，还要教他学知识。

语言胎教：绕口令《一只青蛙一张嘴》

这个好玩的绕口令，不只是练嘴皮子的，还考验了孕妈妈的速算能力。最初几只青蛙应该不在话下，但多了就可能绕不过来了。请准爸爸一起参与读绕口令，胎宝宝一定很喜欢。

一只青蛙一张嘴，两只眼睛四条腿，扑通一声跳下水。

两只青蛙两张嘴，四只眼睛八条腿，扑通、扑通跳下水。

三只青蛙三张嘴，六只眼睛十二条腿，扑通、扑通、扑通跳下水。

四只青蛙四张嘴，八只眼睛十六条腿，扑通、扑通、扑通、扑通跳下水……

后面的，继续说下去。

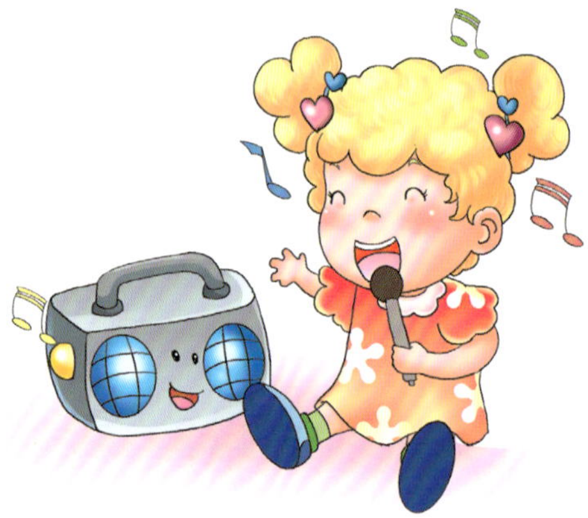

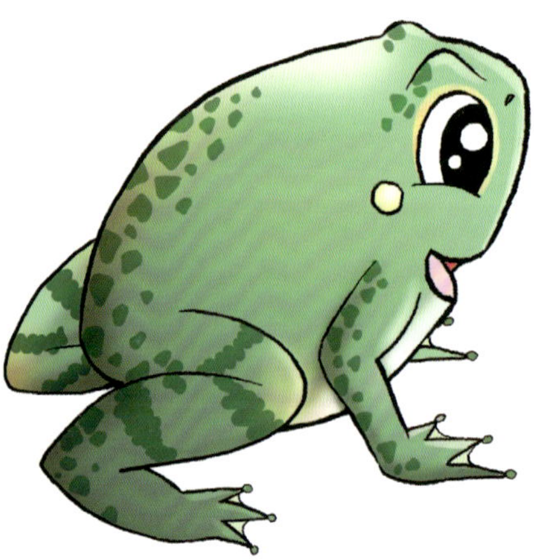

音乐胎教：孕妈妈唱儿歌《雪绒花》

雪绒花，雪绒花，
每天清晨迎接我。
你洁白，又鲜艳，
看见你我多快乐。
我愿你永远开放，
可爱的雪绒花。
请为我故乡，
永远吐露芬芳。
雪绒花，雪绒花，
每天清晨迎接我。
你洁白，又鲜艳，
看见你我多快乐。
我愿你永远开放，
可爱的雪绒花。
请为我故乡，
永远吐露芬芳。

知识胎教：关于雪花的秘密

雪花飘落的时节，总是静谧而美好，读完好听的儿歌，再让准爸爸讲讲美丽的小雪花形成的过程吧。这也是准爸爸带宝宝亲近大自然的一种方式，别以为，你的胎宝宝听不懂这些，只要你反复为他讲解，使他产生记忆印迹，这些都有助于他的智力发育，下面开始吧！

雪花的形成要有两个基本条件：一个条件是水汽饱和，另一个是空气中要有“凝结核”，大气中的尘埃、矿物质等固体杂质都是理想的凝结核。一般情况下，水蒸气附着在凝结核上，遇冷凝成水，随着温度的降低，水汽饱和之后，才能结成冰，雪就是冰的晶体。这些美丽的小冰晶是无色透明的，可是它们像一面一面的小镜子，发射光线的能力非常强，就显示出了白颜色。在降落的过程中，许多雪花凝结在一起，就形成了鹅毛大雪，飘啊飘啊，最后形成厚厚的一层，踩上去，咯吱咯吱的。用纯洁的白雪堆成雪人，在梦里，与小宝宝一起玩耍嬉戏……

美学胎教：《划船》

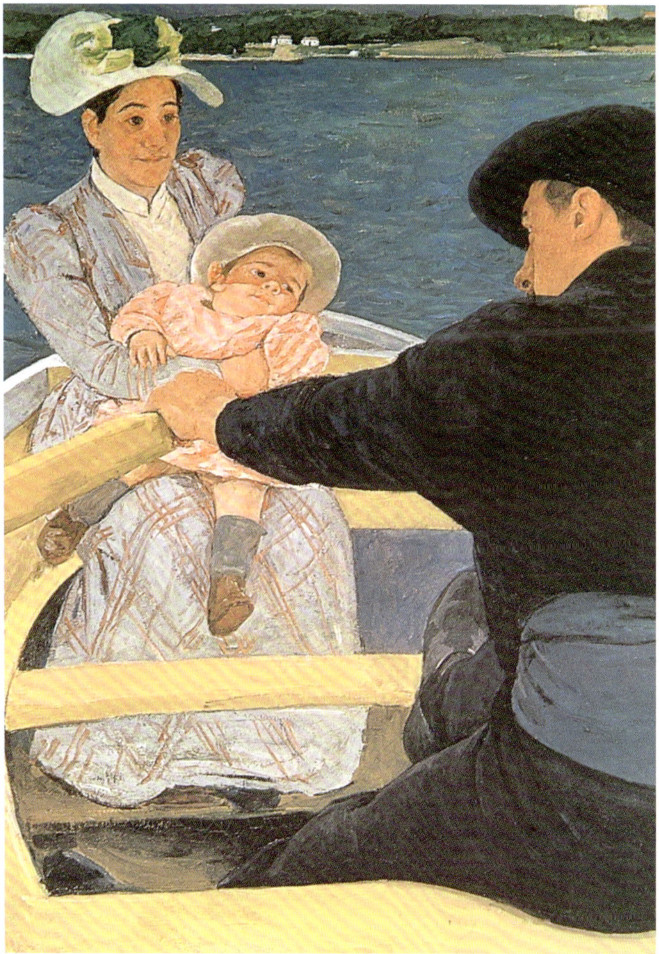

孕妈妈看见这幅画后，是不是已经在心里勾画出一个春游的其乐融融的场景了呢？想想都很惬意呢！美国女画家玛丽·卡萨特的名画《划船》描绘了一家三口出游泛舟的情景。画面里的爸爸奋力地划着船，温柔地看着自己的妻儿，妈妈膝上的孩子正慵懒地享受假日的阳光，蓝色的水面上，船儿止往外驶去……孕妈妈欣赏这幅画的同时是不是仿佛感觉到了船桨激起的水声和柔和的微风？因为汲取了日本版画的特点，整幅画在构图上采用高视平线的角度来安排人物，使观众感觉到自己也成为船上的一名游客，一起乘舟享受这惬意时光。

孕9月

本月大事提前知

孕 9 月，孕妈妈就连睡觉也会觉得辛苦，由于子宫压迫膀胱，甚至会加重尿频、水肿和腰背痛等不适。可是无论怎样，宝宝到来的幸福会让孕妈妈觉得这是值得的。

扫一扫，
本月注意事项都知道

孕产知识

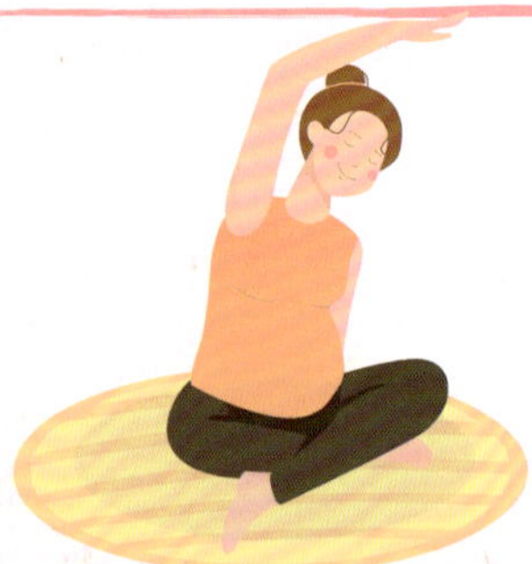

练习腹式呼吸

孕晚期，胎儿的生长发育最快，需要的氧气更多了，孕妈妈的耗氧量也明显增加，这就使得孕妈妈会出现喘气困难或胸闷的感觉。此时练习腹式呼吸不仅能给胎儿输送新鲜氧气，还可以消除孕妈妈的紧张与不适。

孕产知识

注意羊水量

临床上，羊水量以 300~2 000 毫升为正常范围，超过 2 000 毫升为羊水过多，少于 300 毫升则为羊水过少，这两种状况都是需要特别注意的。

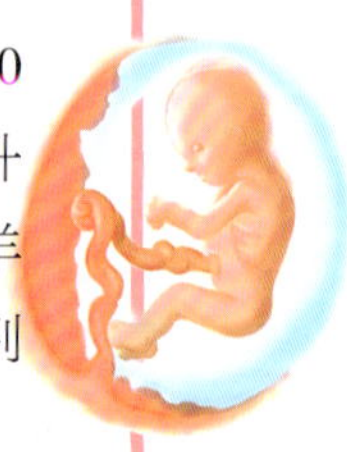

运动

适当运动助顺产

孕妈妈提前练习一些有助于顺产的运动，如下肢运动、骨盆运动和胸部瑜伽，不仅能促进分娩、减轻孕妈妈的痛苦，还能更加安全顺利地迎接小宝宝。

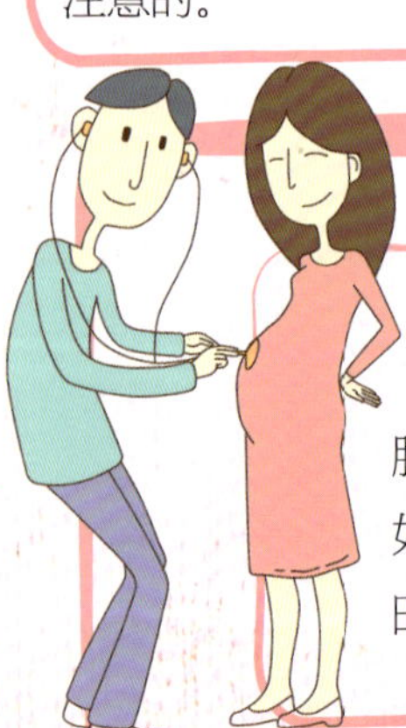

孕产知识

坚持数胎动

此时还应坚持计数胎动，胎动每 1 小时 3~10 次为正常。如果胎动过少或增多，则应及时上医院就诊。

调整生活习惯

多活动双手

孕妈妈可以在睡觉的时候借助枕头把胳膊垫起来，以缓解手指、手臂疼痛和麻木。如果现在还敲键盘工作，注意休息时伸展一下双手。

产检

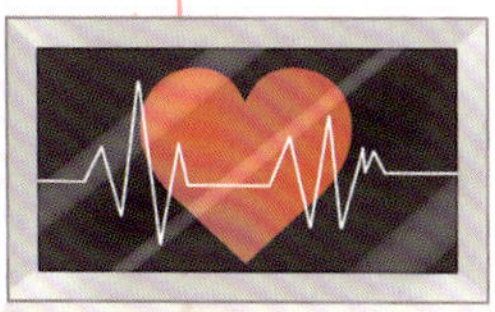

心电图检查

本月要做心电图检查，孕妈妈可以简单研究一下心电图，大概了解报告单上各个符号代表的意义。

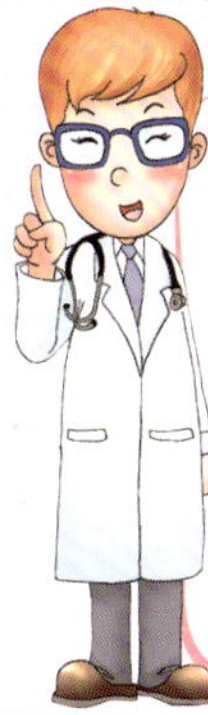

产检

和医生讨论分娩事宜

除了心电图（判断心脏能否承受分娩压力的主要依据），这次的产检还会涉及分娩迹象、分娩计划等内容的讨论。

日常规划

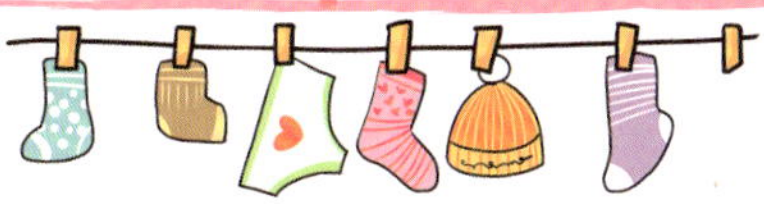

清洗宝宝的衣物和被褥

现在可以清洗给宝宝准备的小衣服和被褥，用肥皂和清水除去织物中的刺激成分，以保护宝宝娇嫩的皮肤。

日常规划

烦躁时听听音乐

孕妈妈在感到情绪焦躁不安的时候，不妨采取一种你觉得舒服的姿势，静静地聆听自己喜欢的音乐，这样心情就好多了。

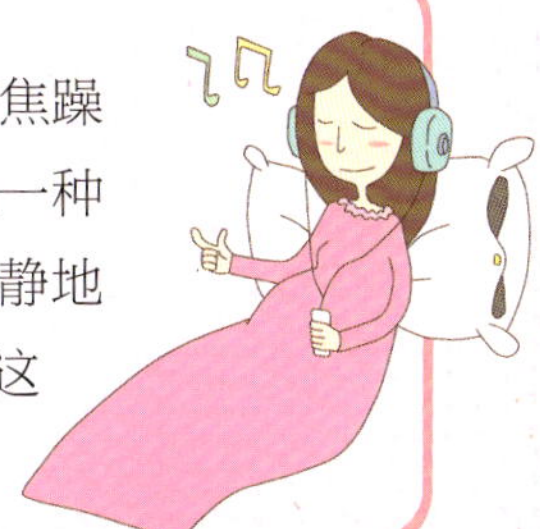

孕产知识

了解分娩方式

对胎宝宝和孕妈妈来说，自然分娩是比较理想的一种分娩方式，但并不是所有的孕妈妈都适合。除此以外，还有剖宫产、无痛分娩、水中分娩等多种方式。

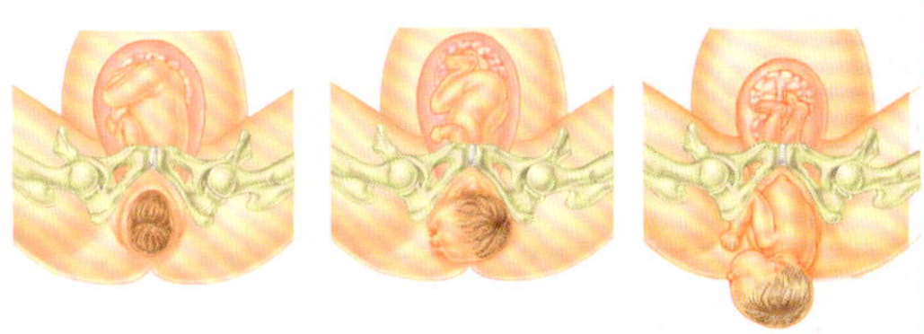

营养

调整饮食

多吃些玉米、蔬菜等含膳食纤维多的食品，以缓解便秘。吃一些有补益作用的膳食，以利于孕妈妈面对随时可能到来的分娩活动中的能量消耗。

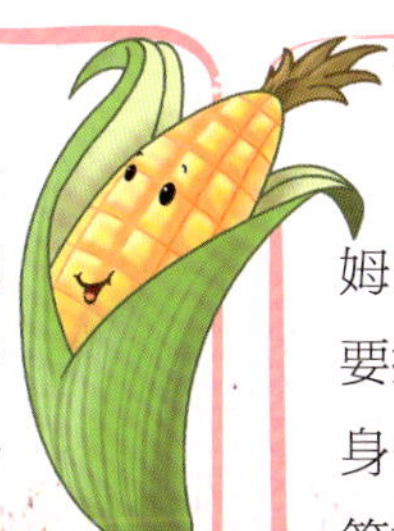

日常规划

确定伺候月子的人选

谁来伺候月子？是老人，还是保姆、月嫂，或者是去月子中心，孕妈妈要提前和家人商量。最好能综合考虑身体、个性、思想观念以及专业知识等方面。

产检早知道

孕9月的产检是每周1次，产检项目除了常规地完成前几次检查的项目外，医生还会进行有关分娩前的准备检查，如心电图。由于临近产期，孕妈妈要积极配合医生做胎心监护，随时准备迎接宝宝的出生。

孕9月产检项目

产检项目	检查内容和目的	参考值
体重检查	通过孕妈妈的体重增长情况对孕妈妈进行合理的饮食指导	每周可以稳定增加0.45千克，每周又以不超过0.5千克为原则
血压检查	检测孕妈妈是否患有高血压或低血压	正常血压为： 收缩压（即高压）90~140mmHg 舒张压（即低压）60~90mmHg
尿常规检查	便于医生了解肾脏的情况	正常：尿蛋白、糖、白细胞、红细胞及酮体均为阴性
心电图	判断孕妈妈心脏能否承受生产压力	如有异常，医生会提醒孕妈妈
胎心监护	推测出宫内胎宝宝有无缺氧	胎心率正常波动在110~160次/分
听胎心音	随时监测胎宝宝是否有异常	正常值为110~160次/分
测量宫高、腹围	估计胎宝宝宫内发育情况	宫高正常：32（29.8~34.5）厘米 腹围正常：92（86~98）厘米
血常规检查	检查孕妈妈是否有贫血，避免分娩危险	血红蛋白110~150g/L

注：以上产检项目和标准可作为孕妈妈产检参考，具体产检项目以各地医院及医生提供的建议为准。

专家详解你的产检报告

心电图要完全看懂，很有难度。孕妈妈最好询问医生。心电图由P波、QRS波、ST段、T波和U波组成。一小格是0.04秒，一颜色深的大格是25小格也就是1秒，数6个这样的格子内的搏动然后乘以10就是心率。两个搏动之间也就是两个QRS波之间的距离越小，心率越快。PR间期反映的是房室传导速度，太长说明阻滞。孕妈妈心率在60~100次/分为正常。PR间期不是固定值，正常值为0.12~0.205，说明心房功能好，没有传导阻滞。ST没异常，说明心肌供血正常。

一次过产检，专家来支招

心电图指的是心脏在每个心动周期中，由起搏点、心房、心室相继兴奋，伴随着心电图生物电的变化，通过心电描记器从体表引出多种形式的电位变化的图形。心电图是心脏兴奋的发生、传播及恢复过程的客观指标。

孕晚期是心脏压力最大的时候，临产前做个心电图是非常有必要的，可以判断心脏能否承受分娩压力。

有的孕妈妈本来心脏没有什么问题，但是做心电图的时候没有注意，影响了检查结果，可能会重复做两三次检查。那么，做心电图都需要注意什么呢？

不要空腹做心电图，以免出现低血糖，可能会引起心跳加速，影响心电图的结果。

不要在匆匆忙忙的状态下去做心电图，检查前最好先休息一会儿，等平静下来再做检查。检查时既不要紧张，也不要说话，否则会产生干扰现象。

做心电图时，要穿一些容易穿脱的衣服，最好别穿连衣裙。

扫一扫，了解胎心异常的原因

孕妈妈除了要时刻监测好胎宝宝的胎心，更要了解胎心异常的原因，早了解早预防。

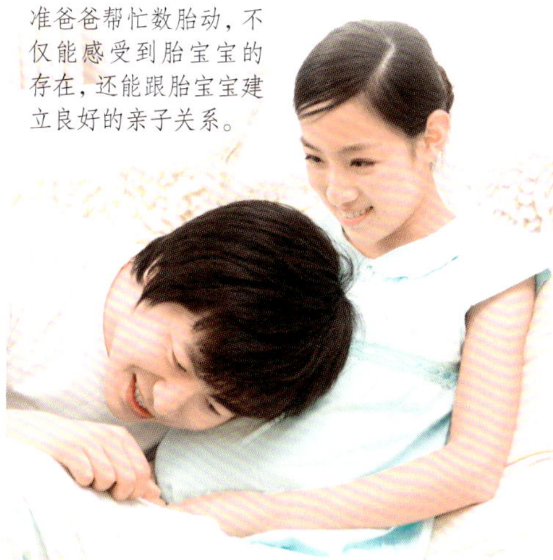

准爸爸帮忙数胎动，不仅能感受到胎宝宝的存在，还能跟胎宝宝建立良好的亲子关系。

本月产检注意事项

在家也可以做胎心监护

胎心监护是通过监测胎动和胎心率来反映胎宝宝在母体内的状况，在家做好胎心监护是十分必要的。家庭胎心监护的方法有如下几种：

1. 家用的胎心监护仪器：留心孕检时医生听胎心的位置，在家中自己用家用胎心监护仪找到胎心的位置，重复听几次。胎宝宝小于 5 个月时，听胎心通常在脐下，腹中线的两侧；孕 6~8 个月时，胎心位置会随之上移；孕晚期时，胎位基本固定，观察医生听胎心的位置即可。

2. 家用胎心听诊器：主要是在大锥形的双输口听头顶面的两个输口各接有胶管，胶管另一端各接有一只耳塞，双输口听头侧面装有一只电子计时器，极大地方便了孕妈妈随时听胎心。

3. 准爸爸亲耳听：怀孕 6 个月后，准爸爸用耳朵贴在孕妈妈腹部就可以听到胎宝宝的心音了，听到的正常胎心音就像钟表的“嘀嗒”声，每分钟 110~160 次。

孕期宜吃不宜吃早知道

由于胎宝宝发育的需要，孕9月，孕妈妈的营养应该以丰富的钙、磷、铁、碘、蛋白质、多种维生素为主，少食多餐，清淡饮食。

孕9月科学膳食结构表

五谷类 300~450克。

患妊娠糖尿病的孕妈妈可用糙米或五谷饭来代替白米饭。

蔬菜类 300~500克。

不要生食蔬菜，隔夜的剩饭菜不宜食用。

水果类 200~400克。

将几种水果榨汁食用，营养更丰富。

鱼类和海鲜 100~150克。

可适当多吃些鱼，可防止早产。

畜禽肉类 100克。

鸡翅、羊肉都是不错的选择，可换不同的方法来烹饪。

宜吃防早产食物——鱼

鱼被称为“最佳防早产食物”。研究发现，孕妈妈吃鱼越多，怀孕足月的可能性越大，出生时的宝宝也会较一般宝宝更健康、更精神。孕妈妈每周吃一次鱼，早产的可能性仅为1.9%，而从不吃鱼的孕妈妈早产的可能性为7.1%。鱼之所以对孕妈妈有益，是因为它富含ω-3脂肪酸，有防止早产的功效，也能有效增加宝宝出生时的体重。像鲱鱼、鲥鱼等富含必需脂肪酸的鱼，还有缓解抑郁、抑制癌细胞生长等作用。

宜继续补锌

孕妈妈缺锌容易导致难产，补锌的最佳途径是食补。要注意调整膳食结构、不偏食。适当地多吃富含锌的食物，如牡蛎、鱼、瘦肉、蛋类、奶类、花生、芝麻、大豆、核桃、粗面粉等。海产品、动物内脏都是人体摄取锌的可靠来源。

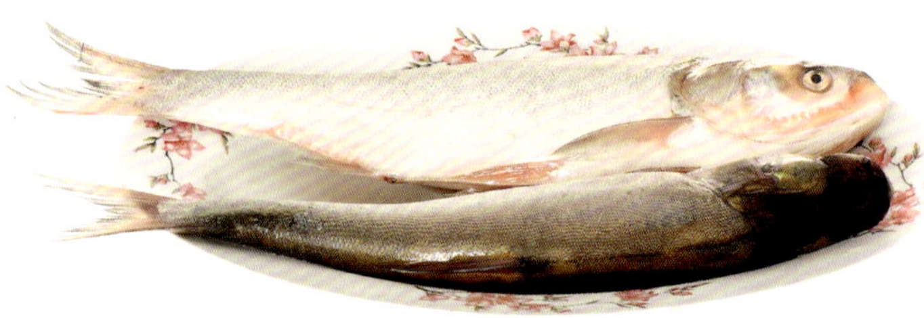

孕妈妈购买鱼类时，首先要买活鱼，其次要看产地，远离工业区的鱼类体内污染物质较少。

吃健康零食调节情绪：在吃零食时，零食会通过视觉、味觉以及手的触觉等，将一种美好松弛的感受传递到大脑中枢，有利于减轻内心的焦虑和紧张。临近分娩，孕妈妈难免会感到紧张甚至恐惧，可以试着通过吃坚果、饼干等零食来缓解压力。

孕期每日摄入锌推荐量为 11.5~16.5 毫克，从日常的海产品、肉类、鱼类中可以得到补充。

患妊娠糖尿病的孕妈妈不宜食香蕉

香蕉糖分高，有妊娠糖尿病的孕妈妈要少食。急慢性肾炎及肾功能不全者也不宜多食，畏寒体弱和胃虚的人也不宜多食。

不宜在孕晚期大量饮水

整个孕期饮水都要适量。到了孕晚期，孕妈妈会特别口渴，这是很正常的孕晚期现象，要适度饮水，以口不渴为宜，不能大量喝水，否则会影响进食，增加肾脏的负担。此时，应该科学适量地摄入水分，避免水肿。

扫一扫，掌握安全饮水的原则

因为尿频和内分泌变化，孕期水分的需要比平时要多，孕妈妈要掌握安全饮水的原则，以保障孕期及时补充水分，避免不良水质的危害。

不宜在孕晚期喝浓汤

孕晚期不宜天天喝浓汤，尤其是脂肪含量很高的汤，如猪蹄汤、鸡汤等，因为过多的高脂食物不仅让孕妈妈身体发胖，也会导致胎宝宝过大，给顺利分娩造成困难。

比较适宜的汤是富含维生素、钙、磷、铁、锌等营养素的清汤，如瘦肉汤、蔬菜汤、蛋花汤、鲜鱼汤等。而且要保证汤和肉一块吃，这样才能真正摄取到营养。

钙——加速牙齿和骨骼钙化

↓

铜——防止胎膜早破

↓

维生素 B_1——让胎宝宝健壮

↓

锌——胎宝宝顺利出生的有力保证

↓

维生素 K——防止分娩时大出血

↓

孕 9 月主打营养素

养胎不长肉食谱

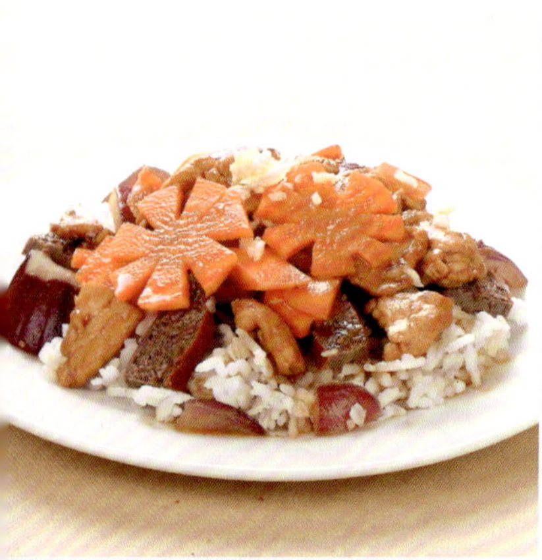

猪肝烩饭

原料：熟米饭 1 碗，猪肝 35 克，猪瘦肉 20 克，胡萝卜半根，洋葱半个，蒜末、水淀粉、盐、白糖、酱油、料酒各适量。

做法：1. 猪瘦肉、猪肝洗净，切片，调入酱油、料酒、白糖、盐、水淀粉腌 10 分钟。2. 洋葱、胡萝卜洗净，切片后用开水焯熟。3. 锅中放油，放入蒜末煸香，放入猪肝片、猪瘦肉片略炒；放入洋葱片、胡萝卜片和盐、酱油翻炒，放少许水烧开，加水淀粉勾芡，最后淋在熟米饭上。

营养功效：猪肝补铁，可缓解孕妈妈贫血。

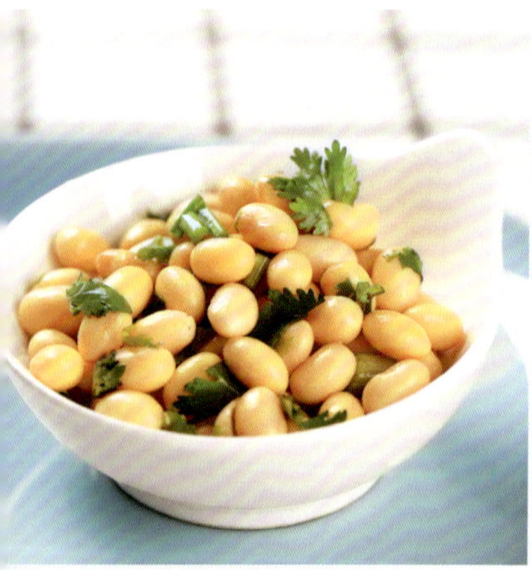

香菜拌黄豆

原料：香菜 3 棵，黄豆 50 克，盐、姜片、香油各适量。

做法：1. 黄豆泡 6 小时，加姜片、盐煮熟，凉凉。2. 香菜切段拌入黄豆，加香油即可。

营养功效：黄豆含钙丰富，还含有少量锌、铜，能降低孕妈妈早产、难产的概率。

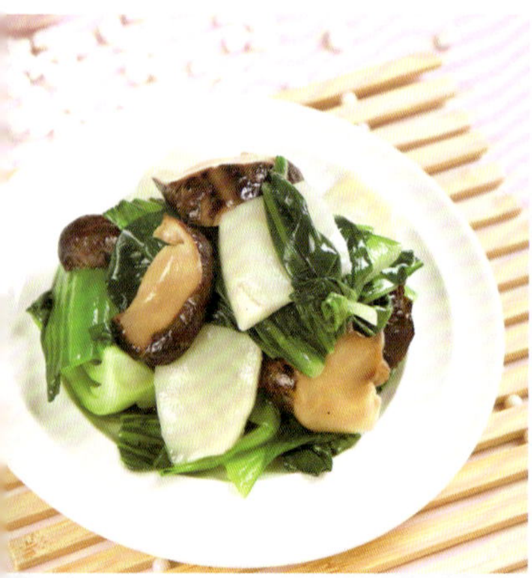

竹笋香菇扒油菜

原料：油菜 2 棵，竹笋 1 根，香菇 4 朵，葱末、盐各适量。

做法：1. 将油菜去掉老叶，清洗干净，切段；香菇切半；竹笋切片，并放入沸水中焯一下，除去笋中的草酸。2. 炒锅置火上，倒入适量油烧热，放入葱末、竹笋片、香菇煸炒，倒入少量清水，再放入油菜段、盐，用大火炒熟即可。

营养功效：这道菜含大量维生素和膳食纤维，对调节孕妈妈血糖和缓解便秘都很有帮助。

凉拌木耳菜花

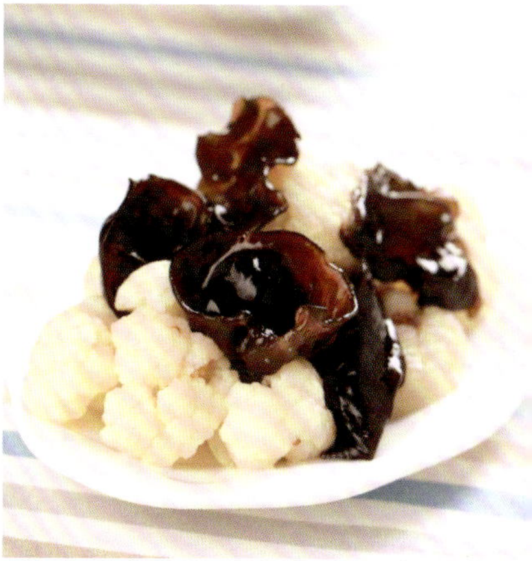

原料：菜花半棵，木耳适量，盐、醋、香油各适量。

做法：1. 菜花洗净，掰成小朵；木耳泡发，洗净。2. 菜花、木耳分别焯水，沥干。3. 将菜花、木耳搅拌在一起，加入盐和醋调味，淋上香油即可。

营养功效：菜花质地细嫩，味甘鲜美，是很好的“血管清理剂”，还富含维生素 K，可防止孕晚期出血和减少分娩时的出血。

百合莲子桂花饮

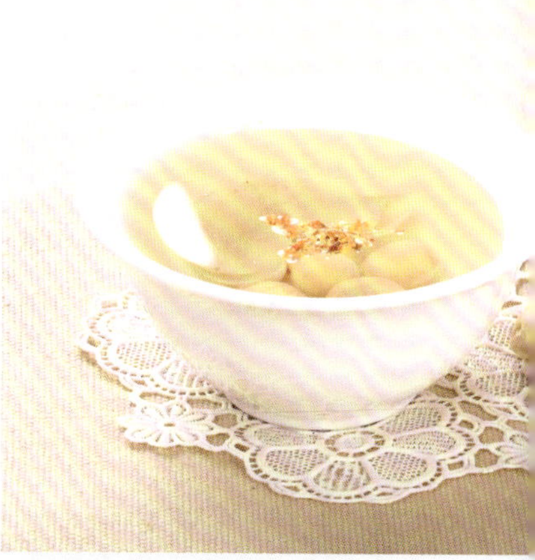

原料：鲜百合 10 克，莲子 4 颗，桂花蜜、冰糖各适量。

做法：1. 鲜百合轻轻掰开后用水洗净表面泥沙，尽量避免用力搓揉；莲子用水浸泡 10 分钟后捞出。2. 锅中加适量水，将莲子煮 5 分钟后即可轻松将莲子心取出。3. 莲子回锅，再次煮开后，加入百合，再加入冰糖煮至冰糖化开。4. 根据自己的喜好，添加适量的桂花蜜即可。

营养功效：此饮品含有维生素 B_1、维生素 B_2、钙、磷、钾等营养成分，可起到辅助睡眠、清肝利尿的作用。

冬瓜鲜虾卷

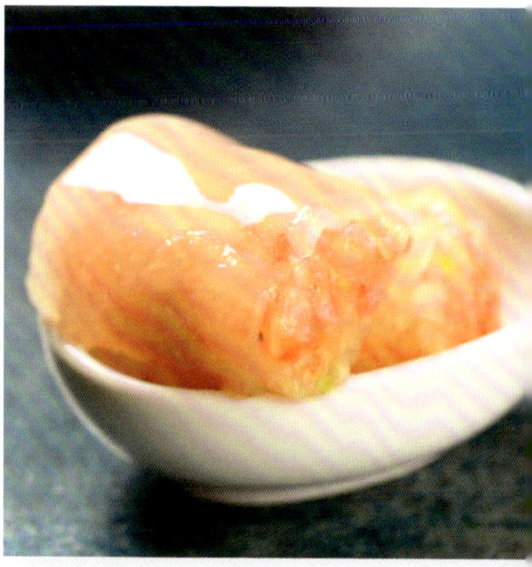

原料：冬瓜 200 克，鲜虾 5 只，火腿、胡萝卜各半根，香菇 4 朵，芹菜 1 根，盐、白糖各适量。

做法：1. 冬瓜去皮、瓤，洗净，切薄片；鲜虾洗净，去虾线，剁成蓉；火腿、香菇、芹菜、胡萝卜分别洗净，切条备用。2. 冬瓜片用开水烫软，将胡萝卜条、芹菜条、香菇条分别烫熟。3. 将除冬瓜外的全部材料拌入盐、白糖，包入冬瓜片内，刷油，上锅蒸熟，取出装盘。

营养功效：此菜含丰富的维生素、蛋白质，能很好地满足宝宝发育的需求。

生活细节快快查

此时的胎宝宝发育已经接近成熟了，孕妈妈的肚子越来越大，生活越来越不方便了，因此更要注意产前的日常生活细节。

选择婴儿床

一张设计合理的婴儿床不仅是宝宝健康成长的保证，同时也在一定程度上为妈妈提供了便利，减轻了妈妈的负担。现在是该准备婴儿床的时候了。

安全第一位：婴儿床必须符合严格的安全标准。

天然材质：比如实木，如果选用金属材料的婴儿床，绝对不能含有铅等对宝宝身体有害的元素。

边角圆滑，无尖锐棱角：所有表面必须漆有防止龟裂的保护层，或者床沿的双边横杆装上护套。

大小适度：最好可以调节长短，这样的床比较实用，但要注意是否结实，以免发生事故。

缓冲围垫：围在婴儿床内四周的缓冲软垫，最好是棉布的，围垫最少要有6个以上的结缚处。

床垫：当床垫调到最高位置时，它与床沿的距离至少要保持在25厘米以上。不选择海绵垫，海绵垫对宝宝骨骼的生长发育不利；最好选用有弹性、支撑力好的优质床垫。

调位卡锁：两边的床沿通常有两个高低调整位置，这些调整控制必须具有防范宝宝自己打开的固定卡锁功能。

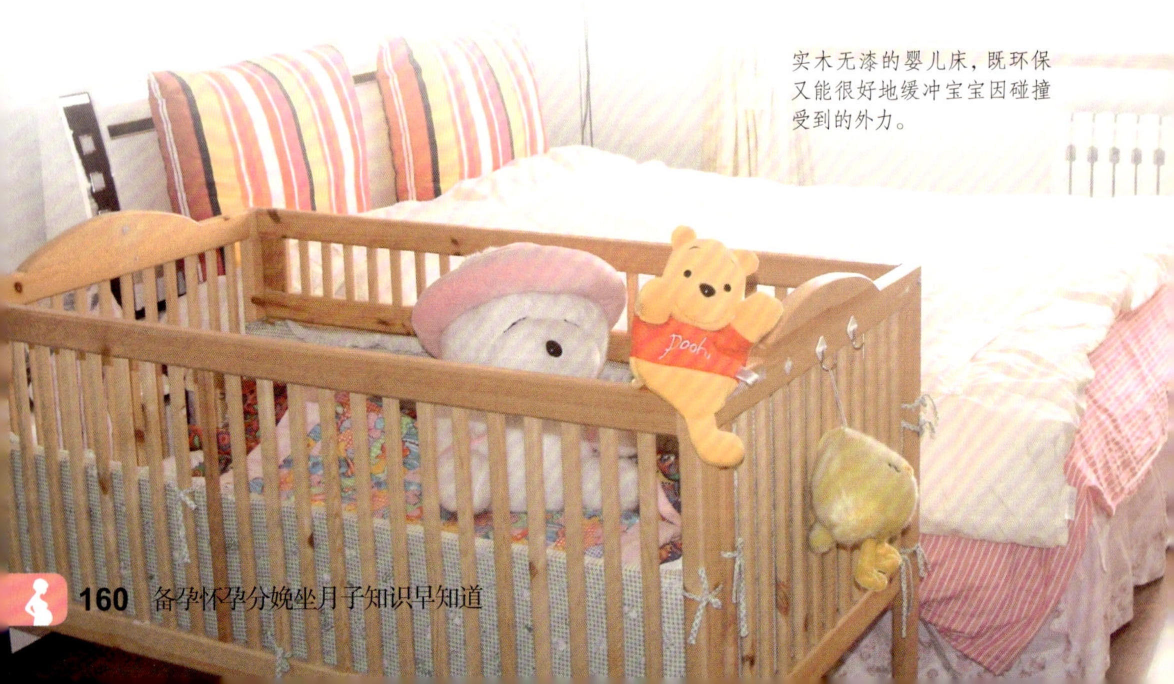

实木无漆的婴儿床，既环保又能很好地缓冲宝宝因碰撞受到的外力。

视情况使用托腹带

如果孕妈妈腹部的腹壁肌肉比较结实，则不必使用托腹带。如果孕妈妈腹壁肌肉比较松，再加上胎宝宝比较大的情况，可能会造成皮肤张力过大，对胎宝宝入盆有一些影响，这时使用腹带托一下，可以缓解一下腹壁的张力。

每天洗澡，保持身体清洁

这个时期，孕妈妈尽可能每天洗澡，清洁身体，特别要注意保持外阴部的清洁。洗澡时要注意水温的调节，过高易造成孕妈妈洗澡时缺氧，过低则有可能受凉。

洗头发要选用正确姿势

短发的孕妈妈头发比较好洗，可坐在高度适宜、可让膝盖弯成 90° 的椅子上，头往前倾，慢慢地清洗。长发的孕妈妈最好坐在有靠背的椅子上，请家人帮忙冲洗。若嫌这样太麻烦，干脆将头发剪短，比较清爽好洗，等生完宝宝之后再留长。

远离微波炉

对于怀孕早期的孕妈妈来说，微波炉可能是一个敏感的刺激。正常情况下，微波炉是安全的，孕妈妈可以安心使用。但如果家用微波炉使用时间较长，产生的辐射较大，则尽量不要将微波炉放在卧室里。开启微波炉时，不要站在旁边，等停止运行时再过去处理食物。

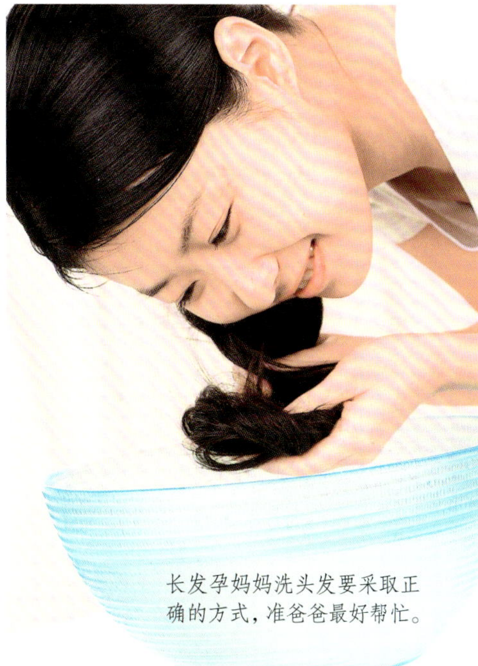

长发孕妈妈洗头发要采取正确的方式，准爸爸最好帮忙。

扫一扫，教你自制两款洗发水

爱美的孕妈妈也会注重保养自己的头发。担心孕期激素变化会影响美丽的孕妈妈，在家中就可自制洗发水。“食品级”的护发体验会让你更加安心。

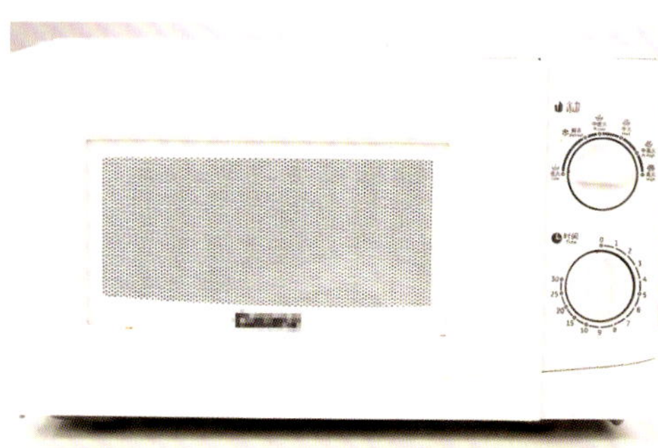

本月常见不适这样做

随着分娩期的临近，孕妈妈生理变化大，宫内环境几近成熟，一些与分娩有关的“意外情况”可能发生，孕妈妈要对胎宝宝宫内状况及时进行监测。孕妈妈可于早、中、晚各测 1 小时胎动，每小时胎动大于 10 次或每小时少于 3 次，应及时就医。

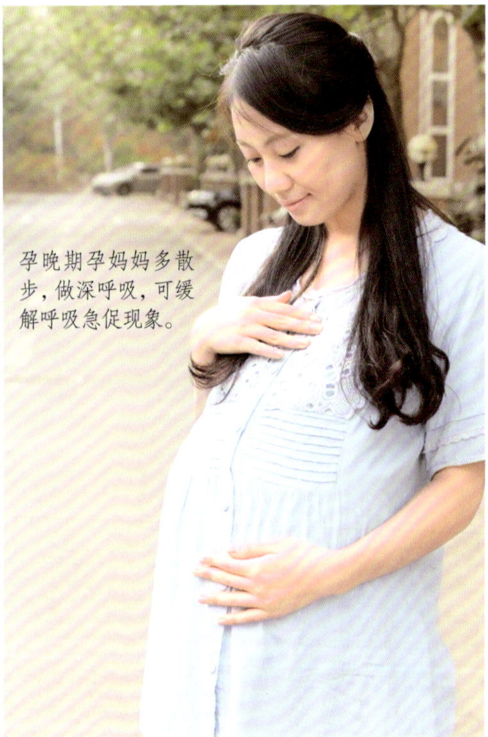

孕晚期孕妈妈多散步，做深呼吸，可缓解呼吸急促现象。

呼吸急促怎么办

孕晚期，增大的子宫顶到胸膈膜，并压迫到肺，会使孕妈妈呼吸急促，这是正常现象，孕妈妈不用太担心。当胎宝宝胎头降入盆腔后，这种状况就会好转。

此时孕妈妈可放松自己，常做深呼吸，平日多出去走走，呼吸一下外面的新鲜空气。不过，如果孕妈妈呼吸急促，同时还出现了胸痛，或者口唇、手指发紫的情况，应立即去医院检查。

羊水过多或过少

羊水正常范围是 300~2 000 毫升。临床上羊水量超过 2 000 毫升就称为“羊水过多”。

羊水过多会压迫孕妈妈腹部，影响消化功能，还会挤到心脏和肺部，影响心肺功能，导致呼吸急促。羊水过多会使子宫长大、增高，容易引起早产。如是急性羊水增多，子宫迅速增大，并伴有腹部胀痛、呼吸困难、行走不便或不能平躺等现象，要及时就医。羊水过多的孕妈妈，要注意休息，以免引起胎膜早破。如果孕妈妈出现过严重腹泻、呕吐或喝水过少的现象，就有可能导致羊水不足。一旦发生羊水过少，孕妈妈血容量不足或缺氧也会引起羊水过少。按照医生的要求进行 B 超检查和胎心监护，在家的时候要多喝水，每天数胎动的次数，如果胎宝宝变得不那么爱动，要立即去医院就诊。

宜警惕妇科炎症

随着体内孕激素的积累，孕晚期孕妈妈会发现阴道分泌物增多，此时要注意外阴清洁卫生。如果此时出现瘙痒，白带增多，颜色及性状也发生了变化，并且有异味时，宜尽快去医院就诊，按医生指导进行护理、治疗。

漏尿尴尬巧缓解

一些孕妈妈在咳嗽、打喷嚏时，会出现漏尿的现象。这是因为在咳嗽、打喷嚏时，横膈膜会收缩，进而挤到腹腔，子宫就会压迫膀胱，出现漏尿现象。

漏尿的现象会在生完宝宝之后消失。孕妈妈要注意每次排尿要排干净，出门前、参加会议或活动前及自由活动期间应及时排尿。有漏尿现象的孕妇，在包里备好护垫，可解决漏尿的尴尬，但护垫一两个小时要更换一次，防止细菌滋生。此外，咳嗽或打喷嚏时，张开嘴巴，可减轻对横膈膜的压迫，减少漏尿的发生。

为了解决漏尿的尴尬，孕妈妈可以在怀孕期间做盆底肌肉运动，以加强盆底肌肉力量，还可缓解骨盆疼痛，帮助顺利分娩。首先站在一扇打开的门前，双手分别放在两侧门把手上，双脚呈外八字形站立。然后直立下蹲，膝盖大幅弯曲，保持舒服的蹲姿，要保证双脚站稳，用大腿、臀部和手臂的力量帮助自己站立起来，注意膝盖不可超过脚尖。

如果孕妈妈做此动作时体会不到骨盆底部肌肉锻炼的感觉，也可以尝试缩肛运动，这样也能锻炼骨盆底部的肌肉，同时还能锻炼会阴。掌握了如何锻炼之后，孕妈妈可以在家每天练习三四次，每次收缩与放松 10 次左右，待熟练之后，可慢慢延长，增加到 50 次左右。

坐骨神经痛

到了孕晚期，胎宝宝的重量会给孕妈妈的背部增加压力，并且挤压坐骨神经，从而在腰部以下到腿的位置产生强烈的刺痛感。此外，妊娠水肿也是重要的原因，由于子宫压迫下腔静脉后，使得静脉回流不畅，水分容易潴留在下肢，会引起下肢凹陷性水肿，这就容易压迫坐骨神经，导致疼痛症状的产生。

孕妈妈也可以按照以下方法来缓解疼痛：

1. 注意休息，避免劳累：孕妈妈休息时可将脚架高，使静脉回流增加。睡觉时采取左侧卧位，并在两腿膝盖间夹放一个枕头，以增加流向子宫的血液。

2. 不要久坐：白天不要以同一种姿势站着或坐着超过半个小时。

3. 局部热敷：孕妈妈可以尝试做做局部热敷，用热毛巾、纱布或热水袋都可以。热敷半小时，可以减轻疼痛感觉。

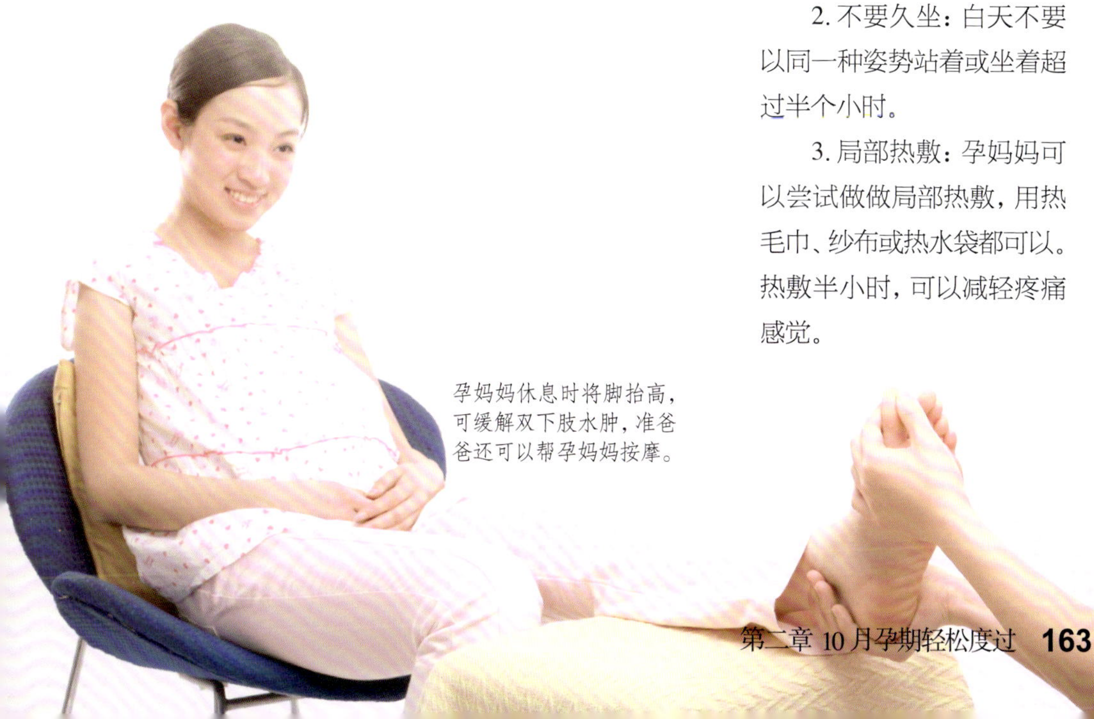

孕妈妈休息时将脚抬高，可缓解双下肢水肿，准爸爸还可以帮孕妈妈按摩。

胎教

本月胎教重点：胎宝宝开始出现情绪反应，他对胎教内容显得比较挑剔了，所以孕妈妈要注意对胎教素材的选择。此时充满童趣、积极向上的胎教会使胎宝宝乐于接受。

语言胎教：孕妈妈讲故事《满山的玫瑰花》

小熊很爱种花。

他爱给花浇水、施肥，每天他看着花儿吐蕾、开放，和花儿讲着悄悄话。

春天到了，小熊种的玫瑰发芽了，他每天仔细地培土、浇水，玫瑰慢慢地吐叶了，抽了新枝。

终于有一天，玫瑰枝头出现很多小花蕾，小熊高兴极了，和弟弟一起数啊数，一共有26朵小花骨朵。

花骨朵在一天天地长大。

可就在这时，小熊上山把脚扭伤了，他只能在家里好好地养着。

一转眼，春天过去了，当小熊伤好后，走到门外，夏天都快过去了，门前的玫瑰已是绿油油的一片，已经看不到一个花蕾了。

熊弟弟惋惜地说："哥哥，你的玫瑰可是白种了，一朵都没看到。"这时，一只蜜蜂飞过来，她对小熊说："小熊，你的玫瑰花真的太美了，还有很多花蜜。"一只黄莺飞来说："小熊，你的玫瑰花像星星一样美，每次看到这花儿，我都忍不住要唱歌呢。"一阵清风吹过来说："小熊，你种的玫瑰花真香啊，我带着香味吹遍整个森林，每个人都快乐地欢迎我呢。"

小熊高兴地笑起来，他对弟弟说："我的花真的没有白种啊！"

情绪胎教：手影游戏

晚上，在灯光下做一做手影游戏，看着一个个小动物诞生在自己灵巧的手上，孕妈妈一定会非常开心。准爸爸也可以参与进来，这样孕妈妈兴致会更高，还有利于提高胎宝宝手与脑的配合度。

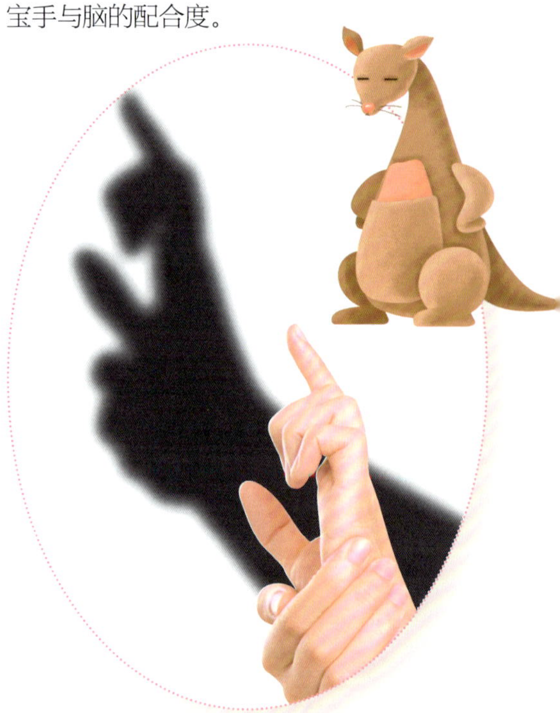

音乐胎教：《宝宝的异想世界》

《宝宝的异想世界》是由荷兰作曲家雷蒙·拉普专门为智能发展关键期的婴幼儿设计的一套音乐。同样，这首曲子也有助于促进胎宝宝的智能发展。在《宝宝的异想世界》音乐声中，流畅的旋律、优美的和声、轻快的节奏，结合了大自然中的海水涨落、水波律动、森林鸟鸣，还有宝宝牙牙学语、清脆笑声等丰富的声音元素。这些声音能激发宝宝无限的想象力及创造力，开启智力及潜能学习之门。胎宝宝在聆听乐曲的同时，也能透过音乐感受到自然的和谐，更易于塑造出自信、活泼的人格特质。

运动胎教：盘坐伸展运动

孕妈妈一定要坚持做好处多多的助产运动，本月推荐盘坐伸展运动。

练习方法：孕妈妈盘腿坐好，将身体的重量放在两膝上，边吐气边做。双手向上举起，像伸懒腰一样，往上拉伸，然后放松。这个动作完成后，放下手臂做深呼吸即可。

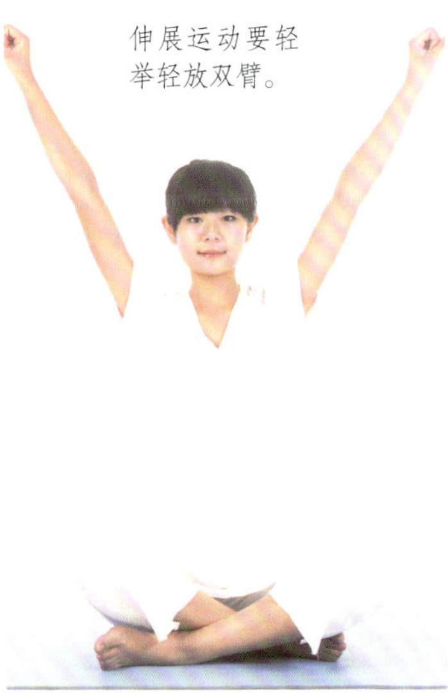

伸展运动要轻举轻放双臂。

美学胎教：欣赏名画《荷花鸳鸯图》

这幅画描写鸳鸯游戏于荷田之中，荷叶硕大如盆，素雅的荷花散发着幽香。画面以青绿色调为主，清新可人。色彩交融明快自然，富于生气。笔与笔之间的留白，起到了透气和清醒视觉的作用，斑驳迷离，实非功力深者不能轻达此境。鸳鸯的造型生动，运笔凌厉，细节处收拾稳当，简练传神，均彰显出画家吴振武独特而高超的绘画技艺。孕妈妈在欣赏这幅意蕴深远的画时，是不是感到心绪宁静呢？

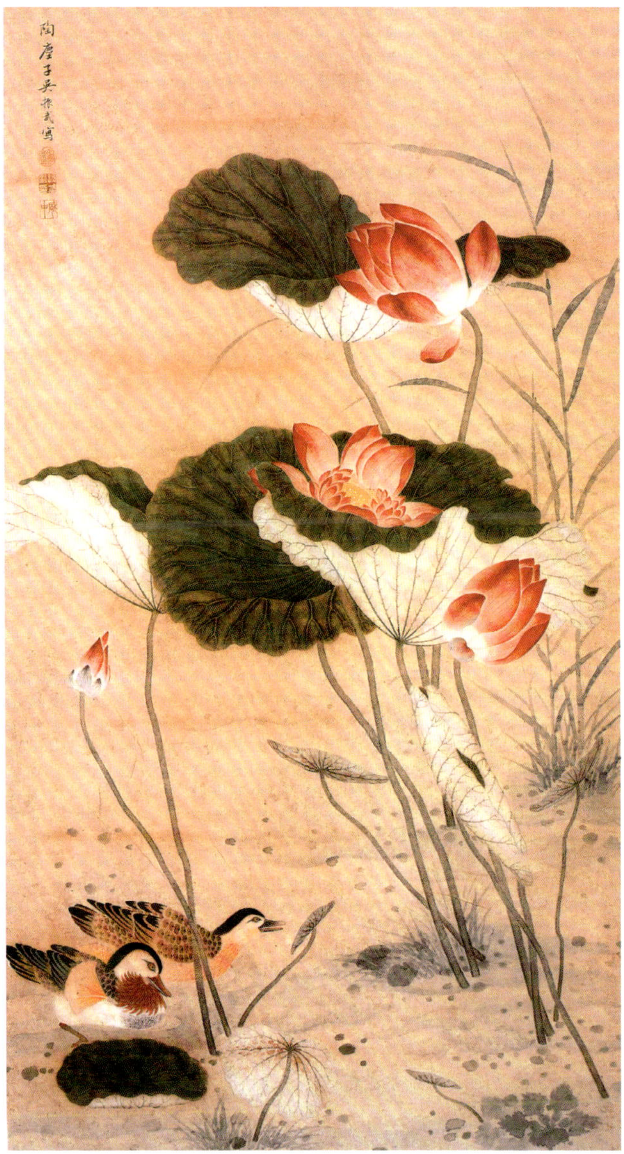

孕10月

本月大事提前知

从进入本月开始，孕妈妈到了怀孕的最后阶段。孕妈妈不要心急，静静等待与宝宝见面的时刻吧。

扫一扫，
本月注意事项都知道

孕产知识

临产征兆要牢记心中

从现在开始，孕妈妈最好能提前了解一下临产开始的征兆，并时刻留意这些身体信号的发生，以免影响分娩。

孕产知识

胎膜早破需平躺

孕妈妈要学会用锻炼盆底肌肉的方法来辨识流出的液体是尿液还是羊水。如确定为胎膜早破，若产检结果尚未入盆应立即平躺，防止脐带脱垂，并由家属送往医院。

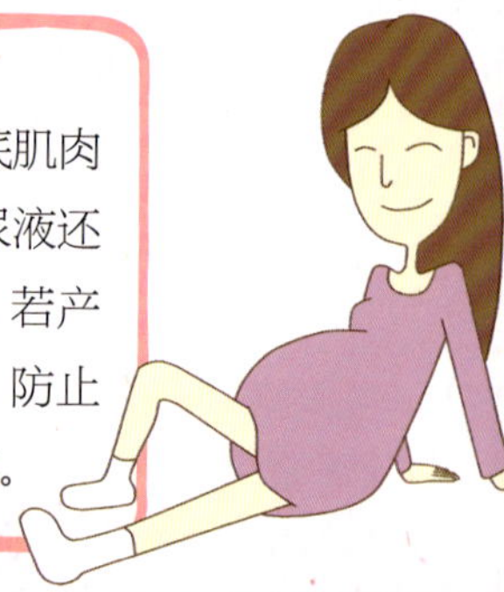

产检

产检变为每周一次

本月每周要进行一次产检，以便及时了解孕妈妈和胎宝宝的变化，最终确定分娩方式。孕妈妈此时出行不便，最好由家人陪同。

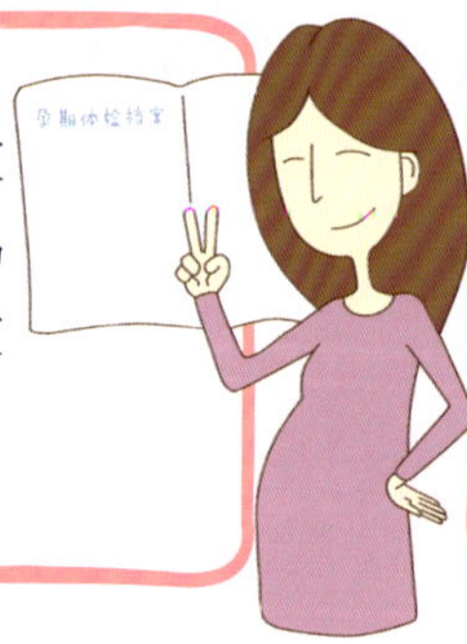

孕产知识

巧辨真假临产

并不是说一出现宫缩就是要临产。如果宫缩无规律，且强度不随时间推移而增强，但会随活动或体位的改变而减轻，那可能是虚惊一场。

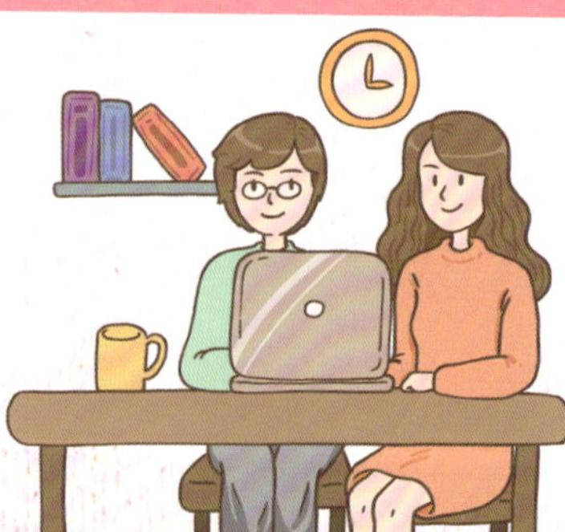

职场安排

做好工作交接

休产假前，孕妈妈应将自己手上的工作整理好，与同事及领导做好工作交接。不要在工作上留个“小尾巴”，给同事和自己带来不必要的麻烦，也为自己将来的返岗打好基础。

营养

积蓄能量

这个阶段孕妈妈应该吃一些制作精细、易于消化、营养丰富、有补益作用的菜肴，为临产积蓄能量。另外，还要注意预防便秘和水肿。

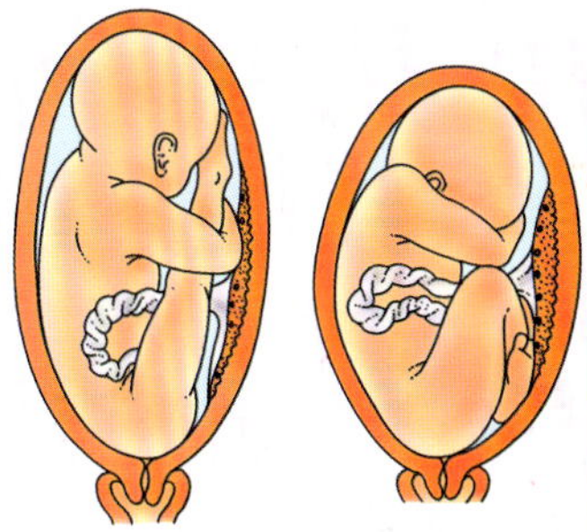

日常规划

不要急着去医院

初次生产的孕妈妈无须发现宫缩就往医院赶，可以在家吃些清淡易消化的食物以补充体力。也可以在家洗个澡，轻松干净地进产房。

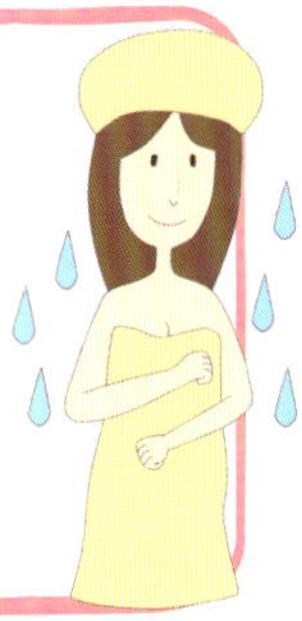

日常规划

把待产包放在显眼的地方

因为随时都可能面临分娩，所以提前把待产包拿出来，放在显眼的地方，到时一提就走，可以避免落下物品。

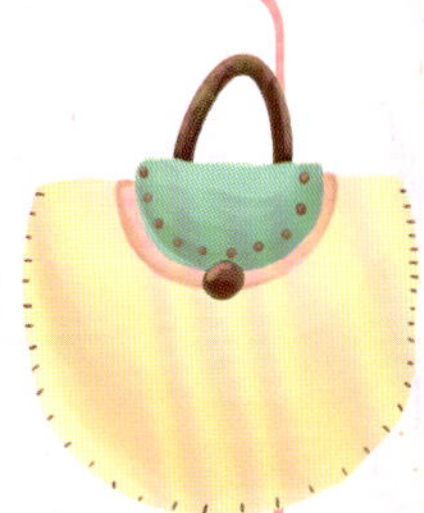

孕产知识

3 大产程早知道

很多孕妈妈都会选择对母胎都有利的自然分娩，它分为开指期、胎儿娩出期和胎盘娩出期这 3 个产程，提前了解有助于平复各种不良情绪。

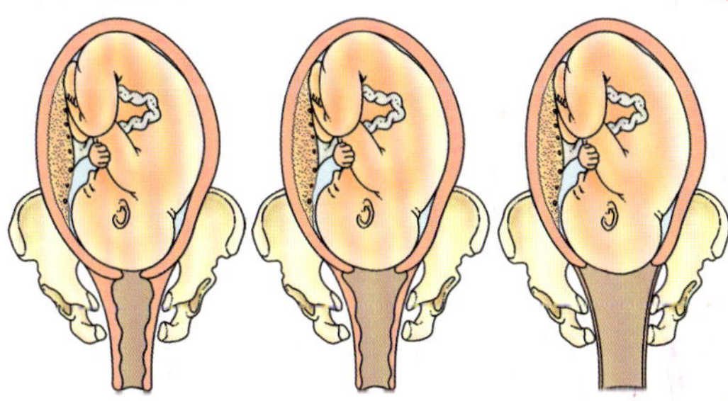

日常规划

提早决定胎盘和脐带血的处理

孕妈妈最好能通过专业的医疗机构或医护人员，提前了解胎盘和脐带血的储存意义，综合考虑，与家人商量后决定如何处理胎盘和脐带血。

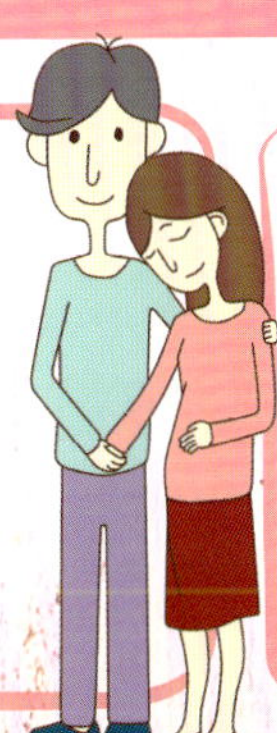

运动

适当运动能助产

为了保证顺利分娩，孕妈妈要多注意休息。但是如果能在保存体力且无特殊不适的前提下，适当活动骨盆，练习几次呼吸，或者散散步放松一下，都对顺产极有好处。

产检早知道

孕妈妈在怀孕的最后这个月应每周去医院检查一次，以便第一时间了解胎宝宝的变化，据此推测分娩日期，这时孕妈妈产检时最好有家人陪伴。

孕 10 月产检项目

产检项目	检查内容和目的	参考值
羊膜镜检查	判断胎宝宝安危的检查，主要用于高危妊娠以及出现胎儿窘迫征象或胎盘功能减退的检测	正常：羊水清亮，无色透明，可透见胎先露及胎发在羊水中呈束状微动并可见白色光亮的胎脂片
胎心监护	推测宫内胎宝宝有无缺氧	正常的心率波动在 110~160 次 / 分
胎位检查	确定孕妈妈是自然分娩，还是剖宫产手术助产	头下臀上，下颌向内收的胎位为正胎位，最适合自然分娩
胎儿成熟度检查	一般临床采用测量子宫底高度和腹围，按公式计算胎宝宝体重，用羊水深度来推测胎龄	胎头双顶径≥8.5 厘米，孕周在 37 周以上，体重 2 500 克以上，可作为胎儿成熟度的指标
手摸宫缩	宫缩的频度和强度是指导医生进行相应处理的依据	通常临产时，宫缩至少为五六分钟 1 次，每次不少于 30 秒。一般手摸宫缩的时间为 20 分钟
B 超检查	本次 B 超将为确定生产的方式提供可靠的依据	——
测量宫高、腹围	本月测量宫高和腹围可判断胎宝宝是否成熟	宫高正常：32（30~34）厘米 腹围正常：94（89~100）厘米

注：以上产检项目和标准可作为孕妈妈产检参考，具体产检项目以各地医院及医生提供的建议为准。

专家详解你的产检报告

胎心监护

胎心监护仪上主要有两条线：上面一条是胎心率，正常情况下为 110~160 次 / 分，一般表现为一条波形曲线，出现胎动时心率会上升，出现 1 条向上突起的曲线。胎动计数大于 3 次 / 小时，小于 10 次 / 小时为正常；下面一条表示宫内压力，在宫缩时会增高。

了解胎盘成熟度

胎盘成熟度级别有 0~3 级，共 4 级。孕早期、孕中期胎盘成熟度都为 0 级；孕 30 周胎盘成熟度进入 1 级；孕 36 周后胎盘成熟度进入 2 级，意味着胎盘比较成熟；孕 38 周，胎盘成熟度进入 3 级，标志着胎盘成熟。需要注意，胎盘成熟度与孕周的关系只是相对的，并没有绝对的界限。胎盘成熟度与胎盘功能紧密相连，并不是越成熟越好，与孕期相适应的胎盘成熟度最好。若出现胎盘早熟情况，应与医生一起密切关注胎宝宝在子宫内部的情况，有异常及时采取措施。

B 超检查胎位

临近分娩时，医生会给孕妈妈再做一次 B 超检查，这次的 B 超检查主要用于估计胎宝宝的大小、身长，观察羊水多少和胎盘的功能，以及胎宝宝有没有脐带绕颈的情况。胎位也是这次 B 超检查的重点，临近分娩，胎宝宝应是头部朝下脸部朝向妈妈脊柱、背部朝外的方向。如果胎位不正，医生会建议孕妈妈采取剖宫产的分娩方式。

常见的胎位类型

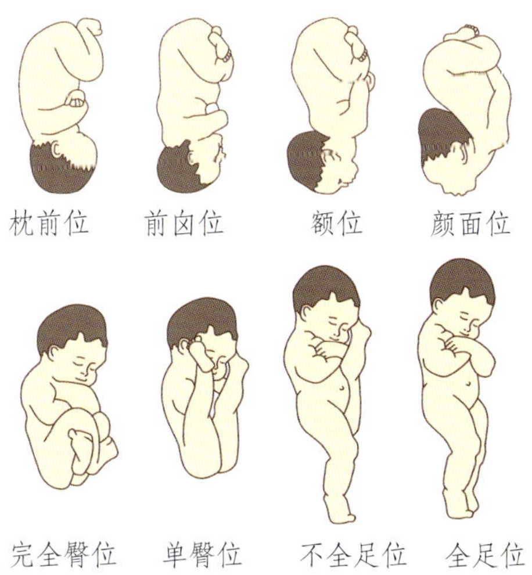

扫一扫，了解羊水过少的原因

羊水过少会对胎宝宝的发育产生极不利的影响。那么羊水过少的原因有哪些呢？一起来看看。

一次过产检，专家来支招

很多孕妈妈做胎心监护时都不是一次通过的，但大多时候胎宝宝并没有异常，只是睡着了而已。孕妈妈可以轻轻摇晃你的腹部或者抚摸腹部，把胎宝宝唤醒；也可以在检查前的 30 分钟内吃些巧克力、小蛋糕等甜食，这样胎宝宝会容易动一动。在检查时，孕妈妈最好选择一个舒服的姿势进行监护，避免平卧位。

本月产检注意事项

做胎心监护不要紧张

如果胎心监护没能通过，那么监护会持续地做下去，做 40 分钟或者 1 小时是非常有可能的，孕妈妈不要太过着急。另外，做胎心监护的孕妈妈不要一到医院就吃巧克力等甜食，要等到前面只有一两个孕妈妈快轮到自己的时候再吃。

孕期宜吃不宜吃早知道

最后 1 个月，胎宝宝体内需要贮存的营养素会增多，孕妈妈需要的营养也达到最高峰。孕妈妈的膳食应多样化，扩大营养素的来源，保证营养素和热量的供给。

孕 10 月科学膳食结构表

五谷类 300~450 克。粗粮占主食 30%，一天中 1 碗红豆粥、1 碗黑米饭、1 个馒头的搭配是个不错的选择。

蔬菜类 300~500 克。蔬菜要吃够量，可常吃芹菜、冬瓜、番茄等。

水果类 200~400 克。每天吃 2 种水果就足够了。

鱼类和海鲜 100~150 克。3 小块带鱼或几条小黄鱼即可。

畜禽肉类 100 克。可选择脂肪少的肉类，鸭肉、牛排都不错。

宜坚持少食多餐原则

进入怀孕的最后一个月了，孕妈妈最好坚持少吃多餐的饮食原则。因为此时胃肠很容易受到压迫，从而引起便秘或腹泻，导致营养吸收不良或者营养流失，所以，一定要增加进餐的次数，每次少吃一些，而且应吃一些口味清淡、容易消化的食物。越是接近临产，就越要多吃些含铁质的食物，如各类红肉、鸭血、菠菜、紫菜、芹菜、海带、木耳等。要特别注意进食有补益作用的菜肴，这能为临产积聚能量。

饮食以清淡为主

产前孕妈妈的饮食要保证温、热、淡，对于养胎和分娩时的促产都有调养的效果。所以，孕妈妈现在的饮食应以坚持清淡为主，应多吃一些对生产有补益作用的食物，如西蓝花、圆白菜、香瓜、麦片、全麦面包等。

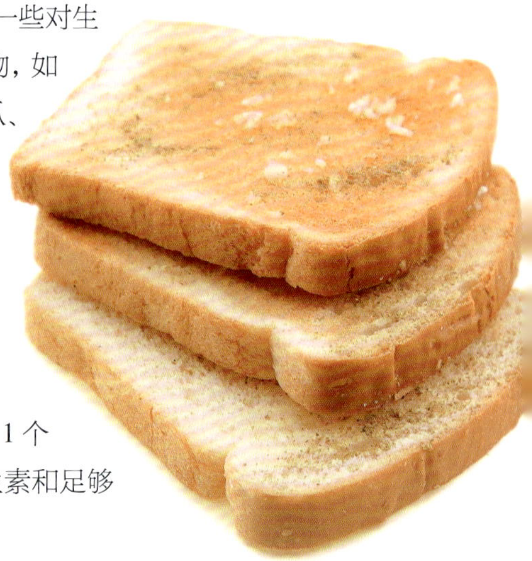

要补充充足的维生素 B_1

维生素 B_1 可减少产程延长，分娩困难的可能。孕期最后 1 个月必须补充各类维生素和足够

> **整个孕期都要求维生素 B_1 的每日摄入量保证不少于 1.5 毫克，吃大米、面粉时选择标准米面即可，定期吃些糙米饭可以补充维生素 B_1。**

不要为了控制体重而减少饮食：此时胎宝宝开始储存生命之初必需的矿物质和生存所需的体内脂肪，控制饮食会使胎宝宝健康受影响。

的铁、钙。充足的水溶性维生素，尤其以维生素 B_1 最为重要。如果维生素 B_1 不足，易引起孕妈妈呕吐、倦怠、体乏，还可影响分娩时子宫收缩，使产程延长，分娩困难。维生素 B_1 在豆类、糙米、牛奶、动物内脏中的含量比较高。

产前宜吃巧克力

孕妈妈在产前吃巧克力，可以缓解紧张情绪。另外巧克力可以为孕妈妈提供足够的热量。整个分娩过程一般要经历 12~18 小时，这么长的时间需要消耗很大的能量，而巧克力被誉为“助产大力士”。因此，在分娩开始和进行中，应准备一些优质巧克力，随时补充能量。

不宜暴饮暴食

孕妈妈暴饮暴食，过量补充营养，会加重肠胃的负担，造成腹胀；还会使胎宝宝过大，造成难产。孕妈妈产前可以吃一些少而精的食物，诸如鸡蛋、牛奶、瘦肉、鱼虾和豆制品等，防止胃肠道过度充盈或胀气，以便顺利分娩。

不宜在剖宫产前进补人参

人参中含有人参皂苷，具有强心、兴奋等作用，用后会使孕妈妈大脑兴奋，影响手术的顺利进行。另外，食用人参后，会使新妈妈伤口渗血时间延长，不利于伤口的愈合。

不宜吃辛辣食物

孕晚期，孕妈妈的饮食应以清淡为主，不宜吃辛辣食物。大多数的辛辣食物容易伤津耗气损血，加重气血虚弱，不利于分娩的顺利进行。此外，吃辛辣食物容易导致便秘，加重痔疮，对孕妈妈身体不利。

碳水化合物
为分娩储备能量

↓

维生素 B_2
促进铁的吸收

↓

锌
促进胎宝宝冲刺期的发育

↓

维生素 B_1
减少产程延长的可能

↓

孕 10 月主打营养素

扫一扫，分娩前、分娩时，吃什么才能补充营养

临产前，孕妈妈吃一些补充营养的食物，有助于分娩。

养胎不长肉食谱

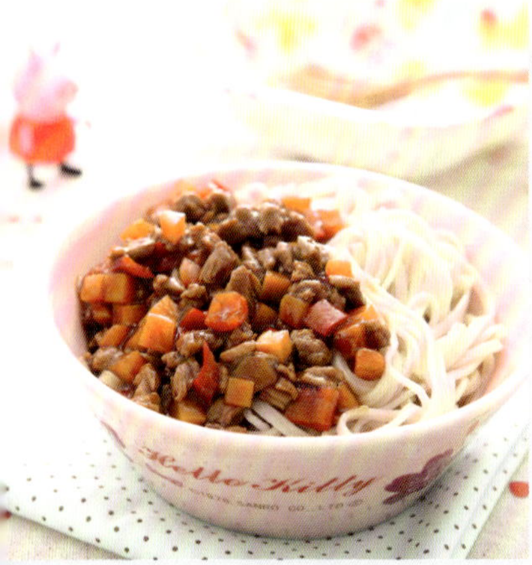

牛肉卤面

原料:面条100克,牛肉30克,胡萝卜半根,竹笋1根,酱油、水淀粉、盐、香油各适量。

做法:1.将牛肉、胡萝卜、竹笋洗净,切小丁。2.面条煮熟,过水后盛入汤碗中。3.锅中放油烧热,放牛肉丁煸炒,再放胡萝卜丁、竹笋丁翻炒,加入酱油、盐、水淀粉翻炒片刻后,浇在面条上,最后再淋上香油即可。

营养功效:这道面食适合在产前补充体力,兼有补血的效果。

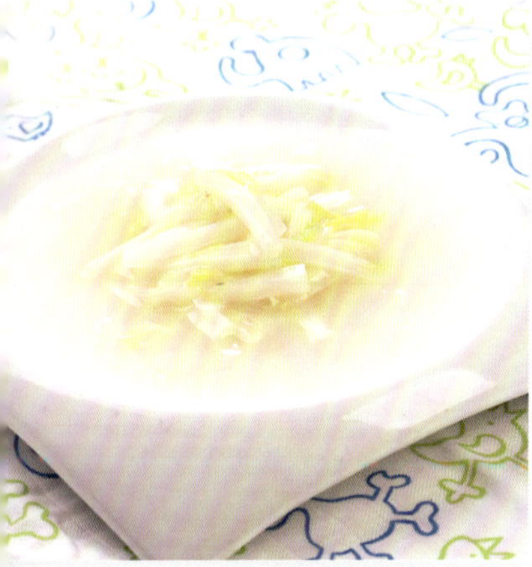

奶油白菜

原料:白菜1棵,牛奶150毫升,盐、高汤、淀粉各适量。

做法:1.白菜切小段,将牛奶倒入淀粉中搅匀。2.油锅烧热,倒入白菜,再加些高汤,烧至七八成熟。3.放入盐,倒入调好的牛奶汁,再烧开即可。

营养功效:此菜口味清淡,营养丰富,适合孕妈妈食用。

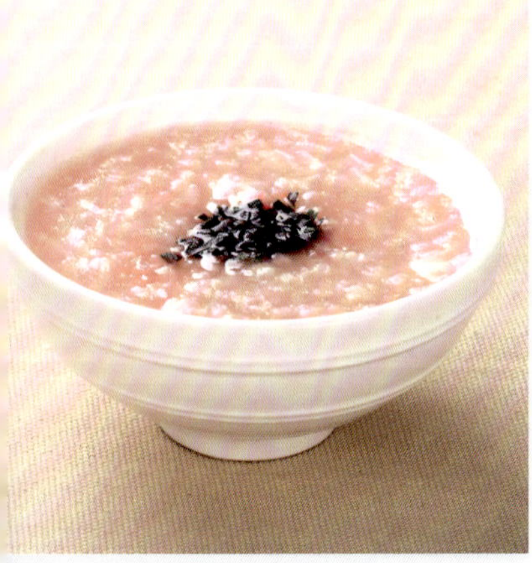

紫苋菜粥

原料:紫苋菜2棵,大米150克,香油、盐各适量。

做法:1.紫苋菜洗净切碎;大米淘洗干净。2.锅内加适量清水,放入大米,煮至粥将成时,加入香油、紫苋菜、盐,煮熟即可。

营养功效:此粥特别适合孕妈妈生产前进食,是孕妈妈生产前的保健食品。

黄芪羊肉汤

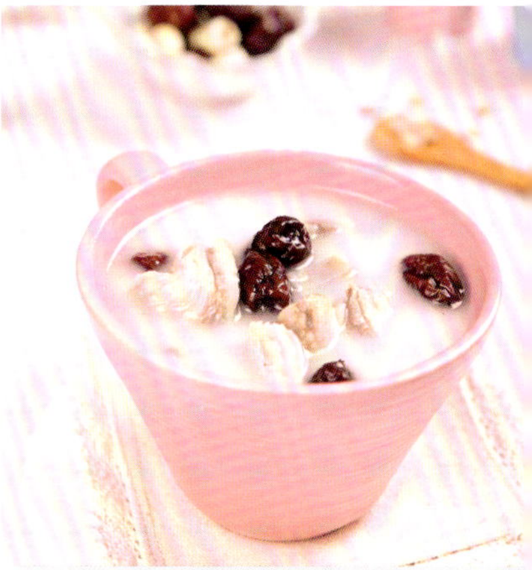

原料：羊肉 200 克，黄芪 15 克，红枣 5 颗，姜片、盐各适量。

做法：1. 羊肉洗净，切成小块，放在沸水中略煮去血沫，捞出；红枣洗净。2. 将羊肉块、黄芪、红枣、姜片同放入锅内，加清水，大火煮沸。3. 转小火慢炖至羊肉软烂，出锅前加盐调味。

营养功效：孕妈妈在临产前可以适量食用黄芪羊肉汤，能够补充体力，有利于顺产，同时还有安神、快速消除疲劳的作用。

彩椒三文鱼粒

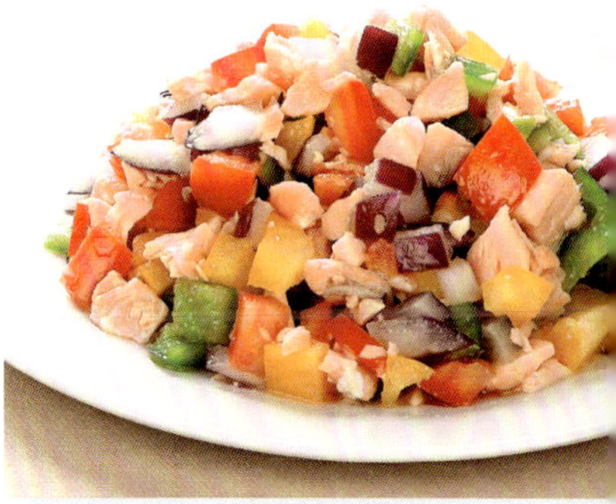

原料：三文鱼 1 块，洋葱 1 个，红椒、黄椒、青椒各半个，酱油、料酒、盐、香油各适量。

做法：1. 三文鱼洗净，切丁，调入酱油和料酒腌制 10 分钟；洋葱、红椒、黄椒和青椒分别洗净，切丁。2. 锅中倒油，七成热时，放入腌制好的三文鱼丁煸炒，加入洋葱丁、红椒丁、黄椒丁、青椒丁和盐、香油，炒熟即可。

营养功效：三文鱼富含不饱和脂肪酸，能促进胎宝宝的大脑和视觉发育。

小米面茶

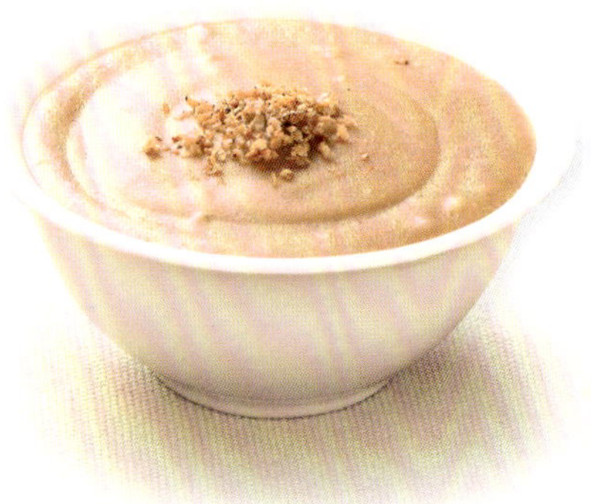

原料：小米面 50 克，芝麻 1 匙，麻酱、香油、盐、姜粉各适量。

做法：1. 将芝麻去杂，用水冲洗干净，沥干水分，入锅炒至焦黄色，擀碎，加入盐拌在一起。2. 另起锅，加适量清水、姜粉，烧开后将小米面和成稀糊倒入锅内，略加搅拌，开锅后盛入碗内。3. 将麻酱和香油调匀，用小勺淋入碗内，再撒入芝麻盐即可。

营养功效：小米面茶能补中益气、增加营养，有助于顺产，尤其适合临产前食欲不佳的孕妈妈食用。

生活细节快快查

即将临产，孕妈妈乃至全家人的心里都会有些紧张，这时更不能忽视一些细节。

提前考虑好去医院的路线

孕晚期在确定分娩医院后，准爸爸和孕妈妈就可以开始安排好去医院的路线。因为孕妈妈和准爸爸不知道胎宝宝具体会在哪个时间“出来”，孕妈妈在孕10月的每一天，甚至每个时刻都可能出现临产征兆。如果准爸妈能在宝宝出生前，考察好去医院的路线，提前做好准备，就不会被突然出现的临产征兆弄得措手不及。准爸妈在考察去医院的最佳路线时，要考虑到高峰时的交通状况，最好避免走易出现交通拥堵的路段。

这些孕妈妈需提前入院

如果孕妈妈有以下情况，应听从建议，提前入院，以待分娩。

孕妈妈如有妊娠高血压、重度贫血，以及其他疾病，应提前入院，由医生周密监护，及时掌握病情，进行处理。

不适合自然分娩的孕妈妈，要和医生协商，以确定分娩的日期。

有胎位不正，如臀位、横位，以及多胎妊娠的情况，需提前入院，做好剖宫产分娩的准备。

经产妇，并有急产史者，应提前入院，以防再次出现急产。

有前置胎盘、过期妊娠者等，应提前入院待产，加强监护。

适量备些巧克力，为分娩助力

孕妈妈进入待产室后，吃东西就不方便了，但分娩时需要大量的能量，这些能量必须在产程中加以进补，分娩才能顺利进行。此时需要方便、快捷的能量补充方式，最好的方式就是吃巧克力。巧克力中含有丰富的碳水化合物和糖，还有微量元素，能够很快被孕妈妈吸收，而且巧克力取食方便，也方便携带。孕妈妈提前准备适量巧克力，能让自己在分娩时倍加助力。

孕晚期孕妈妈若感觉劳累可减轻劳动强度，多休息，但不宜久卧。

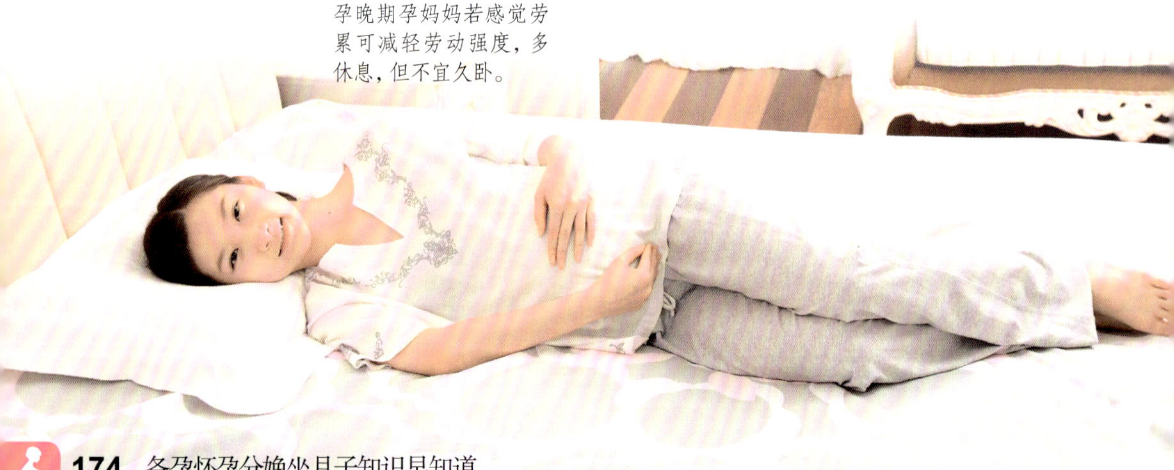

产前宜少看电视

孕妈妈临产前两周终于进入产假程序，有了更多的自由时间可供支配。很多孕妈妈离开工作后，一时不知该如何消磨时间，而看电视剧往往成为很多孕妈妈的选择。

事实上，这种做法对孕妈妈是不利的。孕晚期孕妈妈本身就更容易疲劳，而过度用眼会增加这种疲劳感。而且，总是坐在电脑前或电视机前，不运动也会增加孕妈妈分娩时的困难。所以，孕妈妈在休息时要少看电视、增加活动。

不宜滥用催产素

催产素的原理是使子宫肌肉收缩，并使子宫底开口，阴道壁增生以提高韧性。一般要在生产过程中，医生确定了骨盆够大，胎儿能通过阴道产出，才用催产素。滥用或不恰当地使用催产素，易导致子宫破裂，发生大出血。因此催产素不能随便用。

不要忽视过期妊娠

孕期达到或超过 42 周称为“过期妊娠”。过期妊娠对胎宝宝的影响主要为逐渐加重的慢性缺氧及营养障碍，千万不可忽视，更不能抱侥幸心理。

及时住院，若足月后迟迟没有临产动静，孕 41 周就该住院。明确有无胎宝宝宫内缺氧、巨大儿及羊水过少情况，进行胎心监护并决定分娩方式。

做好胎动监测。如胎动过频或过少就表明胎宝宝有可能缺氧，应及时就医。

时刻观察有无腹痛、阴道见红及破水等临产征兆。

适时终止妊娠。对于宫颈尚未成熟的宝妈可以采用各种方法促进宫颈成熟；对于宫颈成熟度好，无产科合并症或并发症的孕妈妈，可以用人工破膜、催产素引产；对于有胎宝宝缺氧、胎宝宝生长受限、羊水过少、巨大儿或其他产科合并症或并发症者，可以进行剖宫产。

脐带血是否要保留

脐带血是胎宝宝娩出、脐带结扎并离断后残留在胎盘和脐带中的血液，通常是废弃不用的。脐带血中的干细胞有一定的定向分化能力，可一定程度上修复造血干细胞和免疫系统，鉴于脐带血的特殊作用，现在越来越多的准爸妈开始考虑保留脐带血的问题。

保留胎宝宝脐带血确实能够提供非常多的好处，但目前我国脐带血对疾病治疗尚处于研究阶段，无法确保治疗效果，而且脐带血的保存收费一般较高。孕妈妈可以根据自身情况量力而为，也可以采取捐献脐带血的方法拯救他人的生命。

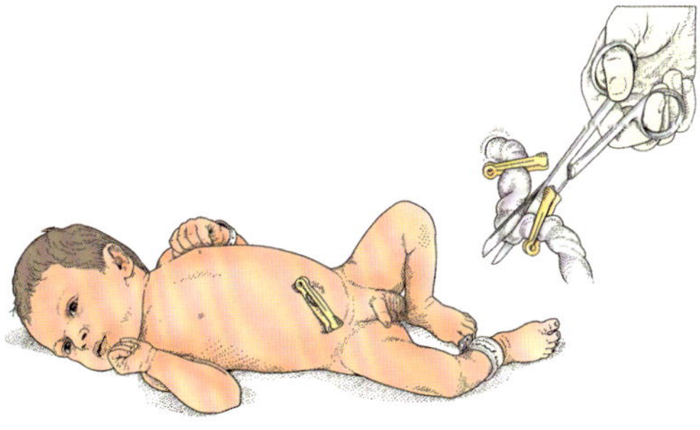

本月常见不适这样做

手麻是怎么回事

孕妈妈孕晚期常会感觉到手臂麻痛，这可能是由于临近分娩，孕妈妈体内雌性激素含量高，使韧带松弛造成的，也可能是由于孕晚期孕妈妈缺钙或患妊娠高血压导致的。孕妈妈应定期做好产检，平时适当晒太阳，促进维生素 D 合成，并合理补充营养，注意劳逸结合。

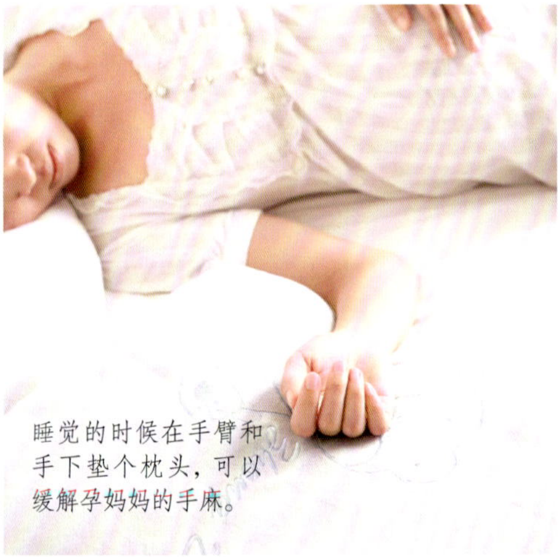

睡觉的时候在手臂和手下垫个枕头，可以缓解孕妈妈的手麻。

扫一扫，教你预防羊水早破

未足月羊水早破不仅会导致胎宝宝宫内缺氧，引发早产，还会诱发母婴感染和宫内感染，诱发胎宝宝吸入性肺炎。所以，孕妈妈在孕晚期日常生活中，一定要多加小心。

孕晚期耻骨疼痛怎么办

孕晚期，由于受到增大的子宫的压迫及激素的影响，会使耻骨联合关节及韧带松弛，有时甚至发生自发性分离而产生疼痛。疼痛严重者，两下肢外展与起坐也会困难，甚至不能行走。缓解耻骨疼痛的办法有以下几种：

1. 多休息，减少活动，也可以用腹带固定以减轻疼痛。

2. 疼痛严重者还可以用麻药、激素等局部封闭治疗。

出现胎儿窘迫怎么办

胎宝宝出现窘迫情况，可能是由于胎宝宝脐带受压迫、胎头下降受到骨盆压迫等原因造成的。一开始出现胎儿窘迫，胎宝宝的心率会上升，做胎心监护时很容易发现异常。此时，医生会先给孕妈妈吸氧气、变换体位等，以缓解胎宝宝宫内缺氧状况。如果采取这些措施后，胎心仍未恢复正常，且胎心监护有胎心基线平坦，胎动减少或胎心率下降，医生会建议孕妈妈立即采取剖宫产手术。

破水了怎么办

破水是指羊膜破裂羊水流出的现象。正常情况下，破水的出现意味着孕妇正式临产。不过，孕晚期孕妈妈阴道常会流出少量的水，这种情况往往不是破水。真正的分娩破水像流水一样，活动以后流量更多，孕妈妈感觉明显。这时候应该立即去医院。产检时已入盆可以直接坐车到医院；产检时未入盆要尽量平躺着，最好叫救护车。

不要轻视妊娠肝内胆汁淤积症

如果得了妊娠肝内胆汁淤积症，患者会出现全身瘙痒，以手心、足心较为明显，然后可能会有黄疸，一般在怀孕晚期发病，一直持续到分娩，分娩后迅速消退。得了妊娠肝内胆汁淤积症，由于过量的胆汁酸可透过胎盘，并对胎儿有毒害作用，易引起胎儿猝死、早产等，也会增加产妇产后出血风险。要及时诊断和治疗，以免引起严重后果。

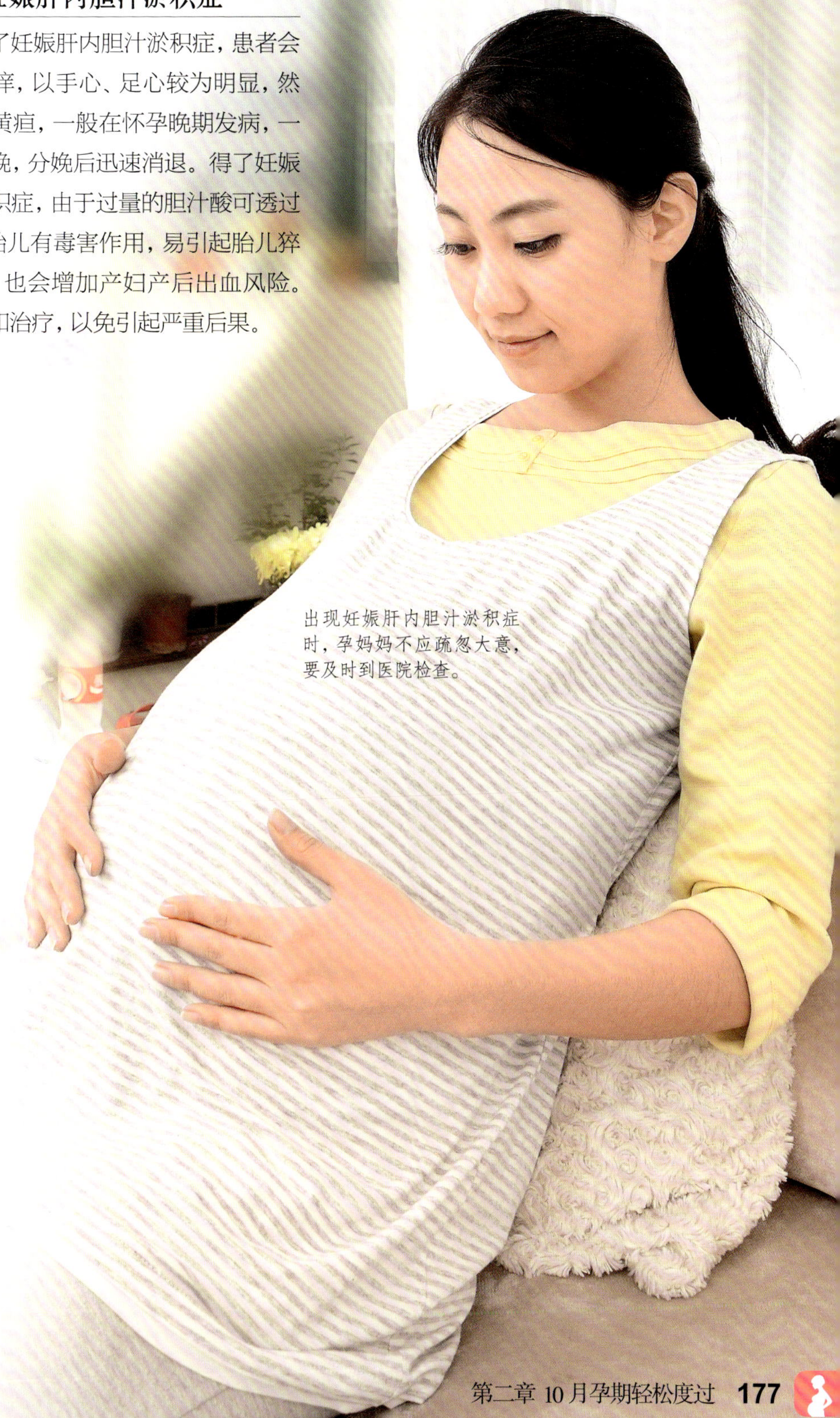

出现妊娠肝内胆汁淤积症时，孕妈妈不应疏忽大意，要及时到医院检查。

胎教

本月胎教重点：这个月，胎宝宝对孕妈妈长久以来为他描述的这个世界太好奇了，所以迫不及待地想要冲破阻碍，睁开眼睛看世界了。在这最后时刻，孕妈妈要抓住眼前的大好时机，继续向胎宝宝传递那些美好的事物。

语言胎教：孕妈妈读名家散文《清凉的水罐》

为了做午饭，仆人提来一只刚刚打满井水的大肚子陶罐。井水凉得直从陶罐的所有的细孔里往外渗，水汽布满清凉潮湿的水罐发红的表面。水汽多些的地方凝成的大水滴滚落在洁白的桌布上，厨房里充满半明不暗的柔软光线。一道阳光从窗缝里射进来，像拉紧的黄丝带，从窗扇高处伸向房间中央，活像一个金线团落在地上。有时吹来一阵风把窗帘掀动，圆圆的光点也随着移动。小小的纽芬兰犬蒂塔尼奥久久地注视着那个光点，然后猛地向它扑去。它以为那是一个古怪的小昆虫，现在它竟像一只开玩笑的蜜蜂爬到它那毛茸茸的爪上，它不禁汪汪地叫起来。厨房里传来碗碟的声响，院子里响起秋蝉的模糊的叽叽声。在等待吃午饭的时候，十二月份的炎热中午的昏睡开始侵扰我。我那六岁的健康的儿子饿得不行，掰了一块面包坐在桌边的椅子上等待父亲回来。我的毛衣针、毛线活、毛线团从我的裙子缓缓滑向地席。我把面颊贴在清凉、潮湿的陶罐上，这简单朴实的幸福足以将我眼前这个时刻变得充实。

这篇散文是胡安娜•伊瓦沃罗的作品。《清凉的水罐》富有丰富、自然的生活气息，所有的事物，在作者笔下仿佛都带着真切的呼吸，亦动亦静之间，让人不禁为这平凡的生活所感动。这时候再想想你的小宝宝，一种幸福感是不是油然而生了？

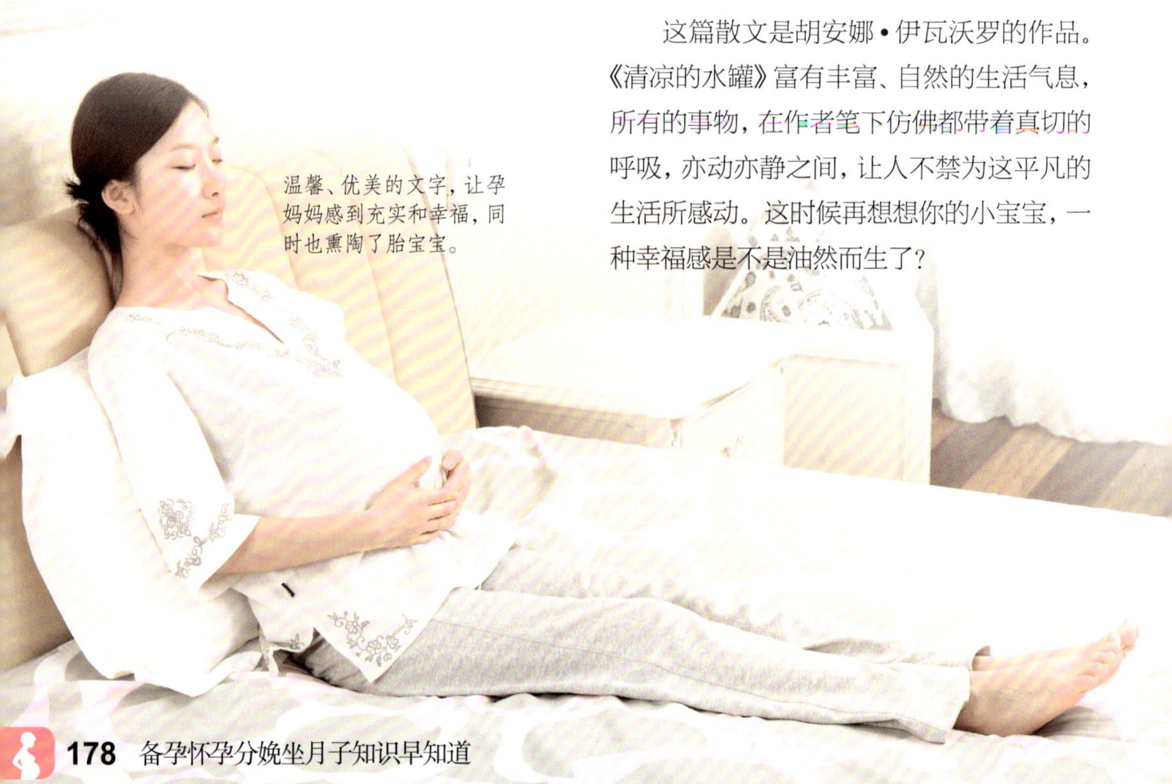

温馨、优美的文字，让孕妈妈感到充实和幸福，同时也熏陶了胎宝宝。

运动胎教：分娩准备运动

大部分孕妈妈都是没有分娩经验的，在分娩时如果遇到情绪紧张该怎么办呢？孕妈妈现在赶紧来学学缓解方法吧。

这个方法如果每天多练习几次，对顺利分娩会有很好的效果。练习方法如下：

浅呼吸：孕妈妈像分娩时那样平躺着，嘴微微张开，进行轻而浅的呼吸，吸气和呼气间隔时间相等。此法可以解除腹部的紧张感。

短促呼吸：像分娩那样双手握在一起，集中体力连续做几次短促呼吸。这个动作是要集中腹部的力量使胎宝宝的头慢慢娩出。

肌肉松弛法：肘关节和膝关节用力屈，接着伸直并放松。该动作是利用肌肉紧张感的差异进行放松肌肉的练习。

音乐胎教：幸福拍手歌

音乐是给胎宝宝的另一种语言，运用音乐可以对肚子里的胎宝宝起到很好的胎教效果。此刻感到无比幸福的孕妈妈，通过音乐这种独特的语言把幸福拍手歌也传递给胎宝宝，胎宝宝肯定也会跟着一起拍拍手、跺跺脚、伸伸腰的。

如果感到幸福你就拍拍手，
如果感到幸福你就拍拍手，
如果感到幸福就快快拍拍手呀，
看哪大家一齐拍拍手。
如果感到幸福你就跺跺脚，
如果感到幸福你就跺跺脚，
如果感到幸福就快快跺跺脚呀，
看哪大家一齐跺跺脚。
如果感到幸福你就伸伸腰，
如果感到幸福你就伸伸腰，
如果感到幸福就快快伸伸腰呀，
看哪大家一齐伸伸腰。
如果感到幸福你就挤挤眼儿，
如果感到幸福你就挤挤眼儿，
如果感到幸福就快快挤挤眼儿呀，
看哪大家一齐挤挤眼儿。
如果感到幸福你就拍拍肩，
如果感到幸福你就拍拍肩，
如果感到幸福就快快拍拍肩呀，
看哪大家一齐拍拍肩。

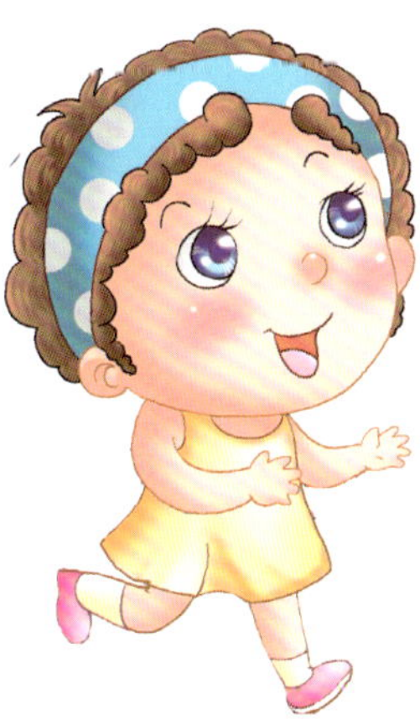

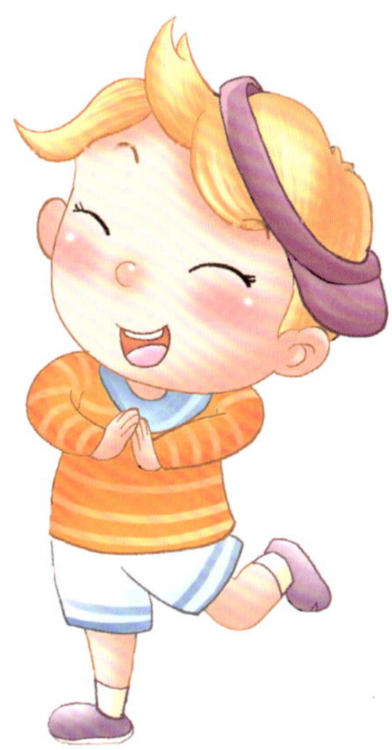

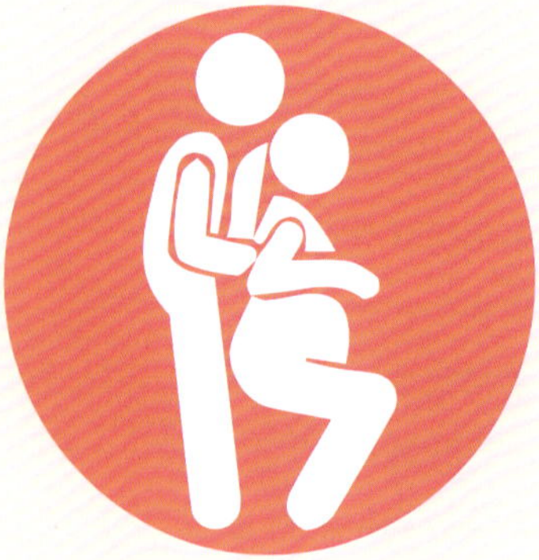

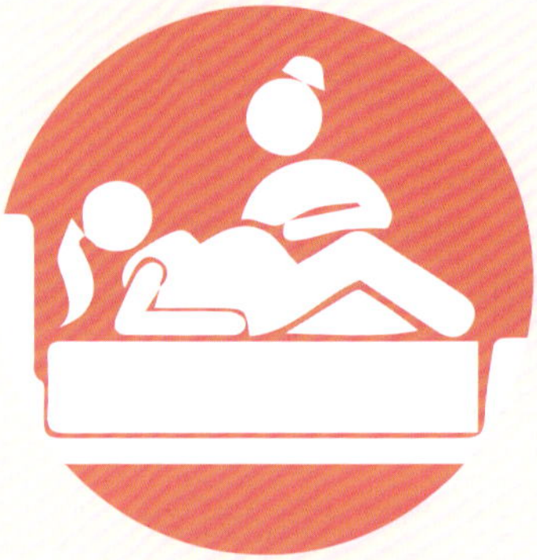

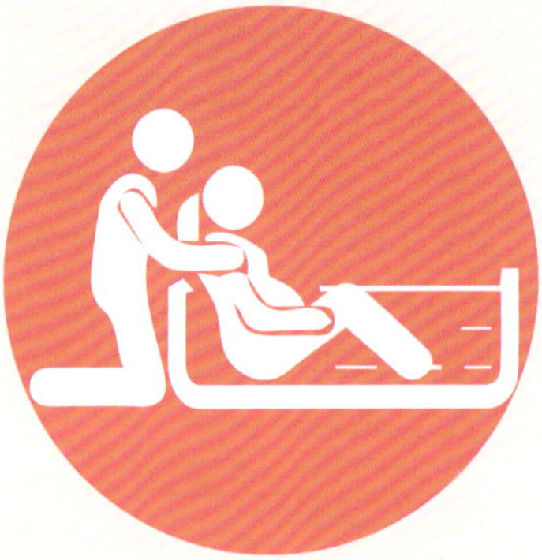

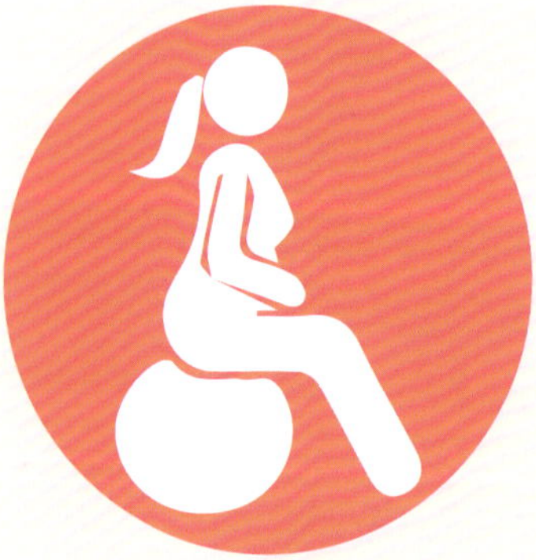

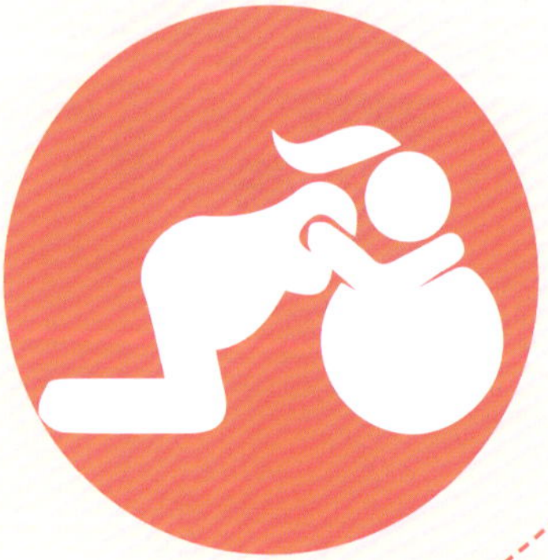

第三章
顺利分娩

十月怀胎只为一朝分娩。分娩，让孕妈妈憧憬，也让孕妈妈担忧和害怕。分娩是个很独特的、易受情绪影响的过程，每个人都会不一样，它与很多因素息息相关，比如孕妈妈的体力，还有胎宝宝、胎盘的情况等。其实，孕妈妈只要了解在分娩的每一个过程中自己需要做什么，从而积极地配合医生就可以了。孕妈妈在临产前想到马上就要见到自己宝宝的那种迫不及待的感觉，是非常幸福的，所以不要胡思乱想。要相信自己，相信宝宝，你们两个定会齐心协力，成功完成这个伟大的任务。

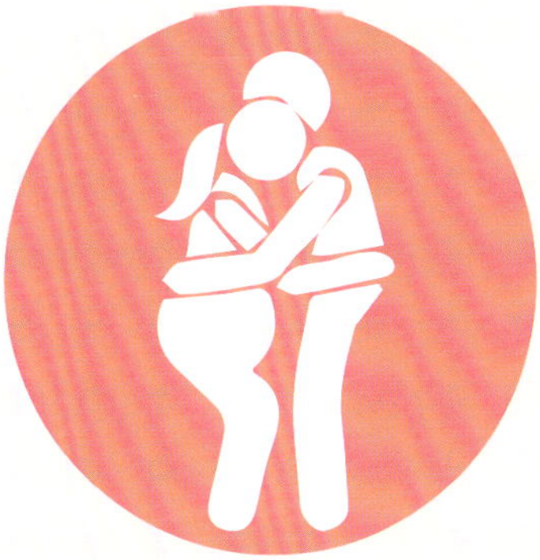

不可忽视的产前准备

分娩对于大多数孕妈妈来说是陌生的。为了不打无准备之仗，孕妈妈和家人必须提前了解一些事情，这样当分娩来临时，才会更镇定。

什么时候去医院

分娩就像一个谜团，谜团里藏着孕妈妈不知道的“疼痛和危险”。其实，分娩并不像孕妈妈们想象的那么疼痛和危险，它是每个女性天生具备的能力。接近预产期，孕妈妈要注意三个临产征兆：宫缩、见红、破水。

有规律的宫缩

若在 10 分钟内有 2 次宫缩，其强度足以引起腹胀或腰酸的感觉，而且每次宫缩持续时间达半分钟或以上，其发展趋势是强度渐增，持续时间延长，间歇逐渐缩短。频繁而强烈的子宫收缩使孕妈妈不能入睡，这种有规律的子宫收缩又称为阵痛，是分娩开始的标志，通常称为临产。此时，无论是否已见红或破水，均应准备住院。

见红后多久要去医院

见红是由于临近分娩，子宫收缩，胎头入盆，胎膜和子宫壁逐渐分离、摩擦，导致血管破裂引起的。通常见红就意味着开始进入分娩的“旅程”，但这并不是判断是否临产的唯一指标。大多数孕妈妈见红都是在阵痛前 24~48 小时出现的，也有孕妈妈在分娩前几天，甚至 1 周前就有反复见红的情况。如果见红没有伴随宫缩和阵痛，孕妈妈可以留在家里观察。如果流出的是鲜红的血，且超过了生理期第二天的出血量，孕妈妈要马上就医。如果见红还伴随规律的宫缩出现，准爸爸应快速将孕妈妈送入医院。

破水后要马上去医院

破水是羊膜破裂羊水流出的现象，一般是临产时才会出现的现象。如果孕妈妈出现破水现象，就要马上去医院。因为破水意味着分娩即将或已经开始。未入盆的孕妈妈出现破水后，应立即平躺，防止羊水流出（已入盆的孕妈妈无须平躺），可以垫干净的白色卫生巾或护垫。未入盆的孕妈妈平躺后及时通知家人，并叫救护车。在这个过程中孕妈妈保持平躺，减少羊水流出。入盆的孕妈妈则可以自行打车去医院，如果阴道排出棕色或绿色柏油样物质，这是胎便，意味着胎宝宝可能出现缺氧的危险。

扫一扫，二胎孕妈妈要注意临产征兆

虽然二胎孕妈妈生过一次宝宝，对分娩已经“驾轻就熟”，但仍然需要注意。二胎孕妈妈一般产程较短，出现临产征兆时，宜尽早去医院。

分娩前保证充足的休息

与其在忐忑和焦虑中等待分娩的到来，孕妈妈不如在分娩前做些身体准备。

1. 保证充足的睡眠，以保证分娩时体力充沛。

2. 临近预产期的孕妈妈应尽量不要外出或旅行，但也不要整天卧床休息，力所能及的运动是有好处的。

3. 保持身体的清洁。由于孕妈妈产后不能马上洗澡，因此，住院之前应洗一次澡，以保持身体的清洁。如果是到公共浴室去，必须有人陪伴，以免发生意外。

提前去产房看看

现在很多医院在产前都会组织孕妈妈参观产房，参观时一定要注意了解各种器械，它们多是用来保证顺利分娩和母婴安全的。在生宝宝前，孕妈妈如果对所要待的产房环境有所了解，就不会那么紧张，这对顺利分娩大有益处。

产床：产床是固定在产房内的，有专门有助于产妇分娩的支架，有些部位可以抬高和降低，床尾可去掉。

胎儿监测仪：可以时刻记录下产妇的宫缩和胎儿心跳，可不断输出结果。

保温台：因新生儿的热量容易散失，为防止体温降低的情况发生，需将其放入保温箱内。

氧气设备：在待产室和产房都有吸氧的设备，宫缩时胎宝宝的血液和氧气供应都受到一定程度的影响，吸氧会使胎宝宝体内的氧气储备增加，增加其对宫缩的耐受能力。

吸引器：胎宝宝在母体内处于羊水包围的环境之中，口腔和肺内有一定量的羊水存在，新生儿受到产道的挤压，羊水被挤压出去，可减少肺部疾患的发生。少数新生儿口腔内仍有羊水甚至胎粪，就需要用吸引导管吸引口腔，它是剖宫产和顺产必备的设备之一。

备好入院物品

孕 36 周后，孕妈妈随时都有分娩的可能，所以生产前的准备要早做好，以避免入院时出现手忙脚乱的窘境。

孕妈妈可将分娩时所用的物品以及宝宝出生后用的物品整理后放入待产包里，放到容易取拿的地方。如果宝宝提前“报到”或有紧急状况，孕妈妈可立刻拿走，不会因为慌乱而落下东西。

在待产包中，必备证件最为重要，因为证件齐全，才能办理入院手续。如果孕妈妈因来不及或嫌麻烦，没有准备相关入院的用品，也不要担心，可根据个人习惯和需要向所在医院购买，目前各家医院都会提供产妇所需的基本用品。最重要的是，孕妈妈要保持轻松愉悦的心情。

入院物品最好提前准备好，避免入院时手忙脚乱。

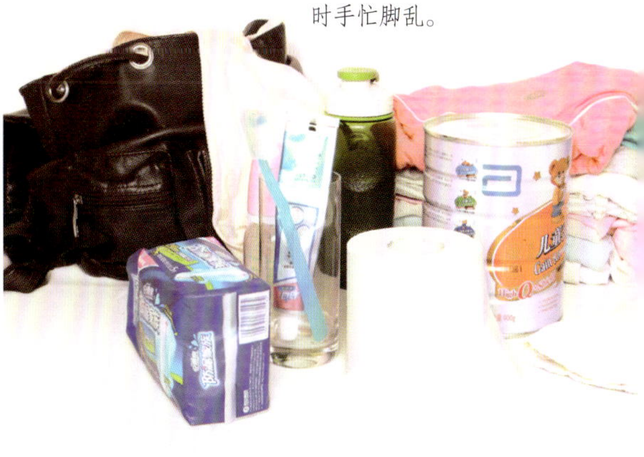

了解分娩方式

孕妈妈熬过了漫漫的孕期之旅，等待着那激动人心的分娩时刻快快来临！你的宝宝将以怎样的分娩方式降临人间呢？其实，适合自己的分娩方式才是最好的。下面我们就给即将荣升为新妈妈和新爸爸的你们介绍几种分娩方式。

顺产

虽然现在的分娩方式有所不同，但顺产仍是较理想的分娩方式，备受孕产专家推崇。如果孕妈妈怀孕期间身体健康、状态良好，胎宝宝发育正常、胎位正，就完全有条件选择自然分娩。

顺产的优点

1. 对宝宝来说：自然分娩时，由于受产道挤压，胎宝宝气道的大部分液体被挤出，为出生后气体顺利进入气道创造了有利条件。同时，自然分娩也有助于胎宝宝将剩余肺液进行清除和吸收。这一过程能大大减少新生儿患吸入性肺炎的发生率。

2. 对新妈妈来说：顺产的新妈妈恢复快，当天就可以下床，饮食上禁忌较少，即便是会阴侧切的新妈妈，伤口恢复也很快。

顺产的不足

自然分娩作为人类繁衍最自然的方式，具有很多优势，但并不是所有的孕妈妈都适合顺产。较常见的就是产妇患有严重疾病、胎位不正、胎宝宝宫内缺氧、脐带多层绕颈等，此时就要考虑剖宫产了。自然分娩非常考验产妇的耐力和意志力，有时会因产程延长、产力消失而无法坚持，情况危急时就需要改用剖宫产。

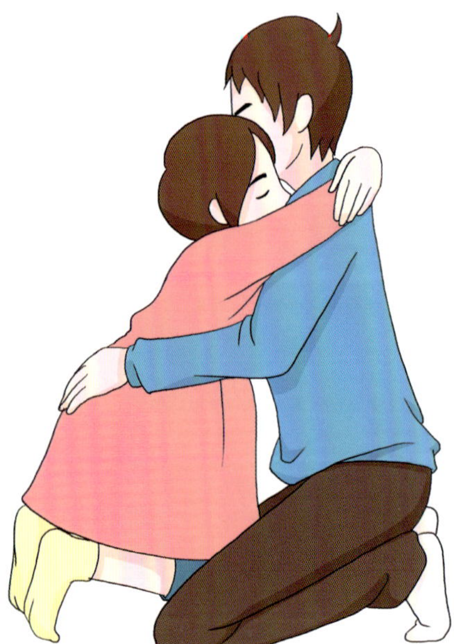

顺产是较理想的分娩方式，有条件的孕妈妈最好选择自然分娩。

顺产产程

第一产程

第一产程持续时间最长，一般为初产妇 11~12 小时，经产妇 6~8 小时。其主要任务就是宫口开全，直至扩张到可以让胎宝宝的头通过阴道。宫缩间隔时间会越来越短，持续时间越来越长，强度也随之增加。

应对方法：

1. 在每两次宫缩之间休息，保持体力。

2. 随着宫缩吸气和呼气。宫缩一开始就深呼吸，缓慢有节奏地从鼻子吸气，然后从嘴巴吐出。宫缩结束时，再次深呼吸，释放全身的紧张。

3. 不断变换姿势，只要产妇感觉舒服就可以。

第二产程

宫口开全意味着进入第二产程，当子宫颈全开，宝宝的头就会开始下降，进入产道了，这时会让产妇产生用力的冲动。产妇可以在医生的指导下用力。胎宝宝娩出则意味着第二产程的结束。

应对方法：

1. 最好遵从医生的指导，均匀而持久的用力可节省体力，也比较有效。每次宫缩用力 2 次，在连续地用尽力气推出之后，把肺里的空气全部呼出来，接着再及时吸气，准备下一次用力。

2. 在两次用力之间充分休息，还可吃点易消化的食物，或者听听熟悉的音乐，尽可能使身体放松。

第三产程

看到宝宝娩出，新妈妈可能就兴奋得顾不得其他的事情了。但是别忘了只有第三产程娩出胎盘，整个分娩才会随之结束。这个过程可能需要 5~30 分钟。

应对方法：在子宫收缩娩出胎盘的时候，新妈妈会感觉到腹部有些隐痛，这比起先前的疼痛简直是不值一提。子宫会继续收缩，让宝宝吸吮你的乳头，这种刺激也会帮助子宫快速收缩。

自然分娩示意图

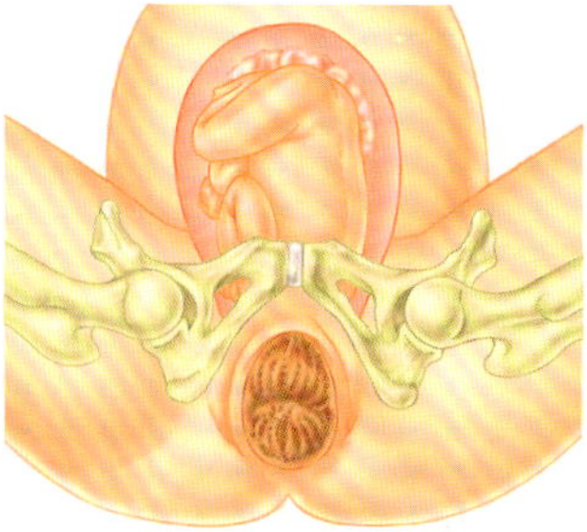

在宫缩间隙，胎宝宝头部将停留在阴道口。

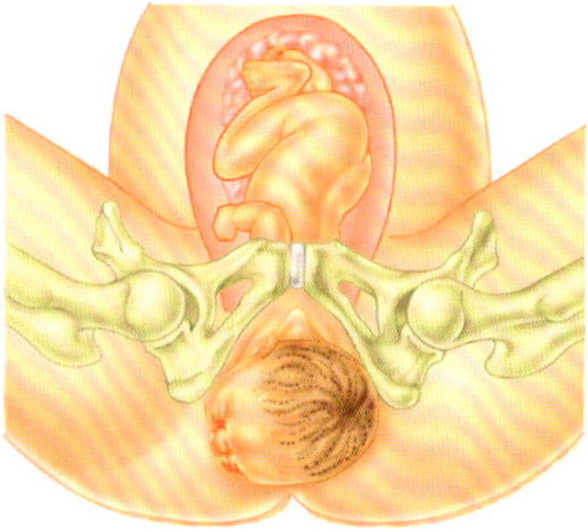

胎宝宝的头部娩出，脸部朝下。胎宝宝本能地将头转向一侧。

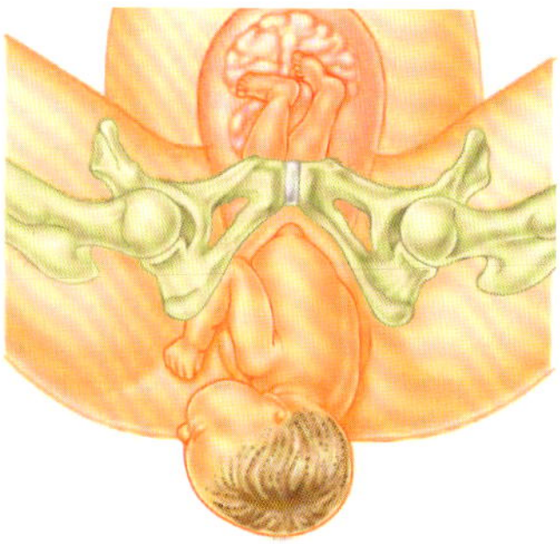

再经过两三次宫缩，胎宝宝的肩膀娩出，继续用力推压，腿和臀部也将被娩出。

扫一扫，教你避免会阴侧切的小妙招

会阴侧切术是在会阴部做一斜切口，可以防止孕妈妈在分娩中会阴撕裂，保护盆底肌肉。侧切是一种手术，仅针对顺产妈妈。

3 种能减轻疼痛的辅助分娩方式

国内的医院一般有 3 种减轻疼痛的分娩方式，即无痛分娩、水中分娩和导乐分娩，在一定程度上可以减轻分娩疼痛。孕妈妈可以根据自身的情况及所在医院医疗条件选择适合自己的分娩方式。

无痛分娩

无痛分娩确切地说是分娩镇痛，分为非药物性镇痛即精神性无痛分娩和药物性镇痛两大类。硬膜外阻滞感觉神经这种镇痛方法是目前采用很广泛的一种无痛分娩方式。

硬膜外无痛分娩，是在产妇腰部的硬膜外腔注入一些镇痛药和小剂量的麻醉药，并持续少量地释放，只阻断较粗的感觉神经，不阻断运动神经，从而影响感觉神经对痛觉的传递，最大限度地减轻疼痛。使用过程中，产妇可根据情况自行按需给药，可以明显减轻疼痛，是镇痛效果较好的一种方法。

水中分娩

水中分娩即新生儿娩出时完全浸没在水中。在此过程中新生儿的头部必须是完全浸没在水中直到身体全部在水下娩出，随后立即将新生儿抱出水面。水中分娩只是顺产的一种方式，给产妇多了一种自然分娩方式的选择。值得注意的是，水中分娩对于中国女性来说，可能存在较多风险，如难以把控撕裂的风险，可能会影响新生儿的体温调节能力，等等。因此大部分公立医院都未推广，如需水中分娩，只能至私立医院咨询。产妇在选择这个分娩方式时，一定要慎重。

导乐分娩

导乐分娩也是顺产的一种方式，只不过是在分娩过程中雇请一名有过生产经历、有丰富产科知识的专业人员陪伴分娩全程，并及时提供心理、生理上的专业知识，这些专业人员被称为“导乐”。

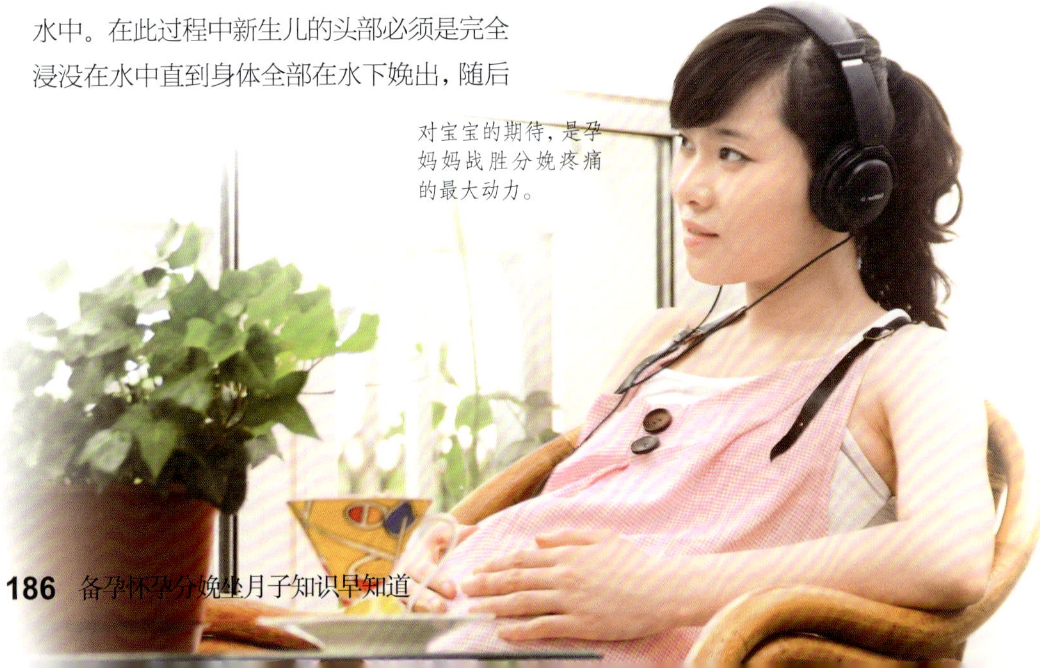

对宝宝的期待，是孕妈妈战胜分娩疼痛的最大动力。

剖宫产

剖宫产也称为剖腹产，是指婴儿经腹壁和子宫的切口分娩出来。一般如果计划剖宫产，需要提前预约，并且提前入院。

剖宫产的优点

1. 由于某种原因，绝对不可能从阴道分娩时，施行剖宫产可以挽救母婴的生命。

2. 如果是选择性剖宫产，于宫缩尚未开始前就已施行手术，可以免去遭受阵痛之苦。

3. 如果新妈妈腹腔内有其他疾病时，如合并卵巢肿瘤或浆膜下子宫肌瘤，均可在剖宫产手术时同时切除。

剖宫产的不足

1. 剖宫产对于母体的精神和肉体都是种创伤，术后子宫及全身的恢复都比顺产慢。而且作为手术，就有相应的危险性，所以没有明显手术指征的孕妈妈尽量不要采用。

2. 手术麻醉意外虽极少发生，但有可能发生，手术时还可能发生大出血及副损伤。

3. 术后可能发生泌尿、心血管、呼吸等系统并发症，还有可能发生子宫切口愈合不良、肠粘连或子宫内膜异位症等。

4. 再次怀孕和分娩时，有可能从原子宫切口处裂开，发生子宫破裂。

5. 剖宫产出生的新生儿，可能发生呼吸窘迫综合征，且患吸入性肺炎的概率较高，并且全身协调及免疫力都不如顺产的宝宝好。

剖宫产示意图

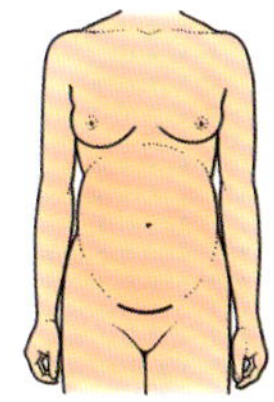

腹部消毒

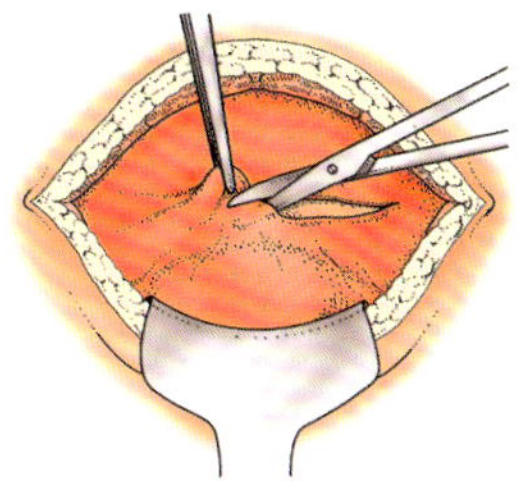

切开皮肤和脂肪组织

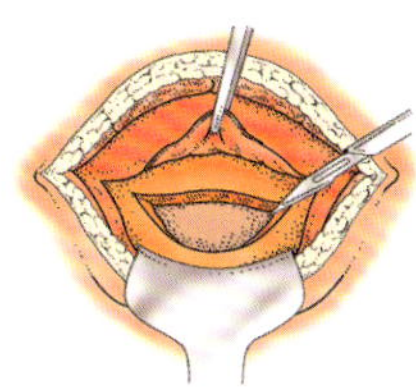

切开子宫下部

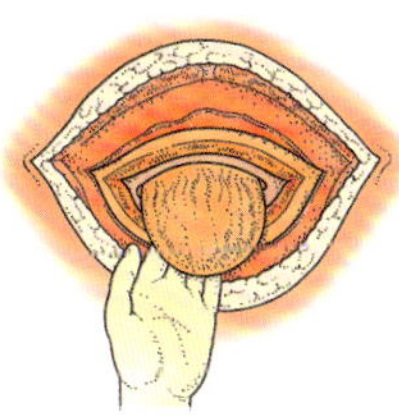

取出胎宝宝

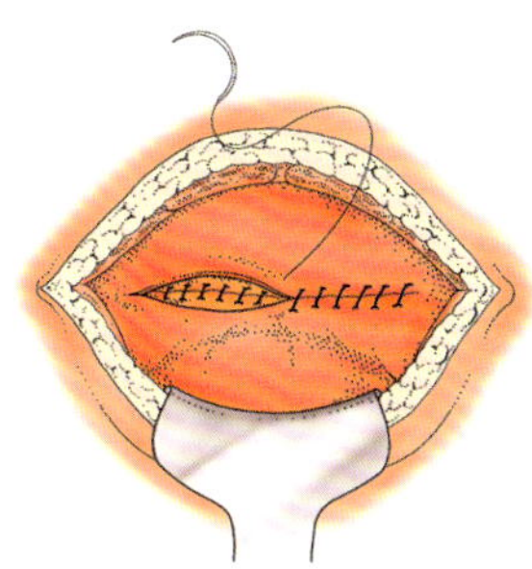

缝合

扫一扫，了解哪些情况下会剖宫产

剖宫产有它的风险性，孕妈妈只有在有如下情况时才考虑进行手术。哪些情况下需要剖宫产？孕妈妈也需要提前了解一下。

减疼痛的分娩技巧

孕妈妈在生产之前了解一些应对分娩的技巧，能很好地配合医生，减轻分娩时的疼痛，也可以缩短产程。

缓解阵痛的妙招

阵痛的时候，孕妈妈确实会感到疼痛难忍，可以通过以下几种方法进行缓解。

小方法缓阵痛

泡脚：血液流通缓慢，加剧了疼痛感。可以用温水泡脚或者穿上保暖的鞋子，促进血液流通，减轻疼痛。

补充能量：忍受身体疼痛的时候会消耗一些体能，可以利用阵痛的间歇补充能量。

喝点儿水：持续着克服阵痛的呼吸法时，喉咙必定很干渴，最好携带水杯，不痛时喝口水。此外，使用可弯曲的吸管也较方便饮用。

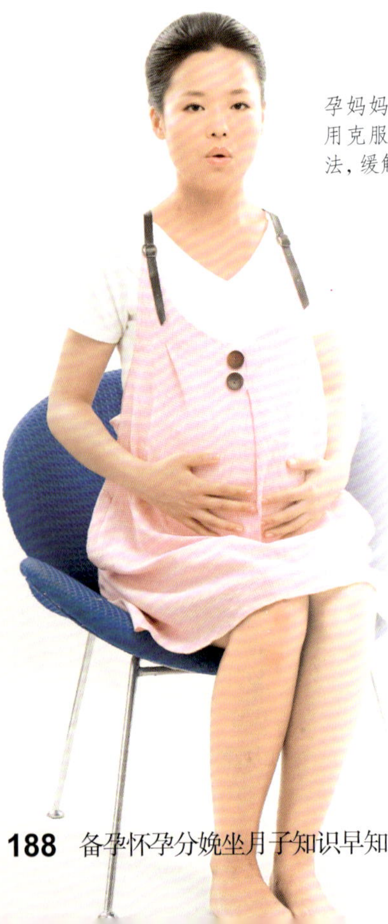

孕妈妈在分娩时可用克服阵痛的呼吸法，缓解疼痛。

忽略分娩时的异样感受

很多孕妈妈对分娩的担心，不仅来自对分娩疼痛和过程的担心，还有很大部分是来自于分娩时“害羞”的心理。对大多数孕妈妈来说，躺在产床上，分开两腿就会不自觉地觉得尴尬或害羞。其实，在产房没有什么尴尬的，专业的医生注重的是医学技术，不会注重这些。孕妈妈应将注意力放在宝宝的顺利出生上，不要过度注意此时的姿势、仪态等。

分娩时不要大喊大叫

孕妈妈在分娩时最好不要大声喊叫，因为大声喊叫对分娩毫无益处，孕妈妈还会因为喊叫而消耗体力，不利于子宫口扩张和胎头下降。如果阵痛确实难以忍受，可以通过告诉自己疼痛是为了让宝宝更加健康，来提高对疼痛的耐受力。

拉玛泽呼吸法

拉玛泽分娩呼吸法，也被称为心理预防式的分娩准备法。这种分娩呼吸方法，可有效地让产妇在分娩时将注意力集中在对自己的呼吸控制上，从而转移疼痛，适度放松肌肉，促进顺产。

阶段	呼吸法	阶段练习方式	适用时机	练习时间或作用
第一阶段	胸部呼吸法	由鼻子深深吸一口气，随着子宫收缩就开始吸气、吐气，反复进行，直到阵痛停止，再恢复正常呼吸	此方法应用在分娩刚开始时，感觉子宫每5~20分钟收缩一次，每次收缩30~60秒	胸部呼吸是一种不费力且舒服的减痛呼吸方式，每当子宫开始或结束剧烈收缩时，孕妈妈可以用这种方式呼吸
第二阶段	“嘶嘶”轻浅呼吸法	先用嘴吸入一小口空气，保持轻浅呼吸，让吸入及吐出的气量相等，呼吸完全用嘴进行，保持呼吸高位在喉咙，就像发出“嘶嘶”的声音	应用在宝宝一面转动，一面慢慢由产道下来时。此时宫颈开至3~7厘米，子宫的收缩变得更加频繁，每2~4分钟就会收缩一次	随着子宫开始收缩，采用胸式深呼吸。当子宫强烈收缩时，采用浅呼吸法。收缩开始减缓时恢复深呼吸
第三阶段	喘息呼吸法	先将空气排出后，“深吸”一口气，接着快速做4~6次的短呼气，感觉就像在吹气球，比“嘶嘶”轻浅式呼吸还要更浅，也可以根据子宫收缩的程度调节速度	感觉到子宫每60~90秒就会收缩一次，当子宫颈开至7~10厘米时，孕妈妈感觉到这是产程最激烈、最难控制的阶段。胎宝宝马上就要临盆，子宫的每次收缩维持30~90秒	练习时由一次呼吸持续45秒慢慢加长至一次呼吸练习能达90秒
第四阶段	哈气运动法	阵痛开始，孕妈妈先深吸一口气，接着短而有力地哈气，如浅吐1、2、3、4，接着大大地吐出所有的“气”，就像在吹一样很费劲的东西。孕妈妈要快速、连续，以喘息方式急速呼吸，如同哈气法	进入第二产程的最后阶段，孕妈妈想用力将婴儿从产道送出，但是此时助产士要求不要用力，以免发生阴道撕裂，等待宝宝自己挤出来，孕妈妈此时就可以用哈气法呼吸	直到不想用力为止，练习时每次需达90秒
第五阶段	用力推	下巴后缩，略抬头，用力使肺部的空气压向下腹部。需要换气时，保持原有姿势，马上把气呼出，同时马上吸满一口气，继续憋气和用力，直到宝宝娩出	此时宫颈全开了，助产士也要求产妇在即将看到婴儿头部时，用力将婴儿娩出。孕妈妈此时要长长吸一口气，然后憋气，马上用力	每次练习时，至少要持续用力30秒

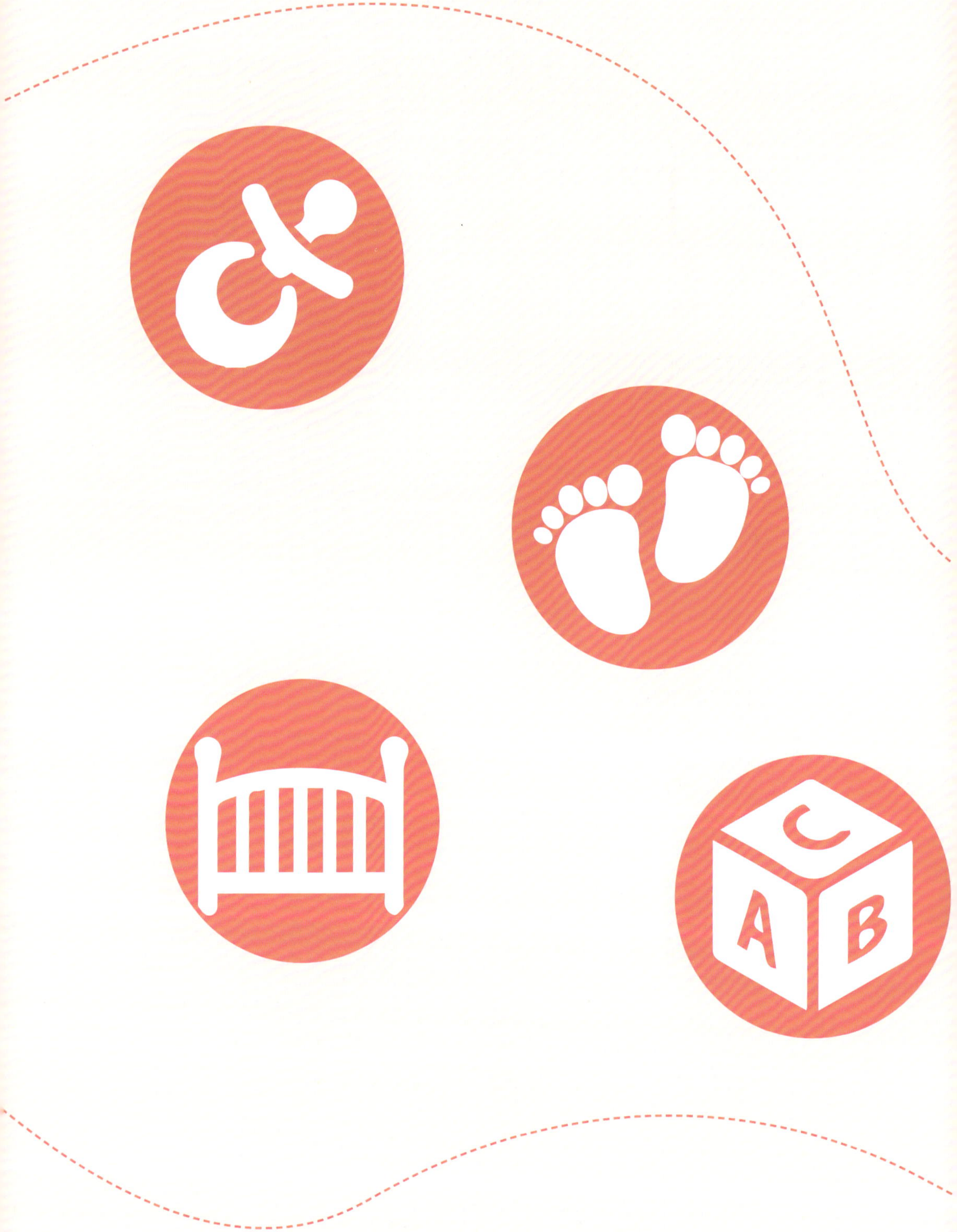

第四章 坐月子养身体

怀孕、分娩的历程，让孕妈妈晋升为了新妈妈。坐月子时，只要注意保暖防风、合理饮食、适度运动，从身体恢复到瘦身养颜，都不会成为困扰新妈妈的问题。让我们一起开启一个舒心、顺心的月子之旅吧！

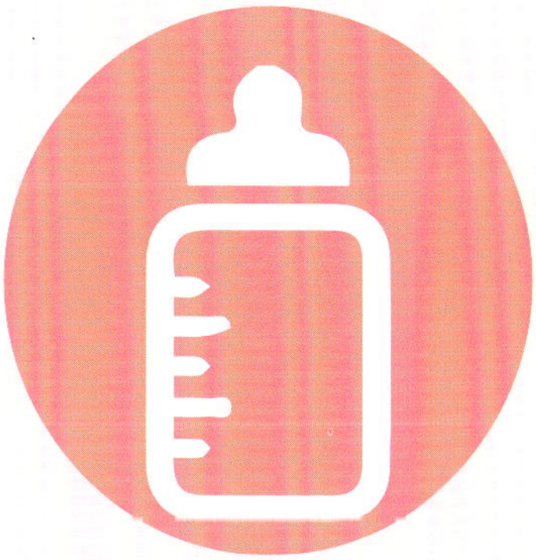

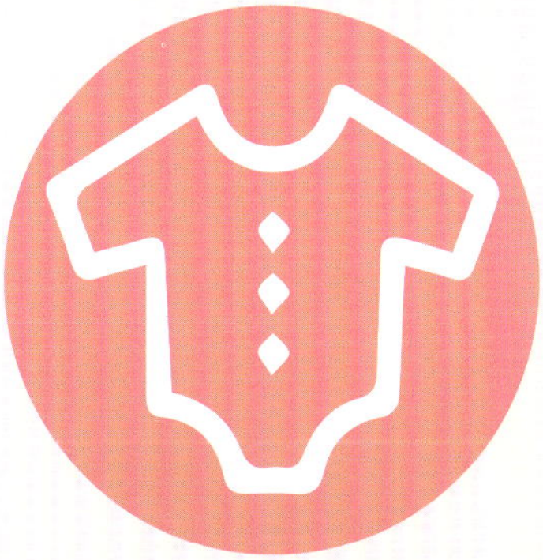

产后第1周

扫一扫，
本周注意事项都知道

本周大事提前知

新生儿护理

宝宝出现黄疸

细心的爸爸妈妈会发现，现在宝宝皮肤由红色变成黄色，并且出现黄疸。所有的新生儿出生后都会破坏原来的胎儿红细胞，产生新的红细胞，被破坏的红细胞会释放胆红素，宝宝的皮肤就会由红慢慢变黄了。这叫“新生儿黄疸”，大多都是没有危险的，很快就会自愈。正常新生儿7~10天黄疸消退，早产儿可能会延迟2~4周。

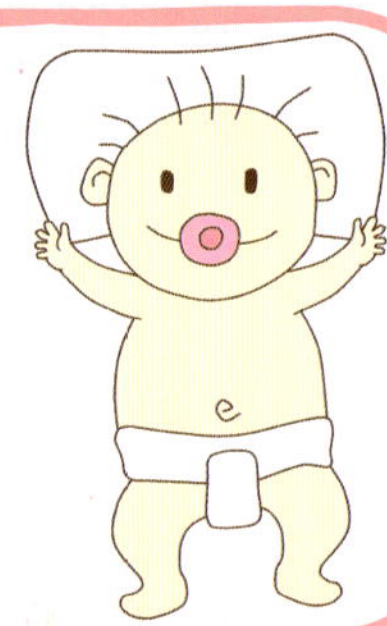

生活细节

剖宫产新妈妈应多翻身

剖宫产新妈妈应多翻身，以促进排气、恢复身体。同时还要定时查看腹部刀口的敷料有无渗血，如发现异常要及时告知医生。

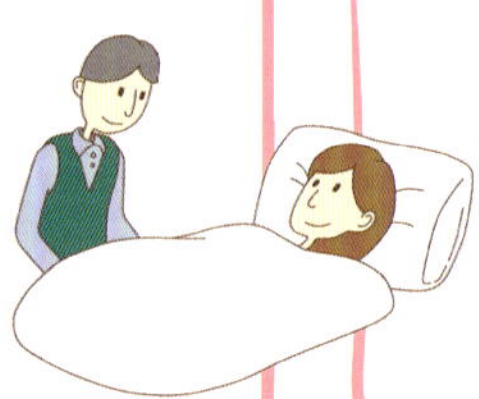

生活细节

剖宫产妈妈第1次下床要有家属陪伴

术后24小时，新妈妈可以在家人的帮助下，在地上站立一会儿或轻走几步，每天坚持做多次。实在不能站立，也要在床上坐起一会儿，这样也有利于防止内脏器官的粘连。

日常规划

办理出院

一般情况下顺产的新妈妈3天后可以出院，而剖宫产的新妈妈则需要5~7天。新妈妈到底什么时候出院，应根据自己的身体情况，遵从医生的建议。

生活细节

要尽早下床活动

虽然刚刚经过分娩，新妈妈需要很好的休息，但长期卧床并不利于产后恢复。如无特殊情况，剖宫产24小时后（自然分娩6小时后），就可下床活动了。

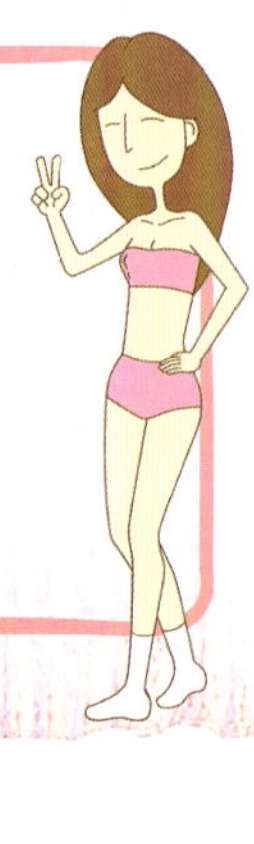

生活细节

闭目养神

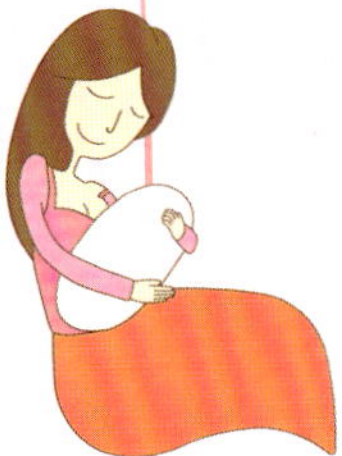

产后不宜立即熟睡，应当闭目养神。其目的在于消除疲劳、安定神志、缓解紧张情绪等。

身体变化

应密切观察身体情况

产后第 1 天是自我护理最为关键的一天，新妈妈要密切观察自己的身体情况，如生命体征（体温、脉搏、呼吸、血压）以及出血量和排尿情况，一旦出现异常，要及时告诉医生，以便采取措施。

饮食安全

不要着急喝催乳汤

一定不要着急喝催乳汤，否则会导致乳房胀痛。

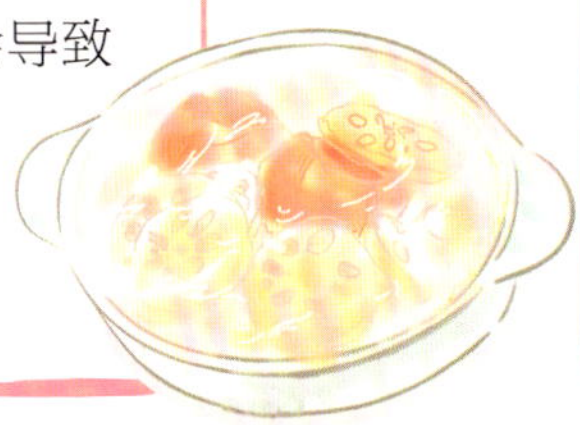

饮食安全

产后第 1 餐要选清淡食物

无论顺产妈妈还是剖宫产妈妈，产后都会感觉身体虚弱、胃口差，如果这时强行吃下油腻的“补食”，只会让新妈妈的食欲更差。所以产后第 1 餐要吃清淡食物，清淡食物利于肠胃的消化吸收。

个人卫生

产后仍需坚持刷牙

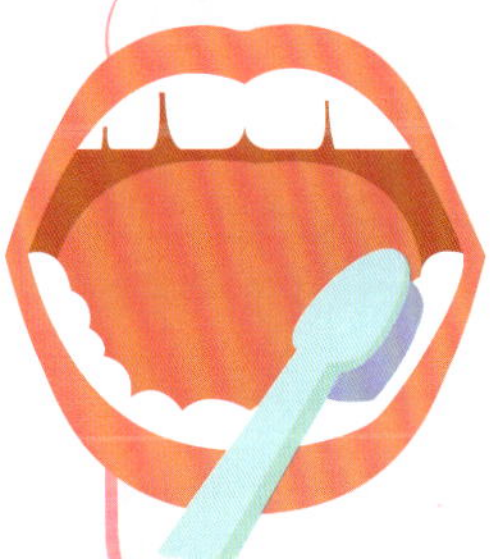

新妈妈产后，体内雌性激素尚未下降至正常，牙龈仍和孕晚期一样脆弱，虽然产后免疫力上升，新妈妈会比孕晚期口腔更健康。但即使这样，仍需坚持每日早晚刷牙。新妈妈最好选用软毛牙刷，使用时不会伤害牙龈。刷牙动作要轻柔，宜采用科学的“巴斯刷牙法”。

新生儿喂养

尝试给宝宝哺乳

一般来说，当宝宝脐带处理好后，新妈妈就可以尝试给宝宝哺乳了。在宝宝形成哺乳规律前，宝宝啼哭或要吃奶时新妈妈都应哺乳，即使母乳分泌不足，也应该坚持给宝宝哺乳。

生活细节

保持居室通风

坐月子时要注意居室的通风。要避免新妈妈因室内温度、湿度过高而出现高热等产褥中暑现象。

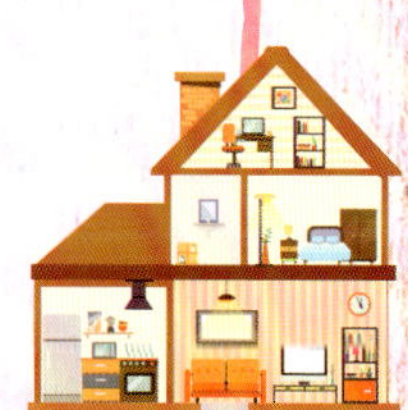

科学护理不留病

产后第 1 周，新妈妈因经历分娩，失血较多，身体虚弱，此时，更要注意生活细节的护理，养好身体、远离月子病是新妈妈本周护理的主要任务。

抓紧一切时间睡觉

生完宝宝后，新妈妈有好多新的任务要完成，如喂奶、换尿片、哄宝宝睡觉……晚上睡个好觉成了一种奢望。一项最新的调查显示，有超过 40% 的新妈妈都会出现睡眠问题。为了自己和宝宝的身体健康，新妈妈应该抓紧一切时间睡觉，最理想的作息就是与宝宝保持一致，宝宝睡，自己也睡。这样就能保持充足的睡眠。

睡前食用甜食很容易让人感到激动、兴奋，因此新妈妈在睡前最好不要吃巧克力、甜点及喝甜的饮料等。

产后 24 小时定时量体温

产后发热是大事，所以新妈妈一定要定时量体温，如果发现体温持续超过 38℃就要当心了。新妈妈在刚生完宝宝后的 24 小时内，由于过度疲劳，可能会发热到 38℃，但这以后，体温应该恢复正常。如有发热，必须查清原因，适当处理。个别新妈妈可能因乳胀而引起发热，但随着乳汁的排出，体温将会下降。如果乳汁排出后仍不退热，就可能是产褥感染或其他原因引起的，需及时治疗。

顺产妈妈睡觉时注意仰卧和侧卧要交替

新妈妈在产后休息的时候，一定要注意躺卧的姿势，这是因为分娩结束后子宫会迅速回缩，而此时韧带却很难较快地恢复原状，再加上盆底肌肉、筋膜在分娩时过度伸展或撕裂，使得子宫在盆腔内的活动范围增大而极易随着体位发生变动。所以，为了防止发生子宫向后或向一侧倾倒，新妈妈在卧床休养中要注意避免长期仰卧位，而应仰卧与侧卧交替。

剖宫产妈妈多翻身促排气、排恶露

忍住疼痛多翻身，是剖宫产新妈妈尽快排气、排恶露、恢复身体的一大秘诀。新妈妈在手术后都会有不同程度的肠胀气，如果此时在家人的帮助下多做翻身动作，就会使

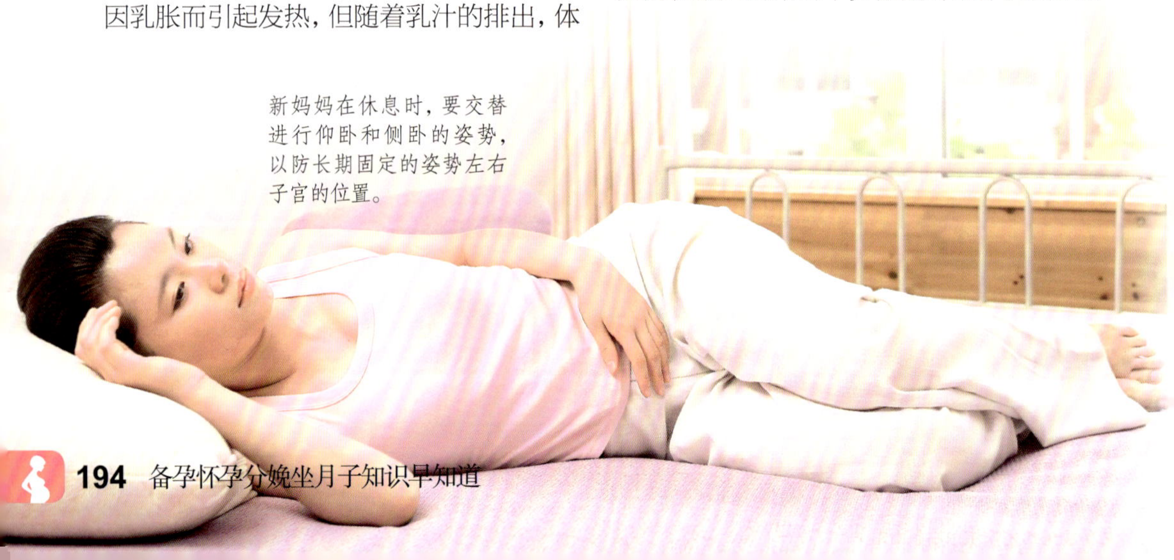

新妈妈在休息时，要交替进行仰卧和侧卧的姿势，以防长期固定的姿势左右子宫的位置。

麻痹的肠肌蠕动功能尽快恢复，从而使肠道内的气体尽早排出，还可避免引起肠粘连。另外，剖宫产术后恶露量一般比自然分娩的要少，但剖宫产卧床时间长，术后容易发生恶露不易排出的情况，多翻身就会促使恶露排出，避免恶露淤积在子宫腔内，引起感染而影响子宫复位，这也利于子宫切口的愈合。

宜坚持刷牙

传统习俗认为新妈妈产后身体虚弱，不宜刷牙，否则会使牙齿受凉，导致牙齿松动、牙痛等毛病。从今天的医学角度来看，这种说法毫无科学根据。新妈妈在月子里一定要刷牙、漱口，因为在妊娠期牙齿就变得脆弱，如果月子期间不刷牙、不漱口，那么口腔内细菌会大量繁殖，食物的残渣经过发酵会产生酸性物质腐蚀牙齿，导致龋齿、牙周炎、齿龈脓肿等。

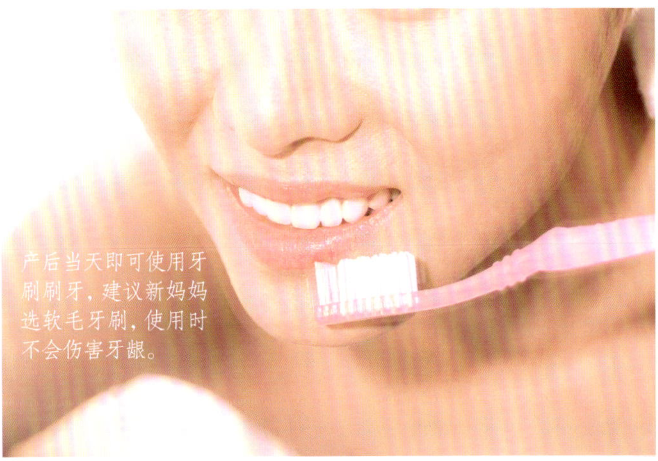

产后当天即可使用牙刷刷牙，建议新妈妈选软毛牙刷，使用时不会伤害牙龈。

早开奶利于恶露排出、子宫复原

第一次母乳喂养对于新妈妈和宝宝来说，都是非常重要的。开奶越早、喂奶越勤，乳汁分泌就越多。早开奶有利于建立良好的母婴感情，还便于恶露排出、子宫复原和身形恢复。而且初乳含有丰富的钙、磷、蛋白质等，并有大量的免疫类物质，能保护宝宝免受细菌侵害，减少新生儿疾病的发生。所以，新妈妈产后要及时让宝宝吮吸乳汁。

不要盲目“捂月子”

老一辈说的“捂”月子，即不能外出、要包头巾、不能开窗，这是错误的。不管是哪个季节，新妈妈和宝宝都需要新鲜的空气，否则，容易得感冒、患肺炎。妈妈回家后，要经常开窗通风，通风可谓是一种简单、方便、有效的空气消毒方法，可以大大减少居室内的病菌。

合理安排亲友的探访

新妈妈刚分娩完，身体虚弱，需要充分地调养才能复原，新生儿免疫力此时也很弱，因此不可让亲戚朋友过早探望新妈妈和宝宝。若来探望，人数也不宜过多，时间也不宜超过半小时，要给新妈妈尽量多的时间休息。有慢性病或感冒的亲友最好不要来探视新妈妈和宝宝，以免引起交叉感染。

扫一扫，了解坐月子可能需要的8种物品

坐月子期间难免会遇到一些突如其来的小麻烦，一些小用品，虽然不大，却能够帮上新妈妈的大忙，最好事先都准备好。

坐月子宜吃不宜吃早知道

这一周新妈妈要吃口味清淡一点儿的食物，切忌吃得过于油腻。要坚持少吃多餐的原则，除了正常三餐以外，肚子饿的时候可以适当加餐。

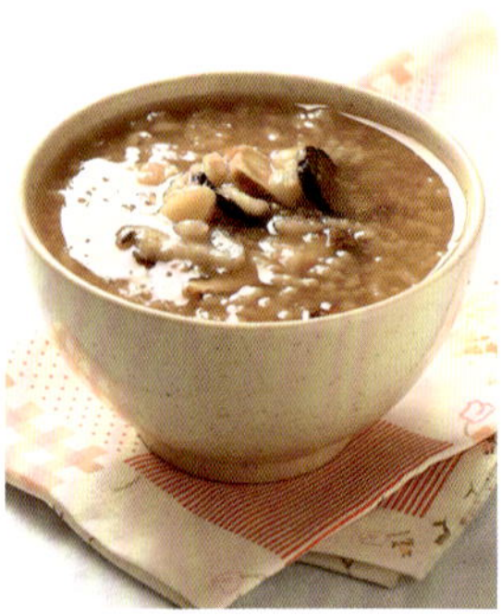

剖宫产妈妈应在产后第 2 天后开始服用生化汤。

烹调方式：在给新妈妈制作月子餐的时候，应多用炖、煮、蒸等方式，尽量少用煎、炸等方式烹调。

> 鸡蛋一般以每天不超过2个为宜。

宜喝些清淡的汤

产后第 1 周，新妈妈会感觉身体虚弱，胃口较差，因为新妈妈的肠胃功能还没有复原，所以，进补不是本周的主要目的，而是要易于消化、吸收，以利于胃肠的恢复。比如清淡的鱼汤、鸡汤（去油）、蛋花汤等，主食可以吃些馒头、龙须面、米饭等。另外，时鲜蔬菜和苹果、香蕉等也可增进新妈妈的食欲。

宜根据自己的情况选择生化汤

新妈妈在生产之后要将身体中的恶露排出体外，而生化汤有帮助排出恶露、调节子宫收缩的作用，因此是促进新妈妈排出恶露的适宜食物。通常情况下，新妈妈要在生产完之后的第二天开始服用，顺产妈妈最好连续服用 5~7 剂。新妈妈如果出现感冒、发热、咳嗽、喉咙痛等症状，则不宜继续服用生化汤。

生化汤做法如下：当归、桃仁各 15 克，川芎 6 克，黑姜 10 克，甘草 3 克，大米 100 克，红糖适量。将大米淘洗干净，用清水浸泡 30 分钟，备用。将当归、桃仁、川芎、黑姜、甘草和水以 1:10 的比例小火煎煮 30 分钟。将大米放入锅内熬煮成粥，调入红糖，温热服用。

宜吃煮蛋和蒸蛋

煮鸡蛋、蛋羹、蛋花汤是不错的食用方法，既能杀死细菌，又能使蛋白适当受热变软，易与胃液混合，有助于消化，是脾胃虚弱的产后新妈妈的补益佳品。

如果产后新妈妈便秘，可以在鸡蛋羹中淋入一些香油，会有良好疗效。

宜早餐前半小时喝温开水

人体经过一晚上的睡眠以后，流失了大量的水分，尤其是哺乳期妈妈，晚上要给宝宝哺乳，除了晨起喝水以外，早餐前饮水也是非常重要的。

哺乳妈妈早餐前半小时喝一杯温开水，不仅可以润滑胃肠，让消化液得到足够分泌，刺激胃肠蠕动，防止哺乳期妈妈发生痔疮和便秘，还可以促进泌乳量。但最好不要喝饮料，否则比较容易发胖。

不宜产后大补

产后大补容易导致肥胖，使体内糖和脂肪代谢失调，引发各种疾病。此外，营养太丰富，必然使奶水中的脂肪含量增多，若被宝宝吸收也易造成肥胖；若宝宝消化能力较差，不能充分吸收，就会出现脂肪泻、长期慢性腹泻，还会造成宝宝营养不良。所以，此阶段清淡、易消化而又营养丰富的食物是新妈妈的饮食好伙伴。

不宜着急喝老母鸡汤

产后，特别是剖宫产后，新妈妈的胃肠功能还未恢复，不能吃过于油腻的食物。老母鸡、蹄髈等食物脂肪含量较高，不适合产后马上吃。产后体虚是因为分娩过程中新妈妈的体力消耗过大，分娩后又要哺乳引起的。这时，新妈妈可进食一些易消化的流质或半流质食物，如虾仁煨面、红薯稀饭等。

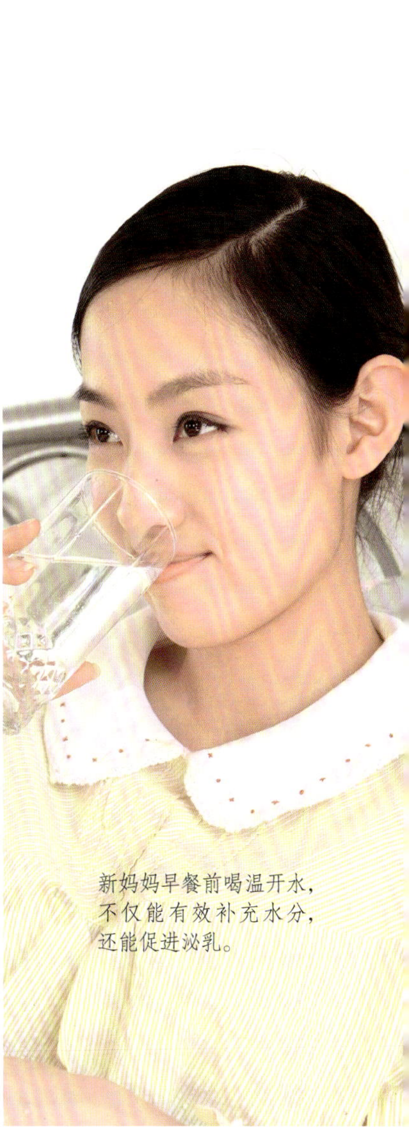

新妈妈早餐前喝温开水，不仅能有效补充水分，还能促进泌乳。

扫一扫，了解需要为坐月子提前准备的食材

为了避免产后过于忙乱，有些容易存放的、可以提前购买的食材，还是要提前准备好。新妈妈和家人一起来了解一下吧。

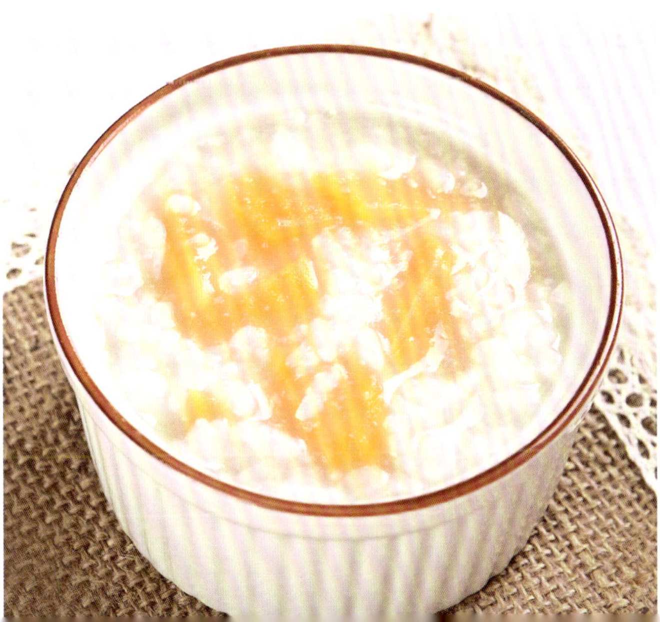

恢复快不长肉的月子餐

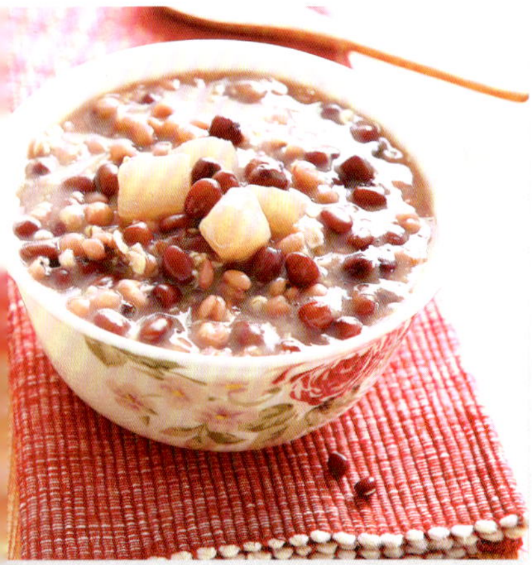

红豆山药粥

原料：红豆、薏米各 20 克，山药 1 根，燕麦片适量。

做法：1. 山药削皮，洗净，切小块。2. 红豆和薏米洗净后，放入锅中，加适量水，中火烧沸，煮 3 分钟，转小火，焖 30 分钟。3. 将山药块和燕麦片倒入锅中，再次用中火煮沸后，转小火焖熟即可。

营养功效：红豆利尿消肿，有助于改善新妈妈身体的水肿，和山药煮粥，还可滋补开胃。

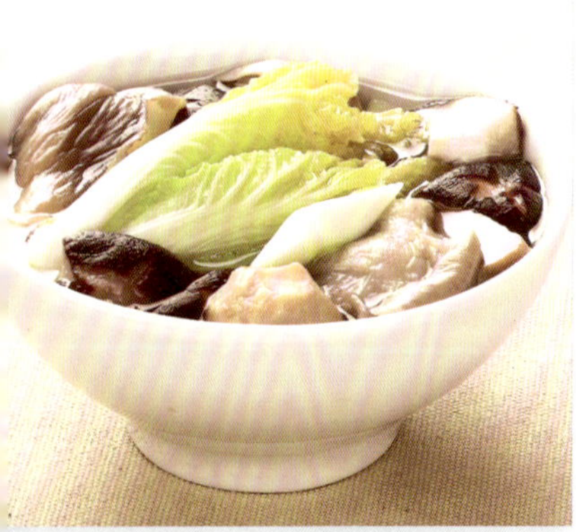

什菌一品煲

原料：猴头菌、草菇、平菇、香菇各 20 克，白菜心 100 克，葱段、盐各适量。

做法：1. 香菇洗净，切去蒂，划十字花刀；平菇洗净，切去根部；猴头菌和草菇洗净后切开；白菜心掰成小瓣。2. 锅内放清水、葱段，大火烧开。3. 再放入处理过的香菇、草菇、平菇、猴头菌、白菜心，转小火煲 10 分钟，加盐调味即可。

营养功效：什菌一品煲利于开胃，营养又不增重。

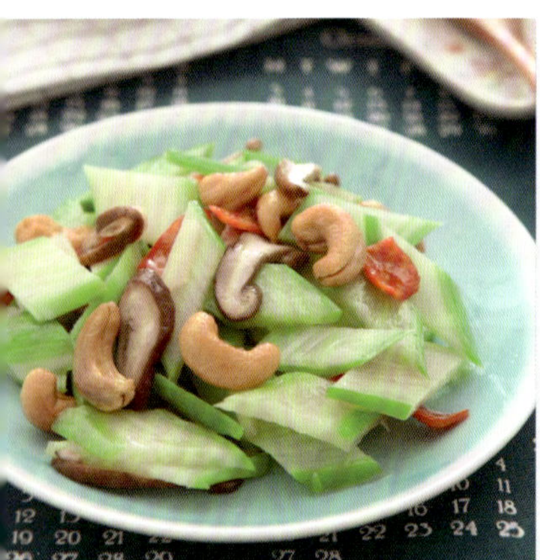

芥蓝腰果炒香菇

原料：芥蓝 150 克，香菇 2 朵，腰果、红椒片、盐各适量。

做法：1. 芥蓝洗净，去皮，切片；香菇洗净后切片；腰果、红椒片洗净，沥水。2. 油锅烧热，小火放入腰果炸至变色捞出。3. 另起油锅烧热，煸炒香菇片，炒至水干，加入芥蓝片翻炒至熟，再加入腰果、红椒片和盐翻炒均匀即可。

营养功效：腰果含蛋白质、脂肪等，与富含维生素的芥蓝、香菇搭配食用，营养均衡不增重。

产后第 1 周，开胃、排毒是关键。本周饮食要以易于消化、吸收为原则，以利于胃肠的恢复。新妈妈可以喝些清淡的鱼汤、鸡汤（去油）、蛋花汤等。另外，排毒也是产后第 1 周的必备工作，新妈妈可以适当食用些薏米、红豆、新鲜蔬果等。

面条汤卧蛋

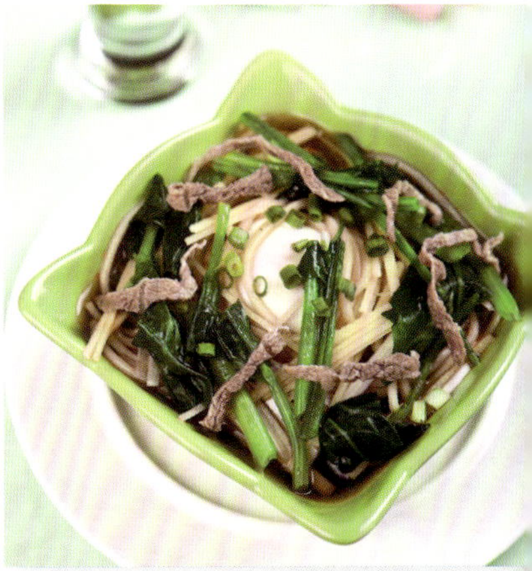

原料：面条 100 克，羊肉 50 克，鸡蛋 1 个，菠菜、葱花、姜丝、香油、盐各适量。

做法：1. 羊肉切丝，用盐、姜丝和香油拌匀腌制 20 分钟；菠菜洗净。2. 锅中加水烧开，下面条，将开时，将鸡蛋卧入汤中并转小火。3. 待鸡蛋熟、面条断生时，加羊肉丝和菠菜煮熟，最后撒葱花即可。

营养功效：面条是北方新妈妈坐月子的必备食物，搭配鸡蛋和羊肉能补充体力。

蔬菜豆皮卷

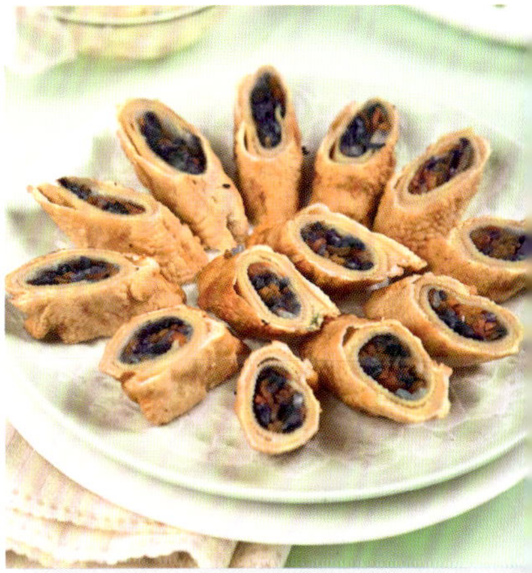

原料：豆皮 1 张，绿豆芽、胡萝卜、紫甘蓝各 30 克，盐、香油各适量。

做法：1. 紫甘蓝、胡萝卜分别洗净，切丝；绿豆芽洗净。2. 将除豆皮外的所有食材用开水焯熟，加盐和香油拌匀。3. 拌好的原料均匀地放在豆皮上，卷起，入蒸锅蒸熟，放凉后切成小卷即可。

营养功效：蔬菜豆皮卷热量低营养高，让新妈妈拥有好食欲。

竹笋雪菜黄鱼汤

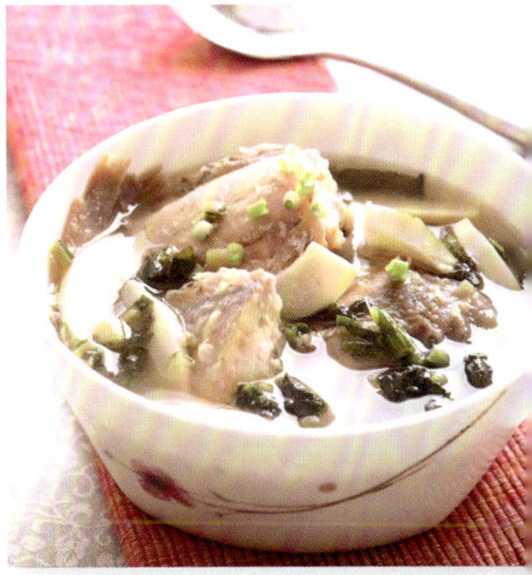

原料：竹笋、雪菜各 20 克，黄花鱼 1 条，葱末、姜片、盐、料酒各适量。

做法：1. 黄花鱼处理后洗净，切块，用料酒腌 20 分钟。2. 竹笋洗净，切片；雪菜洗净，切碎。3. 油锅烧热，放入黄花鱼块稍煎。4. 锅中加清水，放竹笋片、雪菜碎、姜片，大火烧开后改中火煮 15 分钟，出锅前放盐调味，撒上葱末。

营养功效：鱼肉脂肪含量低，能补充优质蛋白。

手把手教你护理新生儿

从这周起，爸爸妈妈就要开始承担起照顾宝宝的使命啦。也许很多事情会让新手爸妈们手足无措。但别太担心，只要有足够的耐心和恒心，很多难题都会迎刃而解。

该怎么抱宝宝

新生儿柔软、娇弱，新手爸妈往往不敢下手抱，其实新生儿有强大的生命力，只要爸爸妈妈抱的方法得当，对他不会有任何影响的。

第一步：把手放在新生儿头下。把一只手轻轻地放到新生儿的头下，用手掌包住整个头部，注意要托住新生儿的颈部，支撑起他的头。

第二步：另一只手去抱屁股。稳定住头部后，再把另一只手伸到新生儿的屁股下面，包住新生儿的整个小屁屁，力量都集中在两个手腕上。

第三步：慢慢把新生儿的头支撑起来。这个时候，就可以慢慢地把新生儿的头支撑起来了。注意，一定要托住新生儿的颈部，否则他的头会往后仰，这样会不舒服。爸爸妈妈要用腰部和手部力量配合托起新生儿。

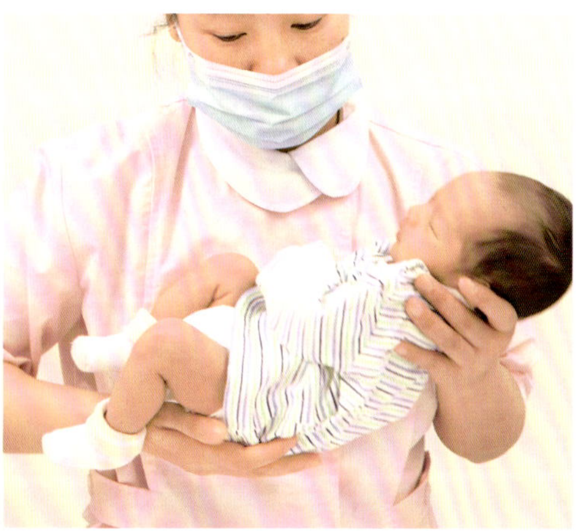

新生儿宜按需哺乳

在给宝宝哺乳的时候，不必过于拘泥于书本或专家的建议，如要隔几个小时才能吃，每次吃多长时间等，只要按需哺乳即可。如果宝宝想吃，就马上让他吃，过一段时间之后，宝宝就会自然而然地形成吃奶的规律。“按需哺乳”可以使宝宝获得充足的乳汁，并且能有效地刺激泌乳。同时，宝宝的需要能得到及时满足，会激发宝宝身体和心理上的快感，这种最基本的快乐就是宝宝最大的快乐。

不要让宝宝含着乳头睡觉

每个新生宝宝在夜间都会醒来吃两三次奶，整晚睡觉的情况很少见。因为此时宝宝正处于快速生长期，很容易出现饿的情况，如果夜间不给宝宝吃奶，宝宝就会因饥饿而哭闹。

由于夜晚是睡觉的时间，妈妈在半睡半醒间给宝宝喂奶很容易发生意外，因此需要特别注意。

别让宝宝含着乳头睡觉，含着乳头睡觉，既影响宝宝睡眠，也不易养成良好的吃奶习惯，而且堵着鼻子容易造成窒息，也有可能导致乳头皲裂。

正确做法：坐起来抱着宝宝哺乳，结束后，可以抱起宝宝在房间内走动，也可以让宝宝听妈妈心脏跳动的声音，或者是哼着小调让宝宝快速进入梦乡。

怎样给宝宝包襁褓

古人常说："初生儿出月，必须入襁褓，襁褓之道，必须得宜。"所谓襁褓，即用棉布做成的被、毯，以包裹新生儿。新生儿刚离开母体，暴露在新环境中，宝宝容易因缺乏安全感而哭闹，入襁褓可以模仿子宫环境，给新生儿适应外界环境的过程。但怎样给宝宝包襁褓呢？一起学习下吧！

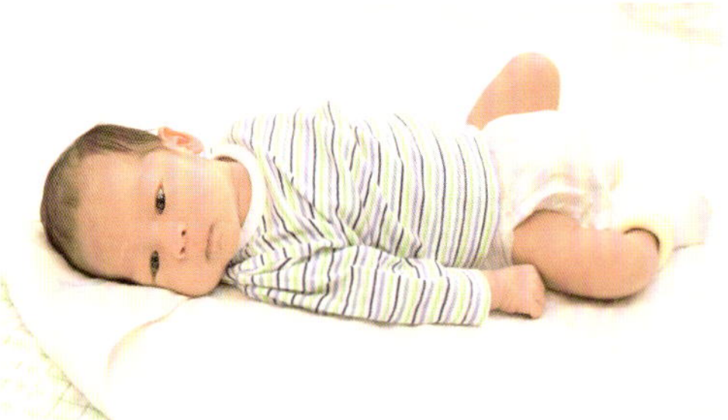

❶ 把毯子铺在一个平坦的地方，将右上角折下约 15 厘米。把宝宝仰面放在毯子上，头部枕在折叠的位置。

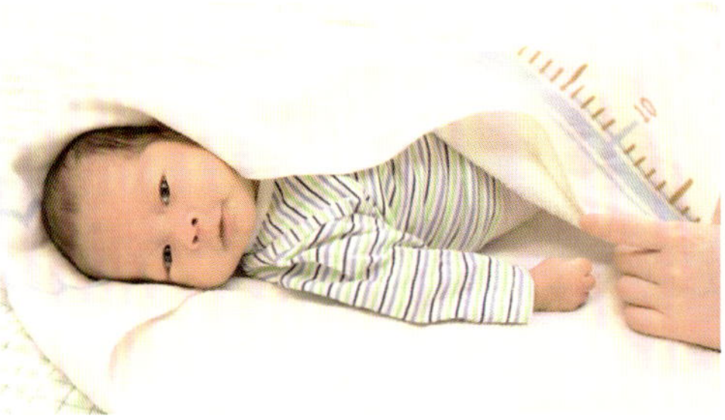

❷ 把毯子靠近宝宝左手的一角拉起来盖住宝宝的身体，并把边角从宝宝的右边手臂下侧掖进宝宝身体后面。

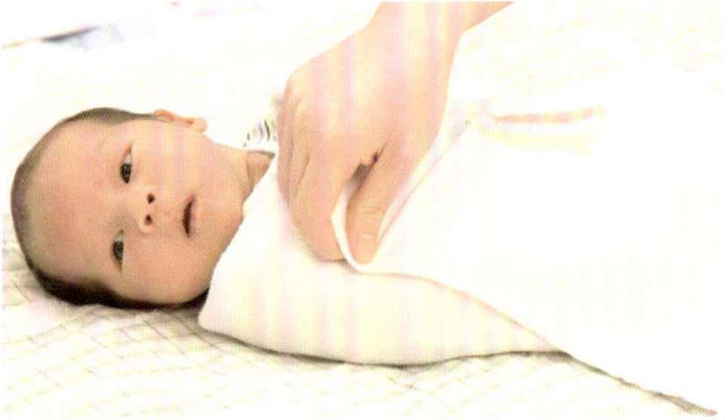

❸ 将毯子的下角，即宝宝脚的方向，折回来盖到宝宝的下巴以下。

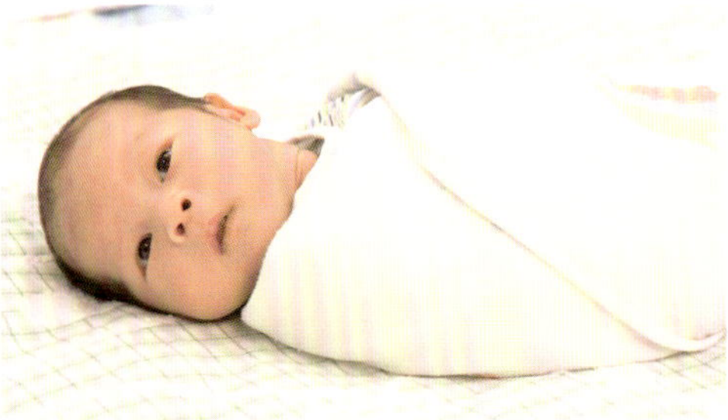

❹ 把宝宝右臂边的一角拉向身体左侧，并从左侧掖进身体下方。有些宝宝喜欢胳膊能自由活动，可以只包宝宝胳膊以下的身体，这样宝宝就能活动他的手和手指了。

正确应对新生儿生理性黄疸

生理性黄疸主要表现为宝宝出生两三天后出现皮肤黄染，轻者可见面部和颈部出现黄疸；重者躯干、四肢出现黄疸，大便色黄，尿不黄，偶尔可见轻度嗜睡和食欲差。生理性黄疸比较容易辨别，生理性黄疸的宝宝身体状况非常好，吃得好、睡得正常，不用特殊处理，保证吃得好、穿得暖、不需要治疗。但若新生儿黄疸出现早，黄染程度发展快，范围大，如扩展到四肢或手脚心，持续时间长，足月儿大于 2 周，早产儿大于 4 周仍不退，就有可能是病理性黄疸，必须及早去医院诊治。

扫一扫，4 招区别生理性与病理性黄疸

黄疸是新生儿的常见症状，但黄疸有区别，新手爸妈要学会辨别。

产后第 2 周

本周大事提前知

扫一扫，
本周注意事项早知道

生活细节

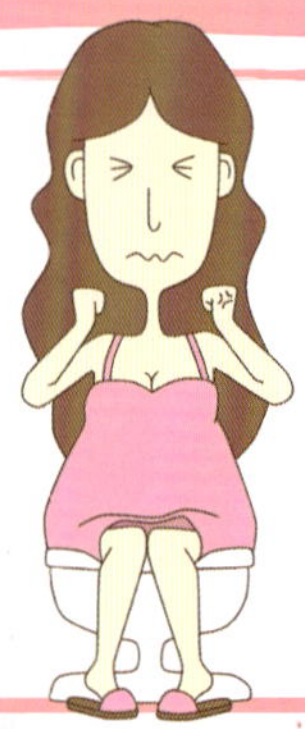

养成定时排便的习惯

产后由于腹部用力困难或腹部松弛，肠蠕动较弱，很容易形成便秘，加之剖宫产或侧切的产妇害怕排便时会有伤口疼痛，惧怕排便而使便秘加重。新妈妈应及时下床活动，多喝水，多吃蔬菜和水果等含膳食纤维的食物，并养成定时排便的习惯。

生活细节

洗澡应采取淋浴的方式

新妈妈可以进行简单的淋浴，但时间不要超过 20 分钟，洗澡时要用弱酸性的沐浴用品或清水清洁外阴，但注意阴道内不要冲洗。

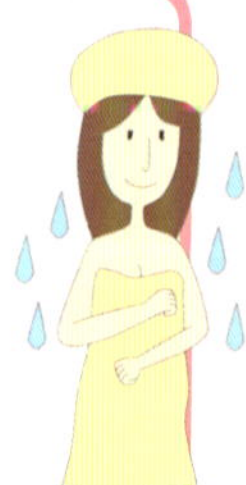

产后锻炼

适当锻炼身体

新妈妈可以适当做一些产后体操、提肛运动等，以便恢复体质和体形。但剖宫产的新妈妈，最好咨询医生后再进行产后锻炼。另外，身体虽然有了一定程度的恢复，但不要忽视保养，不要做重体力劳动。

新生儿护理

给宝宝洗澡

洗澡既可以保持宝宝皮肤清洁，又可增强宝宝机体的抵抗力。给宝宝洗澡时新妈妈要注视宝宝，和宝宝交流或放些音乐。

新生儿护理

宝宝脐带变黑脱落

一般 2 周以内，宝宝的脐带就会变黑，自动脱落。若 2 周后，脐带还没有脱落，但是没有红肿或其他感染，可再观察一段时间。如果长期不脱落，须前往医院咨询医生。

营养

本周要加紧催奶

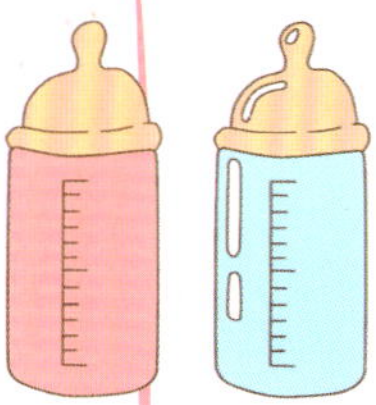

新妈妈会发现此时宝宝的奶量大增，甚至会觉得自己奶水不够了。如果宝宝尿量、体重增长都很正常，就说明母乳是充足的。否则就需要补充一些促进泌乳的食物。

生活细节

要充分休息

新妈妈需要充分休息，以消除分娩和哺乳造成的疲劳，但也不能终日躺在床上，要经常下地活动。

生活细节

坚持戴文胸

新妈妈必须要戴文胸。如果感觉文胸不合适，太大或太小时，一定要及时更换，而且新妈妈最好一两个月更新并淘汰一次文胸。

个人卫生

护理乳房

新妈妈要坚持按摩乳房，每天进行一两次，不但可以预防乳腺炎，还能使乳房变得有弹性。另外，要保持乳头的清洁，新妈妈在给宝宝哺乳前后都要对乳头进行清洁护理。睡觉时勿挤压乳房。

个人卫生

随时防止会阴切口裂开

做了会阴侧切的新妈妈，要随时防止会阴切口裂开。发生便秘时，不可屏气用力扩张会阴部，可用开塞露或液体石蜡润滑，尤其是拆线后头两三天，避免做下蹲、用力动作；解便时宜先收敛会阴部和臀部，然后坐在马桶上，可有效地避免会阴伤口裂开。上下床注意双脚齐上齐下，避免牵扯伤口。

新生儿护理

宝宝的生理性黄疸消退了

新生儿一般会在出生后2~3天出现生理性黄疸。生理性黄疸一般在4~5天达到高峰，7~10天开始消退，早产的宝宝最多3周黄疸也会自行消失。一般不需要特殊治疗。

新生儿喂养

避免不必要的混合喂养

宝宝出生后15天内，注意监测体重，只要每5天能增加100~150克，即使宝宝每次都吃不饱，只要不哭闹也不必急于加喂配方奶。

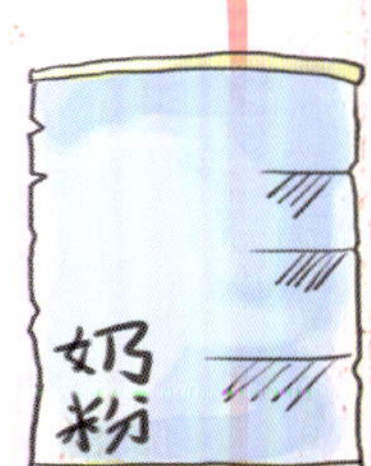

科学护理不留病

新妈妈现在有精力照顾宝宝了，看着他一天一个样子，真是幸福极了。但新妈妈身体还没有完全康复，一定要把一部分精力分配给自己，关注自己身体恢复情况。

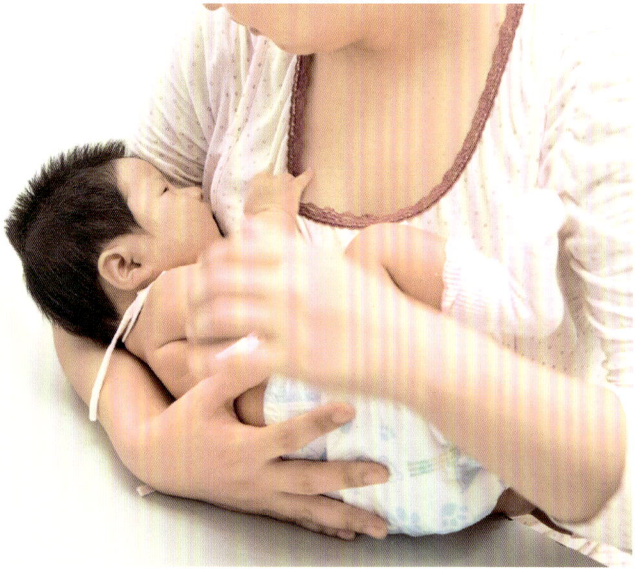

扫一扫，了解
新妈妈月子里洗澡注意事项

虽然月子里可以洗澡，不过新妈妈产后身体毕竟比较虚弱，洗澡时有一些注意事项也是需要了解的。

月子里也应该洗澡

从前人们总是说"月子里不能洗澡"，是因为那时候生活条件差，既没有空调、热水，也没有取暖器、淋浴器，加上卫生条件也很差，在那种环境下洗澡，新妈妈很容易着凉或感染病菌。如今生活水平都提高了，绝大多数新妈妈产后都能在一个暖和、干净、舒适的家庭浴室洗澡。研究表明，产后洗澡对子宫恢复及恶露排出均无不良影响，并且还有很多好处，如减少感染、消除疲劳、加深睡眠、增加食欲，还能使气色好转。

每次喂奶不超过 30 分钟

很多新妈妈奶量不足，乳头娇嫩，又没能掌握正确的哺乳姿势，新生宝宝用力吸吮，这些都会导致乳头皲裂。为了防治乳头皲裂，每次喂奶控制在 30 分钟内，哺乳时要让宝宝含住乳头和大部分的乳晕；喂奶前可以先挤一点奶出来，这样乳晕会变软，有利于宝宝吮吸。如果乳头已经皲裂，新妈妈可以每天用熟的食用油涂抹伤口处，促进伤口愈合。如果乳头皲裂较为严重，应停止喂奶 24~48 小时；或用吸奶器和乳头保护罩，使宝宝不直接接触乳头。如果出现特别疼痛的现象，最好接受治疗，千万别当成小事。

乳房胀痛要及时采取缓解措施

新妈妈在分娩后的 3~6 天，乳房会逐渐开始充盈、发胀，分泌大量乳汁。如果乳汁分泌得过多，又未能及时排出，就会出现乳房胀痛。较长时间的奶胀容易引起乳腺炎，应该及时处理。

缓解乳房胀痛的最好办法就是让宝宝频繁吸吮，如果宝宝实在吃不下，可用吸奶器将母乳吸出来存在特定容器里。

也可用双手将乳汁挤出来缓解乳房胀痛。洗净双手，握住整个乳房，轻轻从乳房四周向乳头方向进行按摩挤压。挤压时，如果发现某个部位肿得明显，可进行局部用力挤压。

用清凉的毛巾或者把冰块用毛巾包裹进行冷敷，可以减轻肿痛。冷敷不会让乳腺组织萎缩，不必担心因此而减少乳汁的分泌量。

哺乳期间也要戴文胸

不少新妈妈坐月子期间嫌麻烦，经常不戴文胸。其实，文胸能起到支持和扶托乳房的作用，有利于乳房的血液循环。对新妈妈来讲，戴文胸不仅能使乳汁量增多，而且还可避免乳汁淤积而得乳腺炎。文胸能保护乳头免受擦碰，还能避免乳房下垂。新妈妈应根据乳房大小调换文胸的大小和杯罩形状，并保持吊带有一定拉力，将乳房向上托起。文胸应选择透气性好的纯棉布料，可以穿胸前有开口的哺乳衫或专为哺乳期设计的文胸。

扫一扫，教你怎样挑选哺乳文胸

新妈妈换上专门的哺乳文胸，除了能让哺乳变得更为方便以外，还能对乳房起到很好的保护作用。新妈妈怎样挑选哺乳胸罩呢？一起来看看吧。

不要忽视产后便秘

新妈妈产后饮食正常，但大便几日不解或排便时干燥疼痛、难以解出者，称为产后便秘，这是最常见的产后病之一，严重影响新妈妈的身体健康，还会影响乳汁质量。新妈妈要引起重视。

为了避免排便时用力过度，应该多喝水、多吃新鲜水果、多吃全麦或糙米食品。

常下床行走，维持轻度的运动量，帮助肠胃蠕动，促进排便。

避免忍便或延迟排便的时间，以免导致便秘。

避免食用咖啡、茶、辣椒、酒等食物。

将其他工作转交给家庭其他成员，将自己的生物钟调至和宝宝一致。

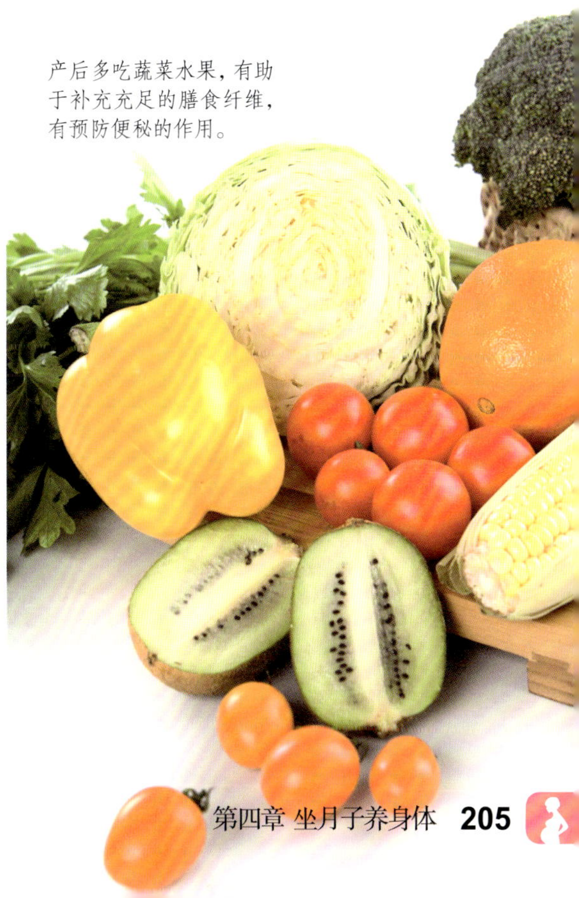

产后多吃蔬菜水果，有助于补充充足的膳食纤维，有预防便秘的作用。

坐月子宜吃不宜吃早知道

这一周哺乳妈妈要以调理气血为原则，多喝些补气养血的药膳和补汤，以及吃些能够增加乳汁分泌的食物，但要注意控制食量。

宜多吃补血食物

进入月子的第 2 周，新妈妈的伤口基本上愈合了，胃口也明显好转。从第 2 周开始，可以尽量吃一些补血食物，以调理气血，如猪心、红枣、猪蹄、红衣花生、枸杞子等。

宜按体质调养

中医认为，经过生产时的用力与出血、体力耗损，新妈妈处于“血不足，气亦虚”的状态，容易出现多汗、尿多、关节酸痛、头晕头痛、便秘等身体不适，产后需要休养复原。专家表示，坐月子还要根据不同体质进行调养和进补。无论哪种体质，坐月子都要多休息、保持个人卫生和精神愉悦。

扫一扫，了解不同体质新妈妈调理原则

不同体质新妈妈调理原则也不同，新妈妈来了解一下吧。

宜每天摄入适量水分

水分是乳汁中最多的成分，新生宝宝也要依靠新妈妈的乳汁来补充水分。哺乳妈妈饮水量不足时，就会使乳汁分泌量减少。由于产后新妈妈的基础代谢较高，出汗再加上乳汁分泌，需水量高于一般人，故应多喝水，每天要喝 6~10 杯水，每杯 250 毫升。

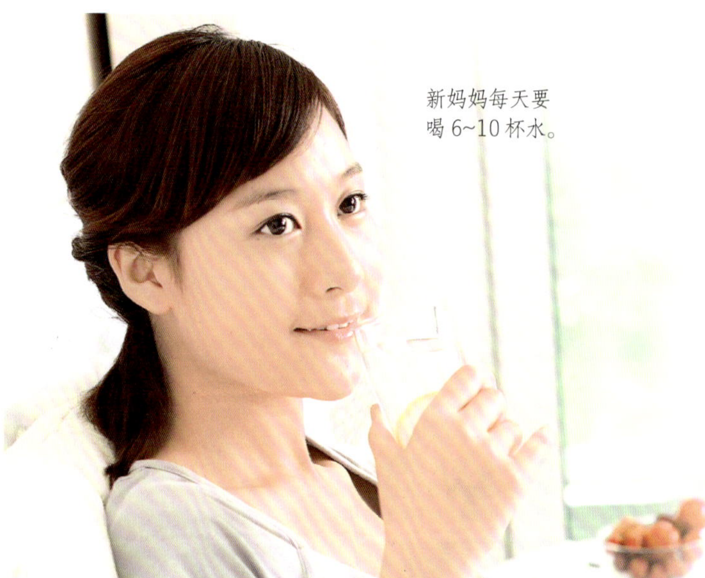

新妈妈每天要喝 6~10 杯水。

“哺乳期妈妈每天适宜的钙摄入量为 1 200 毫克。”

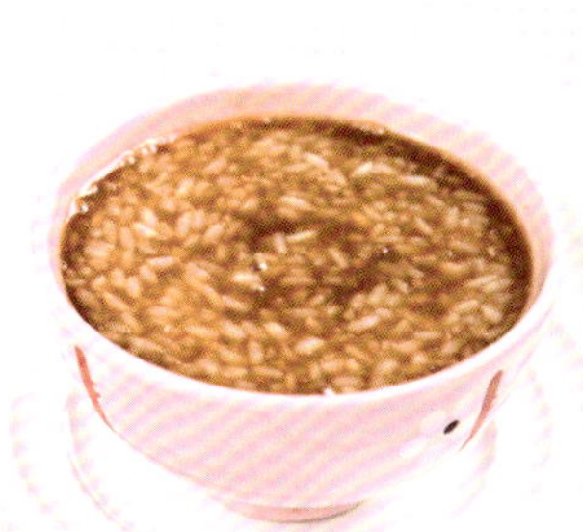

产后新妈妈不宜长时间喝生化汤，以不超过 10 天为宜。

不宜喝生化汤超过 10 天

生化汤既有补血功效，又可以促进恶露排出，是新妈妈产后非常有效的汤药。产后第 1 周食用生化汤不仅能活血化瘀、补血，还能促进恶露排出。但生化汤也不能喝的时间过长，以免影响新妈妈的子宫复原。通常情况下，新妈妈喝生化汤的时间应控制在产后 7~10 天为宜。因此，这周新妈妈应该停止饮用生化汤了。

不宜忽视钙的补充

奶类含钙量高，易于吸收利用，是较好的补钙食物。哺乳妈妈如果每天坚持喝 500 毫升牛奶，可以从中获得 500 毫克优质钙。另外，适当多吃些大豆及其制品、芝麻酱以及绿色蔬菜等含钙高的食物，也可以达到补钙的目的。此外，喝骨头汤也是不错的选择，既能补钙，又可以靠多饮汤水来增加乳汁的分泌量。

不宜“忌盐”

很多新妈妈在月子里吃的菜和汤都不放盐，认为月子里吃盐会没有奶水，这种想法是错误的。盐中含有钠，如果新妈妈限制钠的摄入，会影响体内电解质的平衡，导致新妈妈食欲不佳，进而影响乳汁分泌，对宝宝的身体发育产生不良影响。但盐摄入得过多，同样对身体不利，会加重肾脏的负担，使血压升高。因此，新妈妈在月子里不宜过多摄入盐，但也不能“忌盐”。

忌食辛辣燥热食物

产后新妈妈大量失血、出汗，加之组织间液也较多地进入血循环，故机体阴津明显不足，而辛辣燥热食物均会伤津耗液，使新妈妈上火、口舌生疮，大便秘结或痔疮发作，而且会通过乳汁使宝宝内热加重。因此，新妈妈忌食辣椒、胡椒、小茴香、酒等。

不宜食用生、冷、硬的食物

新妈妈产后体质弱，抵抗力差，如果食用生冷食物，不仅容易引起胃肠炎等消化道疾病，还不利于恶露的排出，影响身体的恢复。因此产后第 1 周，新妈妈尽量不要食用生冷的食物，如生鱼片等，否则容易拉肚子，得肠胃炎。此外，过硬的食物会损伤新妈妈的牙齿，同样不宜食用。

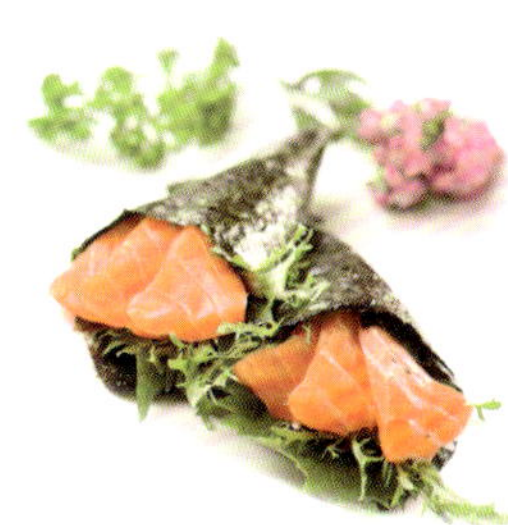

恢复快不长肉的月子餐

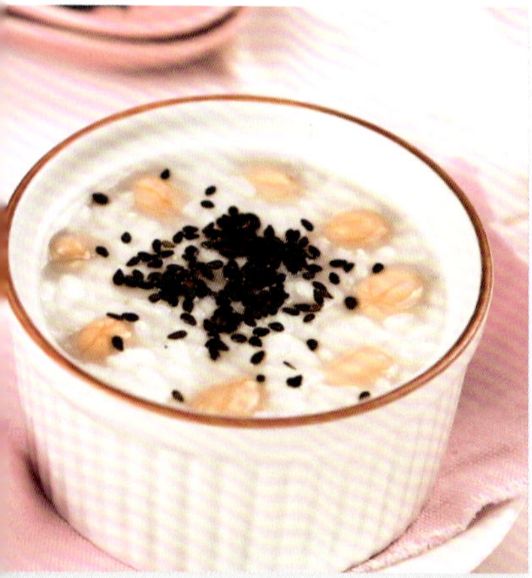

黑芝麻花生粥

原料:大米 50 克,花生仁 30 克,黑芝麻 10 克,蜂蜜适量。

做法:1. 大米洗净,用清水浸泡 30 分钟,备用;黑芝麻炒香。2. 将大米、花生仁一同放入锅内,加清水用大火煮沸后,转小火煮至大米熟透。3. 出锅凉温后加入蜂蜜调味,撒上炒熟的黑芝麻即可。

营养功效:黑芝麻搭配花生仁煮粥,能够补充蛋白质帮助新妈妈恢复体力。

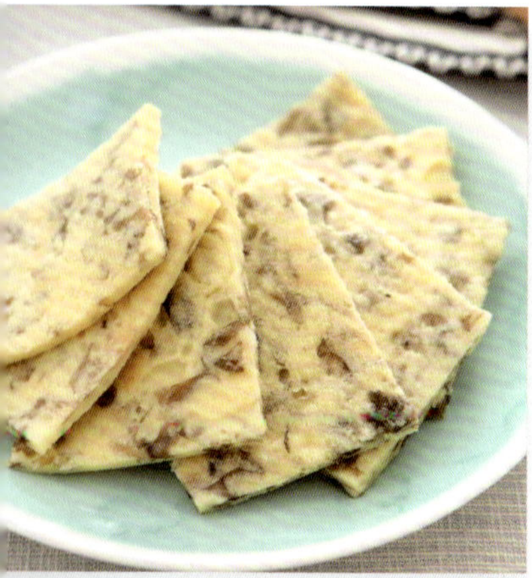

紫菜鸡蛋饼

原料:紫菜 10 克,鸡蛋 1 个,面粉、盐各适量。

做法:1. 紫菜清洗干净后切碎装碗里。2. 加入面粉、鸡蛋和适量水,并加少许盐,拌匀成糊状。3. 油锅烧热,将面糊摊饼煎熟,食用时切块即可。

营养功效:紫菜富含矿物质,和鸡蛋、面粉做成鸡蛋饼既营养又不会让新妈妈的体重增加。

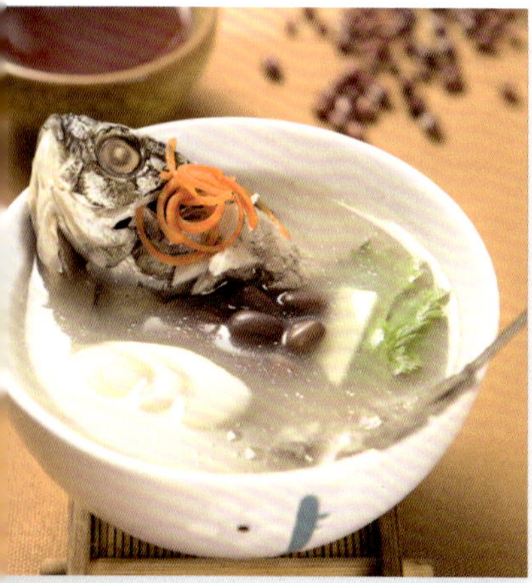

鲫鱼红豆汤

原料:鲫鱼 1 条,红豆、盐、葱段、姜片、红椒丝、生菜各适量。

做法:1. 鲫鱼去内脏和鱼鳞,洗净。2. 红豆洗净,用清水浸泡 1 小时。3. 油锅烧热,放鲫鱼略煎,再将红豆、葱段、姜片一同放入锅内,加水炖煮至熟,出锅前加生菜略煮,放盐调味,盛出后放红椒丝点缀即可。

营养功效:鲫鱼可以健脾胃,增乳汁;红豆有利水消肿的作用。

产后的第 2 周，饮食上应注意大量补充优质蛋白质，但仍需以鱼类、虾、蛋、豆制品为主，可比上一周增加些排骨、瘦肉类。本周饮食应多注意口味方面的调节，防止厌食。

排骨面

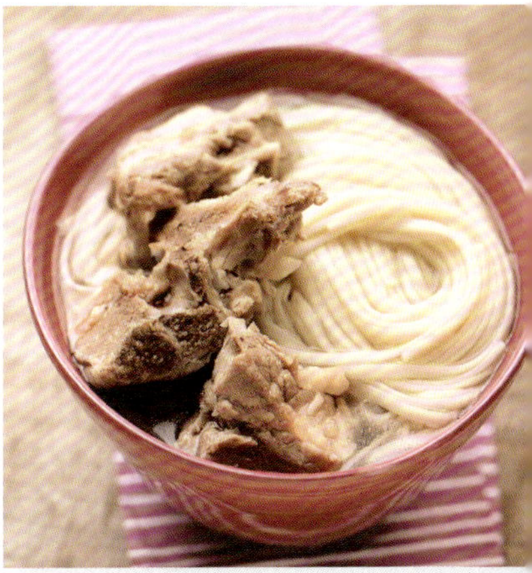

原料：排骨 250 克，面条 80 克，葱段、姜片、盐各适量。

做法：1. 排骨洗净，剁成长段。2. 油锅烧热，放葱段、姜片炒香。3. 放入排骨段，加盐煸炒至变色，加水，大火煮沸。4. 另起锅，加水煮沸，放入面条，煮熟后捞出，倒入排骨和汤汁即可。

营养功效：排骨营养价值高，能提供钙、优质蛋白质，还能补血，而且让新妈妈不易增加多余脂肪。

羊肝炒荠菜

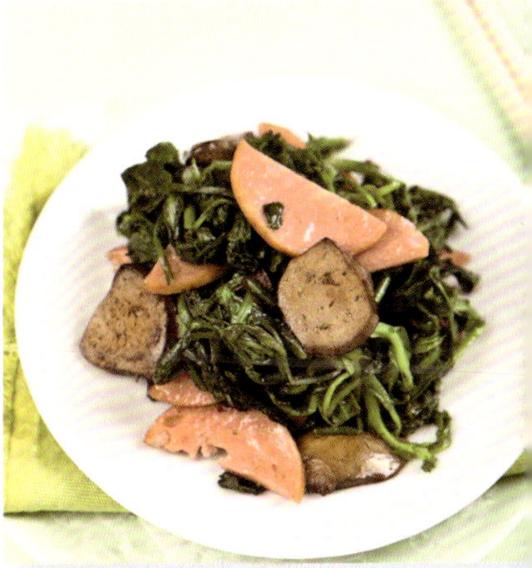

原料：羊肝 100 克，荠菜 50 克，火腿 10 克，姜片、水淀粉、盐各适量。

做法：1. 羊肝洗净，切片；荠菜洗净，切段；火腿切片。2. 锅内加水烧开，放入羊肝片汆烫，捞出洗净。3. 另起油锅，放入姜片、荠菜段，用中火炒至断生，加入火腿片、羊肝片翻炒均匀，加盐调味，放入水淀粉勾芡即可。

营养功效：羊肝富含蛋白质、磷、铁，脂肪含量低；荠菜能降低血脂、健脾利水。

虾仁炖豆腐

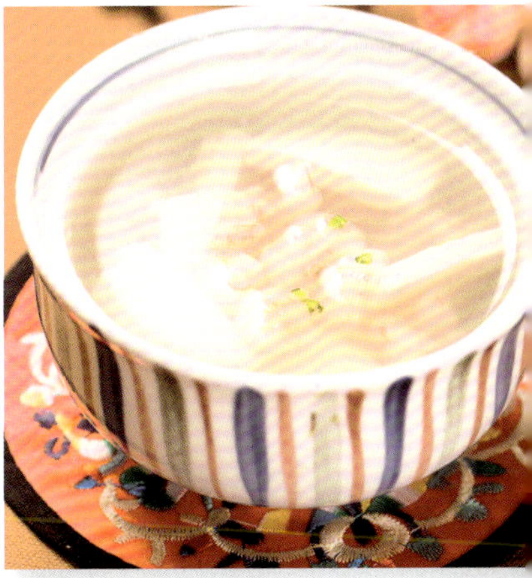

原料：虾仁、豆腐各 100 克，姜片、盐各适量。

做法：1. 虾仁洗净；豆腐冲洗，切片。2. 锅中加水烧沸，放入虾仁、豆腐片、姜片，大火煮开，撇去浮沫，转小火继续炖煮。3. 食材熟透后拣去姜片，加盐调味即可。

营养功效：此菜是动物蛋白和植物蛋白的结合，营养高但脂肪低。

手把手教你护理新生儿

新生儿期是宝宝从母体内到外界生活的适应期，新生儿各系统脏器功能发育尚未成熟，任何问题护理起来都必须要细心、科学、合理，哪怕是吐奶也要仔细观察。

宝宝体重怎么变轻了

“宝宝怎么变轻了？”细心的新妈妈抱宝宝或给宝宝称体重时，发现宝宝体重下降了，于是感到很着急。其实这是正常的，由于出生后的最初几天，宝宝的进食较少，同时有不显性失水和胎便排出，故宝宝的体重有所下降，较刚出生时体重减轻6%~9%，称为生理性体重下降。随着宝宝进食的增加，这种状况约在出生 10 天以后恢复正常，宝宝开始进入快速生长阶段。

宝宝不爱喝奶怎么办

宝宝突然不爱喝奶了，甚至看见乳头就躲，这时候新手爸妈要多观察宝宝，判断宝宝究竟是怎么了。

1. 宝宝用嘴呼吸，吃奶时，吸两口就停，这种情况可能是宝宝鼻塞，应为宝宝清除鼻内异物并认真观察宝宝的情况。

2. 宝宝吃奶时，突然啼哭，害怕吸吮，可能是宝宝的口腔受到感染，吮奶时因触碰而引起疼痛。

3. 宝宝精神不振，出现不同程度的厌吮，可能是因为宝宝患了某种疾病，通常是消化道疾病，应当及时就医。

宝宝溢奶、吐奶怎么办

溢奶和吐奶是新生儿常出现的现象。吸进去的奶水由嘴角流出来，称作溢奶。若宝宝大口往外吐奶水，则称作吐奶。绝大多数的溢奶或吐奶都是因新生儿的贲门还不够成熟引起的，所以是一种正常现象。另外，婴儿的胃呈水平位，胃的容量小，存放食物少，因此容易导致食物返回贲门处造成吐奶。新妈妈可以通过给宝宝拍嗝，帮宝宝拍出吸入胃里的空气，来减少宝宝溢奶。

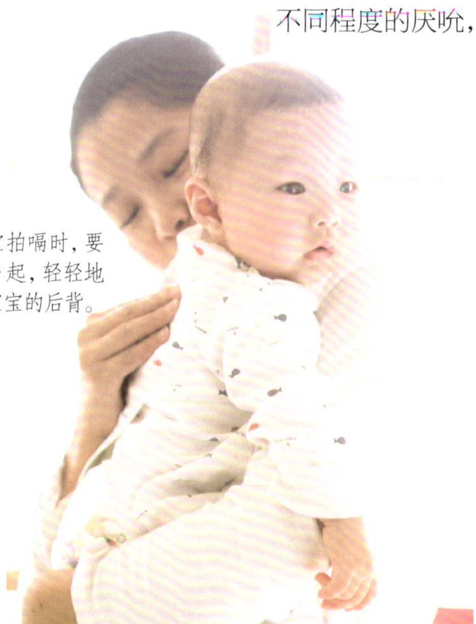

给宝宝拍嗝时，要手掌弓起，轻轻地空扣宝宝的后背。

扫一扫，了解不宜母乳喂养的情况

如新妈妈有以下疾病时，为了宝宝的身体健康，不能进行母乳喂养。

把宝宝竖抱起来，一只手搂着宝宝的小屁屁，一只手揽着宝宝的脖子，让宝宝的头自然地趴到新妈妈的肩膀上。这时，抽出搂着宝宝脖子的那只手，自臀部向上轻拍至后背，使气体逐渐向上移动并最终排出。一般情况下，轻拍 5~10 分钟后，宝宝就会打嗝了。

当然，不是每次宝宝都会打出嗝来，也有可能吸入胃中的空气被卡住了。此时就要坚持多竖抱一会儿宝宝，或将他的后背垫高，使上身保持倾斜 30 分钟左右。

宝宝呛奶怎么办

当宝宝发生呛奶时，父母要马上采取头俯侧身位，并轻轻拍打宝宝的背，将吸入的奶汁拍出。同时还要注意仔细观察宝宝是否有精神不振，有无痛苦的表现。如果有，则需要及时去医院，求助于医生的诊治。

小心护理宝宝的脐带

通常所称的“脐带”，就是断脐后所留下的脐残端。脐残端一般在 1~2 周干瘪、脱落（有些可能略迟些）。为了避免脐带感染，爸爸妈妈每天需帮宝宝做 2 次脐带护理。

脐带未脱落前，要保持脐带及根部干燥，出院后不要用纱布或其他东西覆盖脐带。还要保证宝宝穿的衣服柔软、透气，是纯棉的，肚脐处不要有硬物。每天用医用棉球或棉签蘸 75% 的酒精擦一两次，沿一个方向轻擦脐带及根部皮肤进行消毒，注意不要来回擦。脐带脱落后，若脐窝部潮湿或有少许分泌物渗出，可用棉签蘸 75% 的酒精擦净，并在脐根部和周围皮肤上抹一抹。若发现脐部有脓性分泌物、周围的皮肤红肿等，不要随意用甲紫、碘酒等，以防掩盖病情，应找儿科医生处理。

冲调配方奶粉有技巧

配方奶粉中营养成分多，对操作方法要求较高，所以新手爸妈在冲调配方奶粉时，应严格按照奶粉说明中的方法冲调。

1. 洗净双手，取干净的冲调用具，在干净的桌面上进行操作。

2. 将沸水冷却至 40~60℃，按照要冲调奶粉量在奶瓶中倒入适量温开水。

3. 然后用奶粉搭配量勺舀取准确分量的奶粉放入奶瓶中，拧紧奶瓶的胶盖，使奶瓶密闭，充分摇动奶瓶，让奶粉与水完全融合即可。

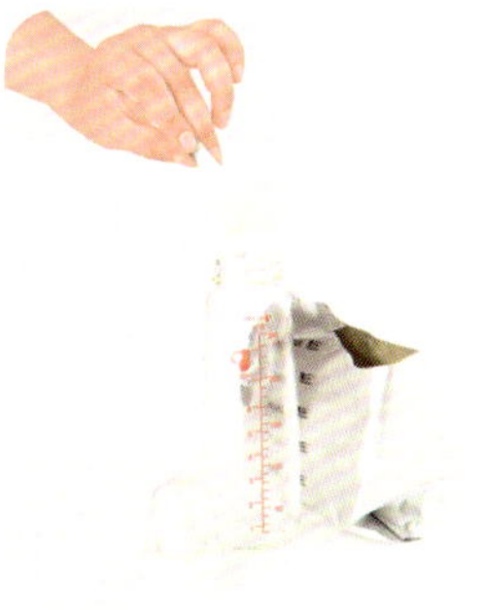

❶ 用量勺舀取准确分量奶粉。

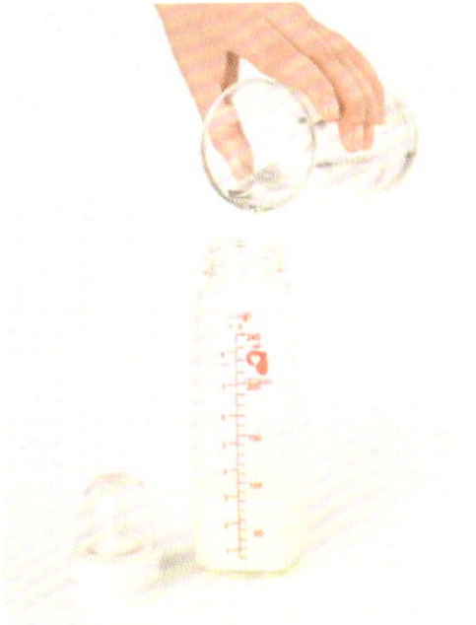

❷ 按调配说明倒入适量温开水。

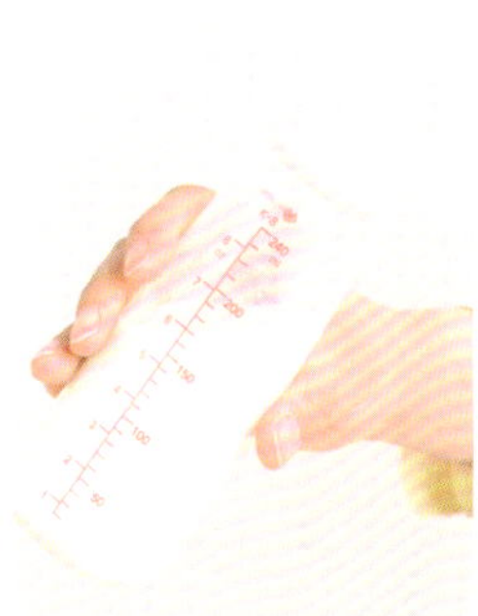

❸ 拧紧瓶盖，充分摇动奶瓶。

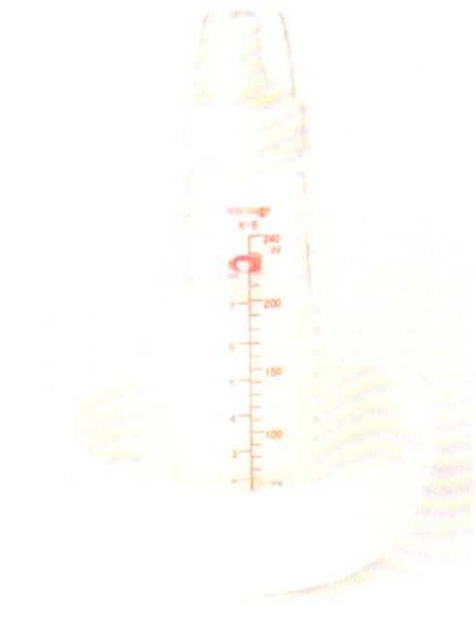

❹ 如感觉热，可将奶瓶放在凉水中凉一下。

给宝宝洗个澡

准备工作

1. 如果是冬天，开足暖气，室温在 26~28℃为宜。

2. 准备好洗澡盆、洗脸毛巾 2~3 条、浴巾、婴儿洗发液和更换的衣服等。

3. 先倒凉水，再倒热水，洗澡时间以 10 分钟为宜，水温 37~38℃最好。

4. 脐带没脱落，或脱落后没有长好，不要把宝宝放到水中洗澡，只能擦洗，避免脐带进水；一旦进水，要及时擦干并用 75% 酒精擦拭。

5 洗澡时间在每天上午 9~10 点，吃奶前一个小时到一个半小时，宝宝要处于清醒状态。不要给吃奶后或睡眠中的宝宝洗澡。

洗澡步骤

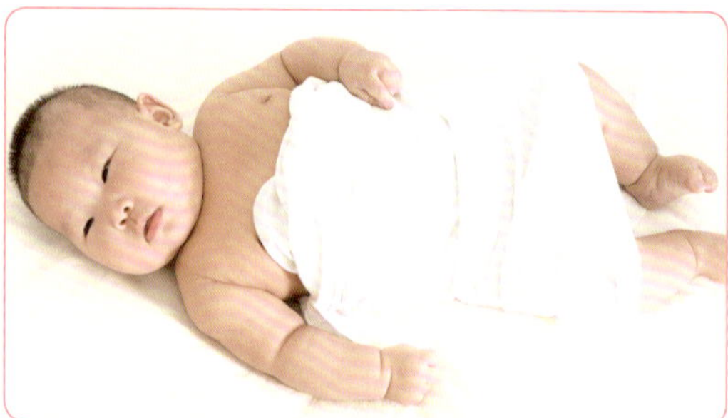

❶ 给宝宝脱去衣服，用浴巾把宝宝包裹起来。

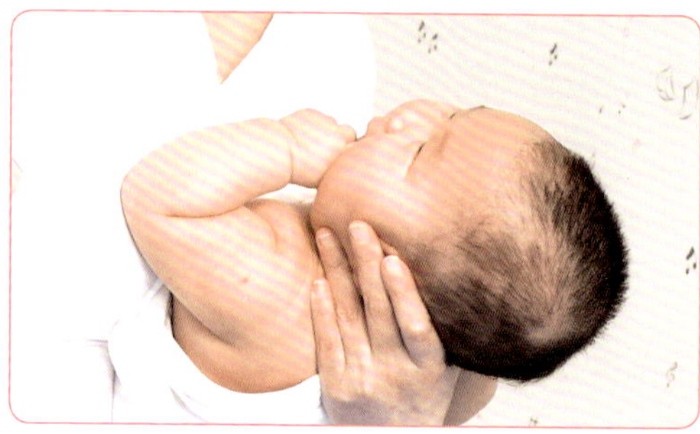

❷ 宝宝仰卧，用左肘部托住宝宝的小屁股，左手托住宝宝的头，食指和中指分别按住宝宝的两只耳朵贴到脸上，以防进水。

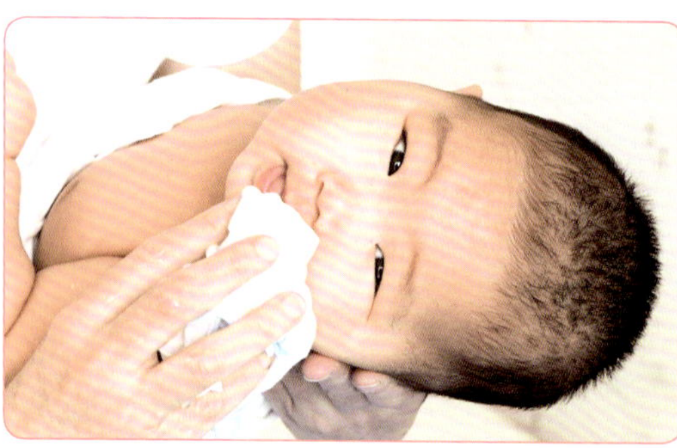

❸ 先清洗脸部。用小毛巾蘸水，轻拭宝宝的脸颊，眼部由内而外，再由眉心向两侧轻擦前额。

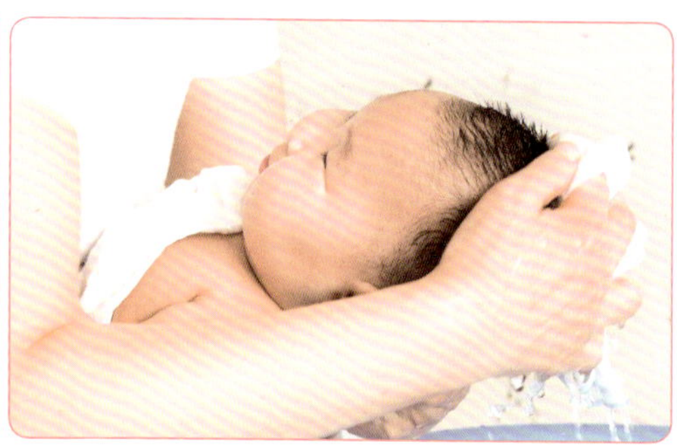

❹ 接下来清洗头。先用水将宝宝的头发弄湿，然后倒少量的婴儿洗发液在手心，搓出泡沫后，轻柔地在头上揉洗。

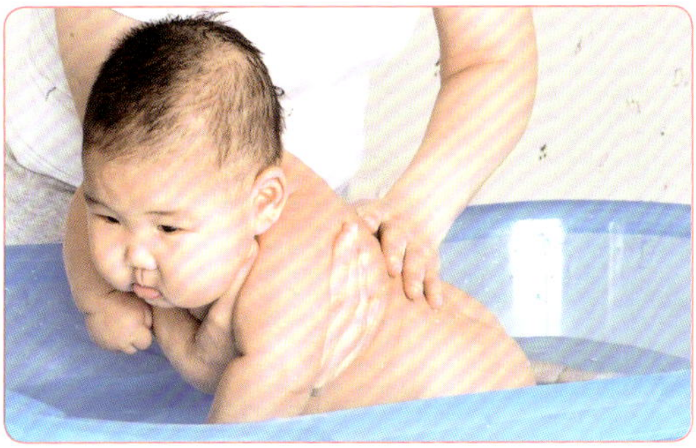

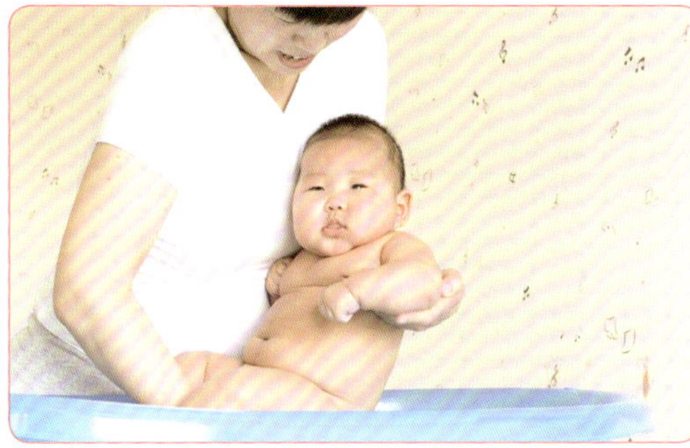

❺ 洗净头后，再分别洗颈下、腋下、前胸、后背、双臂和手。由于这些部位十分娇嫩，清洗时注意动作要轻。

❻ 将宝宝抱过来，头顶贴在新妈妈左胸前，用左手托住宝宝的上半身，右手用浸水的毛巾先洗会阴腹股沟及臀部，最后洗腿和脚。

❼ 洗完后用浴巾把水分擦干，身上涂上润肤油，然后给宝宝做抚触按摩。

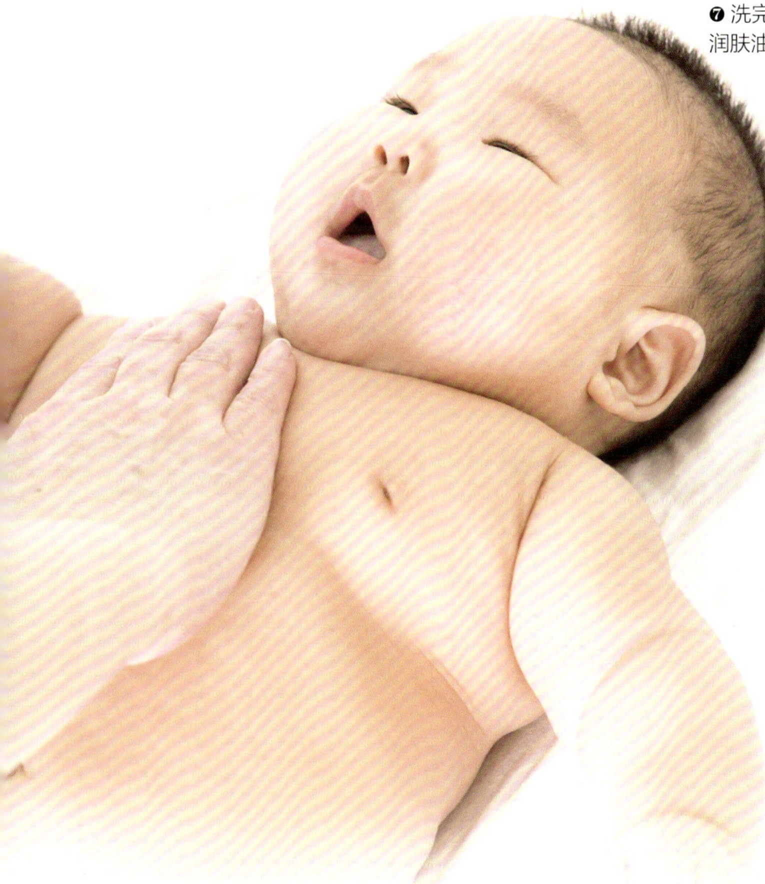

扫一扫，了解不适合给宝宝洗澡的6种情况

宝宝皮肤娇嫩，新陈代谢十分旺盛，汗液不容易及时蒸发，因此经常洗澡是婴幼儿护理的重要内容。但是新妈妈一定要注意，有以下6种特殊情况，不宜马上给宝宝洗澡，新妈妈一定要记住哦！

产后第 3 周

本周大事提前知

扫一扫，
本周注意事项都知道

生活细节

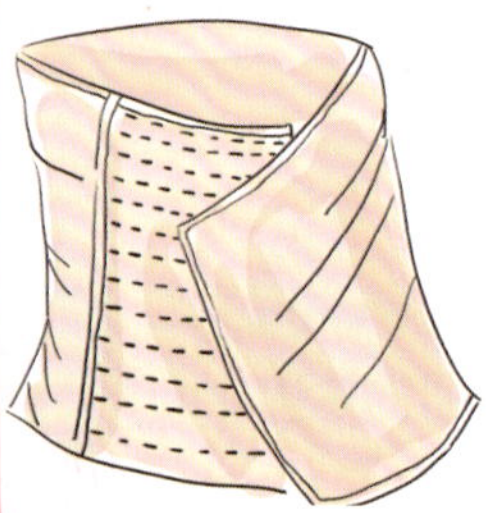

不建议长期使用腹带

顺产新妈妈不建议使用腹带。剖宫产的新妈妈在手术后的 7 天内最好使用腹带包裹腹部，可以促进伤口愈合，腹部拆线后不宜长期使用腹带。选购剖宫产收腹带时，切忌一味收紧尺码，而应选择透气性好，穿戴舒适的。

新生儿护理

给宝宝补充维生素 D

新妈妈要及时给宝宝补充维生素 D，如果宝宝在出生后没有补充过维生素 D，那么在三四周时应该及时添加维生素 D，以防止佝偻病的发生。

生活细节

避免光脚

新妈妈的鞋要选舒适的平底鞋。另外，即使在夏天，新妈妈最好也不要光脚，应穿纯棉的袜子，避免脚底受凉引起疼痛。

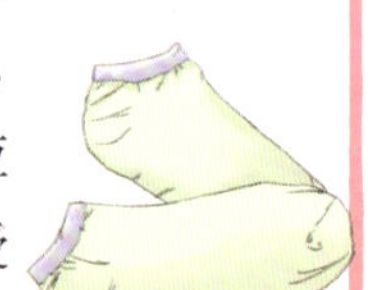

个人卫生

多补充蛋白质滋养头发

头发最重要的营养来源就是蛋白质。所以，新妈妈在饮食方面要多加注意，除均衡摄取各种营养外，还应该多补充一些富含蛋白质的食物，如牛奶、鸡蛋、鱼、瘦肉等。

产后瘦身

不要强制节食减肥

产后 42 天内，新妈妈不要盲目地通过控制饮食而减肥。可以合理安排饮食，做到既保证自己和宝宝的营养需求，又避免营养过剩。

生活细节

根据宝宝的生活规律休息

一般每隔两三个小时就要给宝宝哺乳和更换尿布，夜间也要进行，所以新妈妈应该根据宝宝的生活规律来安排自己的休息时间，在宝宝睡觉的时候新妈妈也要抓紧时间睡觉休息。

生活细节

科学用眼

新妈妈恢复良好时，可以短时间读书看报，在半小时以内；看电视时间每天不超过 2 小时，每次最多看 1 小时。产后至少三个月后才能戴隐形眼镜。

生活细节

注意腰部保暖

腰部是产后需要重点护理的部位，因为怀孕时腰部承受巨大压力，产后一定要特别护理。为了防止腰部着凉，可以买个简单的护腰使用，平时穿衣时也要注意勿漏出腰部，以利于腰部保暖。

生活细节

每晚用热水洗脚

新妈妈每天用热水泡泡脚，对恢复体力、缓解肌肉和神经疲劳大有好处。新妈妈在洗脚的同时，不断地按摩足趾和足心效果会更好。

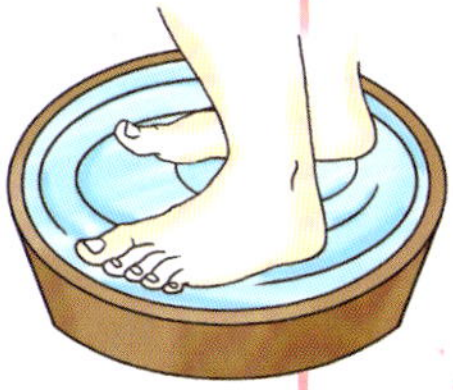

心理调节

预防产后抑郁

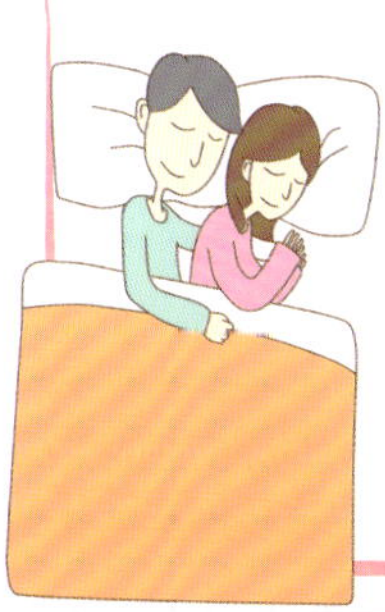

抑郁症最初表现为情绪不稳、失眠、暗自哭泣、郁闷、注意力不集中、焦虑等，如果新妈妈发现自己处于这样的精神状态下，要注意做出调整，必要时去医院治疗。产后抑郁不仅影响新妈妈身体恢复和对宝宝的照顾，还会给家庭生活造成影响，宜早重视、早疏解。

营养

保持均衡营养

要保持均衡营养，注意钙和铁的摄取。分娩后，新妈妈的骨骼和牙齿弱化，头发严重脱落，因此，最好多准备和食用一些像鱼、牛奶、乳酪这类富含钙和铁的食物。此外还要保证蛋白质和水分的摄取，以促进乳汁分泌。

产后锻炼

下床不宜过猛、过快

这周，新妈妈的体力恢复差不多了，所以下床时不用再小心翼翼、很缓慢了，和平时速度差不多即可，但也要注意不要用力过猛、过快。

科学护理不留病

经过了前 2 周的调养，新妈妈会感觉到身体比刚分娩时有劲儿多了，但是还要照顾宝宝。忙碌中，新妈妈也要注意避免月子里的不良习惯给身体埋下病根。

绑腹带要因人而异

年轻妈妈都爱美丽，产后无法忍受走样的身材，为了收紧松垮的肚子，不少新妈妈会选择绑腹带。其实是否用腹带要因人而异，腹带只能起到束缚作用，而身材的恢复主要靠腹直肌的力量和完整性，即使使用腹带，也无法帮助恢复身材。

对哺乳的新妈妈来说，使用腹带束腹，不仅不能帮助恢复身材，还会勒得胃肠蠕动减慢，影响食欲，造成营养失调，乳汁减少。如果绑得太紧还会使腹压增高，盆底支持组织和韧带的支撑力下降，从而造成子宫脱垂、阴道膨出、尿失禁等症状，会危害新妈妈的健康。

剖宫产的新妈妈在手术后的 7 天内最好使用腹带包裹腹部，可以很好地缓解伤口张力，促进伤口愈合，腹部拆线后不宜长期使用腹带。

如何选择腹带：剖宫产术后的妈妈应选择剖宫产专用的、较宽的、可以覆盖上下腹的，弹性和透气性较好的棉质腹带，可以准备两三条以便替换。注意使用时需压住伤口，如果腹带因为活动上移，应及时将其移下来重新绑，否则效果会适得其反。

腹带的绑法及拆法

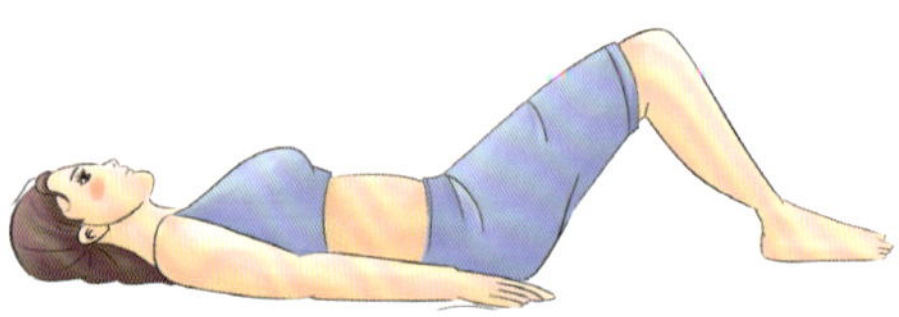

1. 仰卧、平躺、屈膝、脚底平放在床上、臀部抬高。

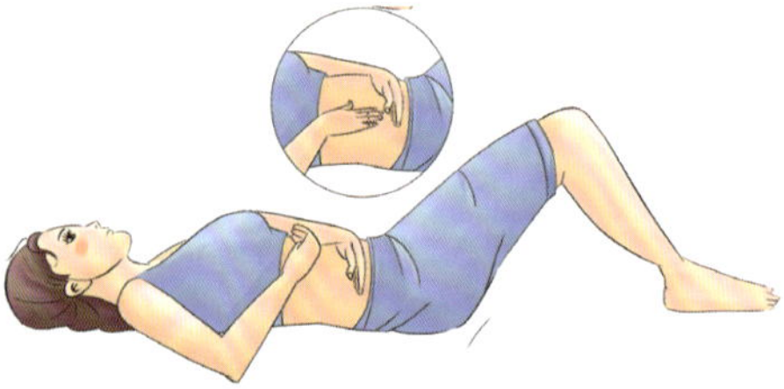

2. 双手放至下腹部，手心朝下向前往心脏处推、按摩。

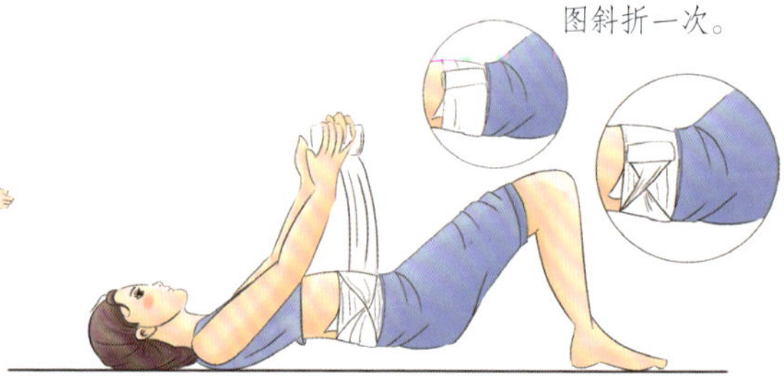

3. 推完，拿起腹带从髋部耻骨处开始缠绕，前 5~7 圈重点在下腹部重复缠绕，接着每圈挪高大约 2 厘米由下往上环绕直到盖过肚脐，再用回形针固定。拆下时边拆边将腹带卷成圆筒状，方便下次使用。

不碰冷水、冷风

新妈妈在做力所能及的家务时一定要注意不碰凉水，刷碗、晾晒衣服时都要注意。新妈妈全身的骨骼松弛，如果冷风、冷水刺激到关节，很可能落下“月子病”。因此月子里不能碰冷水，即使在夏天，洗东西仍然要用温水。

学会用正确的姿势哺乳

新妈妈全身肌肉放松，腰后、肘下、怀中垫好枕头。坐在椅子上，踩只脚凳，将膝盖提高。坐在床上，就用枕头垫在膝盖下。不要前倾身体将奶头送进孩子嘴里，而是利用枕头将宝宝拥抱到自己胸前。宝宝横躺在怀里，整个身体对着新妈妈，脸对着乳房。他的头应该枕在妈妈前臂或者肘窝里，用前臂托住他的背，手托住他的屁股或腿。用正确的姿势哺乳，不仅能让宝宝吃得舒服，还可以预防颈背酸痛、手腕疼痛等月子病。

注意眼睛的保养

产后新妈妈很容易出现眼花、畏光，以及看东西模糊等眼部问题。这是由于体内激素变化导致的正常现象，但是如果此时新妈妈没有保护好眼睛，用眼疲劳，则容易降低视力，加重眼睛问题。

另外，怀孕、分娩的过程中要消耗很多的体力和精力，这对肝肾都会造成一定的影响。因此，产后新妈妈都会出现不同程度的气血两亏、肝肾两虚的现象，个别新妈妈还因产后失血过多而造成贫血，这都会累及眼睛。有些新妈妈会出现眼睛不适的症状，比如怕强光，有时还会感觉眼痛。出现这种情况应对症调养，并注意减少用眼。

做好皮肤的保养工作

皮肤重在保养，每一天都不容忽视。新妈妈应选用一些纯天然的植物类产品来滋养皮肤。新妈妈可以用补水成分高的洗面奶做清洁，洗完脸后马上用化妆棉蘸爽肤水扑打在脸上，眼部护理也不要忘，用完爽肤水后，在眼部涂一层眼霜，并配合按摩促进吸收，最后再使用保湿类的护肤霜。沐浴后新妈妈可以在全身涂一层较为稀薄的护肤露，以防皮肤干燥起皮屑。

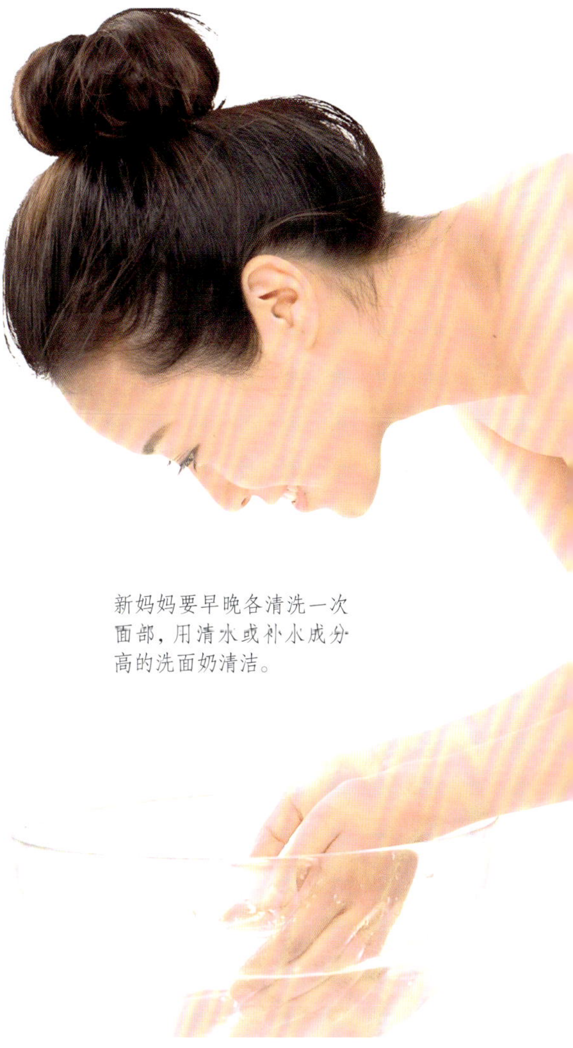

新妈妈要早晚各清洗一次面部，用清水或补水成分高的洗面奶清洁。

坐月子宜吃不宜吃早知道

产后第 3 周新妈妈可适当增加肉的摄入量，但最好不要过于油腻。有妇科疾病的新妈妈在药膳选择方面最好谨慎一些，以防选择不当导致病情恶化。

宜每天吃五六餐

到了这周，新妈妈要留心观察并记录宝宝的吃奶、睡觉、大便时间，并合理安排好自己的进餐时间。建议新妈妈在早中晚三餐之间加餐两次，也可以再加一顿夜宵。早餐应多摄取五谷杂粮类的食物，午餐可以多喝些滋补的汤，而晚餐要加强对蛋白质的补充。可以选择桂圆粥、红枣粥等作为加餐的食物。

宜适当吃水果、蔬菜

一些地方流行着一种传统的错误认识：产后不让新妈妈吃水果、蔬菜。事实上，新妈妈不仅要吃，还要适当多吃水果、蔬菜，果蔬中含有丰富的维生素和膳食纤维。多种维生素是新妈妈组织修复和分泌乳汁必不可少的原料；膳食纤维有促进肠蠕动的作用，可以防治便秘。因此，应适当吃些新鲜水果和蔬菜（但不能吃刚从冰箱拿出的水果，以免着凉），还有助于排出子宫内的瘀血，减轻腹痛。

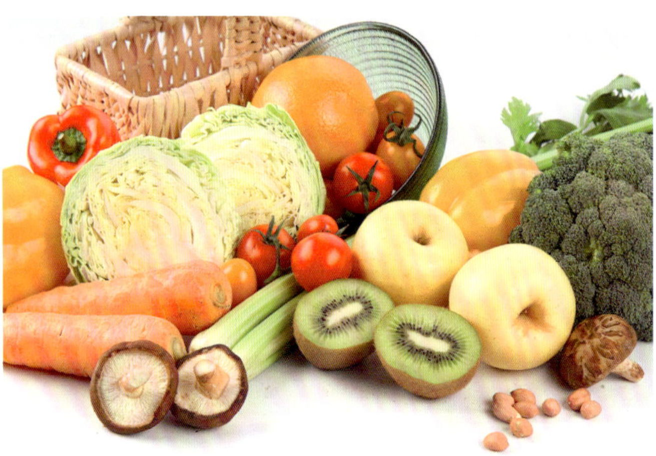

宜多吃催乳食物

产后第 3 周，随着宝宝不断长大，他的胃容量也随之增大，有些新妈妈开始担心乳汁不够的问题。这时候完全可以吃些催乳食物，如猪蹄、鲫鱼、莲藕、母鸡、木瓜等食物都具有很好的催乳作用。新妈妈可以在乳汁不足时，选取这些食材煮汤或熬粥，既能够达到下奶的目的，又可以很好地补充营养。

饭菜要趁热吃：生完宝宝之后，新妈妈会发现时间过得非常快，每天都忙碌而充实，一会儿宝宝拉便便了，一会儿又该给宝宝喂奶了，等处理完这些事情才发现，刚刚热气腾腾的饭菜已经凉了。这时，新妈妈千万不要图省事，一定要加热后再吃。

> 尽管葡萄酒中的酒精含量并不高，**但哺乳期女性还是不要喝**。

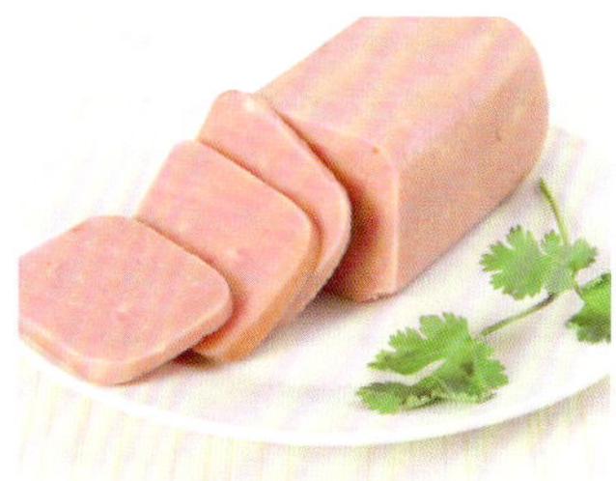

火腿是腌制食品，亚硝酸盐含量高，新妈妈不宜多吃。

不宜天天喝浓汤

产后不宜天天喝浓汤，即脂肪含量很高的汤，如猪蹄汤、鸡汤等，因为过多的高脂食物不仅让新妈妈身体发胖，也会导致宝宝很难吸收，从而消化不良。

比较适宜的汤是富含维生素、钙、磷、铁、锌等营养素的清汤，如精肉汤、蔬菜汤、蛋花汤、鲜鱼汤等。而且要保证汤和肉一块吃，这样才能真正摄取到营养。

不宜多吃火腿

火腿本身是腌制食品，含有大量亚硝酸盐类物质。亚硝酸盐如摄入过多，人体不能代谢，蓄积在体内，会对健康产生危害。新妈妈吃太多的火腿，火腿里的亚硝酸盐就会进入到乳汁里，并进入宝宝体内，会给宝宝的健康带来潜在的危害。所以，新妈妈不宜多吃火腿。

不宜急于节食

新妈妈产后想快速恢复苗条身材，便有了立即减肥的想法，这样不但不利于身体健康，也不利于哺喂宝宝。新妈妈产后哺乳需要足够的水分和脂肪，此时不但不能减肥，还要多吃一些营养丰富的食物，提高母乳质量并满足自身恢复的需求。如果新妈妈想要减肥，可以等母乳喂养结束后再开始。

扫一扫，了解月子里推荐食用的十大蔬果

坐月子应荤素结合，保证营养均衡。推荐几种适合新妈妈在月子中食用的蔬果。

忌吃易过敏食物

如果是产前吃了会过敏的东西，尽量不要给新妈妈食用，以免发生过敏现象。在食用某些食物后如发生全身发痒、心慌、气喘、腹痛、腹泻等现象，应想到很可能是食物过敏，要立即停止食用这些食物。食用肉类、动物内脏、蛋类、奶类、鱼类应烧熟煮透，降低过敏风险。

恢复快不长肉的月子餐

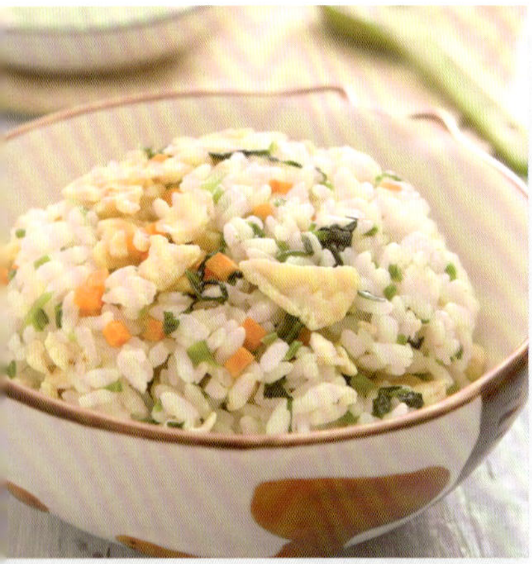

胡萝卜菠菜炒饭

原料：米饭 1 碗，鸡蛋 2 个，胡萝卜、菠菜各 20 克，葱末、盐各适量。

做法：1. 胡萝卜洗净，切丁；菠菜洗净，切碎；鸡蛋打成蛋液。2. 油锅烧热，放鸡蛋液炒散成块，盛出。3. 另起油锅烧热，放葱末煸香，加入胡萝卜丁、菠菜碎、鸡蛋块翻炒片刻，加米饭、盐炒匀即可。

营养功效：此饭富含蛋白质、胡萝卜素、铁、钙等营养素，有利于新妈妈身体恢复和乳汁质量提高。

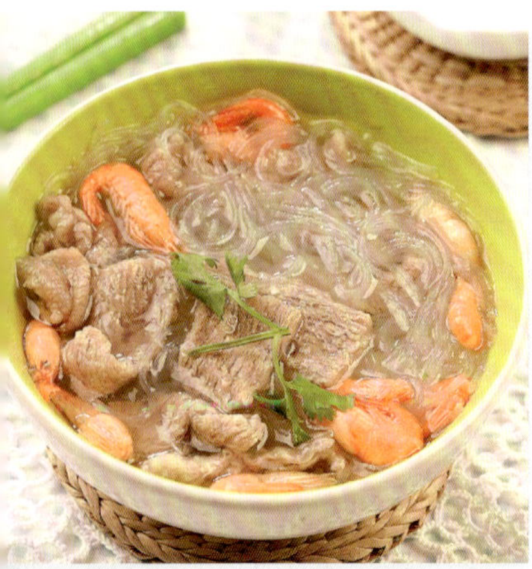

牛肉粉丝汤

原料：牛肉 100 克，粉丝 20 克，虾 10 只，盐、酱油、淀粉、香菜叶各适量。

做法：1. 粉丝泡发；虾去虾线，洗净；牛肉洗净，切块，加淀粉、酱油、盐拌匀腌 20 分钟。2. 锅中放水烧沸，放粉丝，中火煮至粉丝熟透，连汤捞入碗中。3. 另起油锅烧热，放入腌好的牛肉块、虾炒好，加盐调味，出锅浇在粉丝汤中，撒上香菜叶即可。

营养功效：此汤钙、蛋白质含量高，适合补充营养。

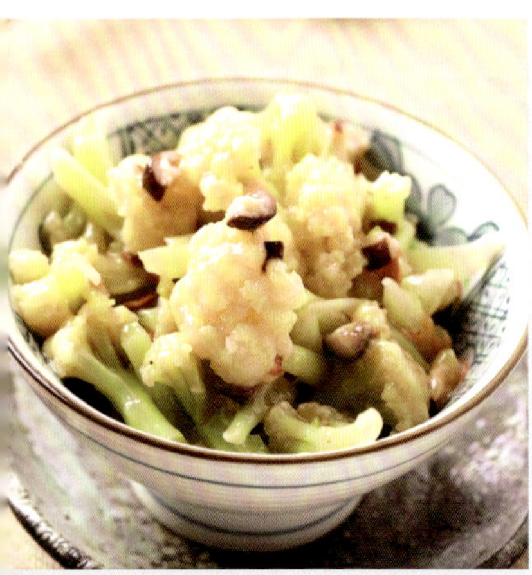

香菇炒菜花

原料：菜花 250 克，干香菇 2 朵，高汤、盐、葱丝、姜丝、香油各适量。

做法：1. 菜花洗净后掰成小朵，用开水焯一下；干香菇泡发后去蒂、洗净，切丁。2. 葱丝、姜丝放入油锅爆香，加入高汤和盐，烧沸后放入香菇丁和菜花。3. 小火煮 5 分钟后，淋香油即可。

营养功效：菜花富含多种维生素，而且属于低脂食物，很适合想要控制体重的新妈妈食用。

产后第 3 周，新妈妈可以放心催乳啦！本周，宝宝的母乳需求增大，总是把新妈妈的乳房吃得瘪瘪的，催乳成为新妈妈当前进补最主要的目的。

猪蹄通草汤

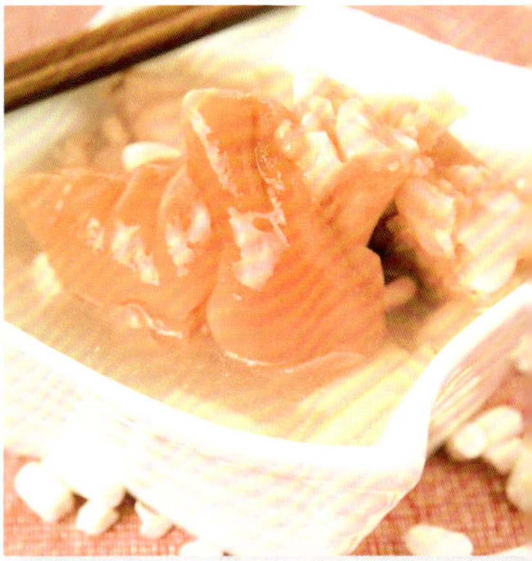

原料：猪蹄 150 克，通草 5 克，花生仁 20 克，盐、料酒各适量。

做法：1. 猪蹄洗净，切成块；花生仁用水泡透；通草洗净，切段。2. 锅内加入适量水烧开，放猪蹄块，汆去血沫，捞出。3. 油锅烧热，放入猪蹄块，淋入料酒爆炒片刻，加入清水、通草段、花生仁，用中火煮至汤色变白，加盐调味即可。

营养功效：猪蹄通草汤是针对新妈妈缺乳的食疗方。

山药虾仁

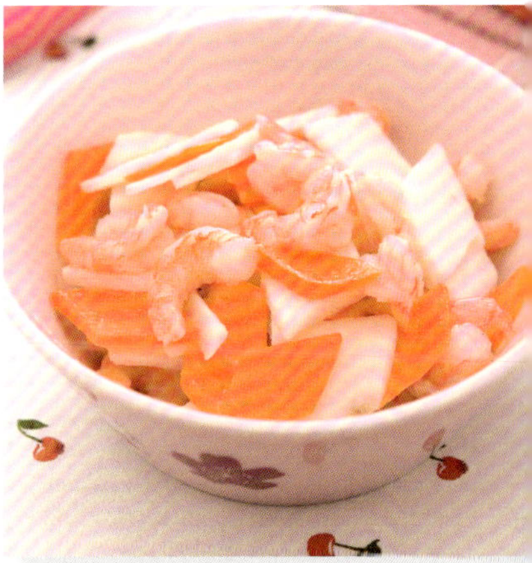

原料：山药 200 克，虾仁 100 克，胡萝卜 50 克，鸡蛋清、盐、淀粉、料酒各适量。

做法：1. 山药去皮，洗净，切片，用开水焯烫；虾仁洗净，去虾线，用鸡蛋清、盐、淀粉腌片刻；胡萝卜洗净，切片。2. 油锅烧热，下虾仁炒至变色，捞出备用，放山药片、胡萝卜片炒熟，加料酒、盐，再放虾仁翻炒均匀即可。

营养功效：山药和虾仁都属于低脂肪食物，山药滋补脾胃，虾仁可提供优质蛋白质。

什锦水果羹

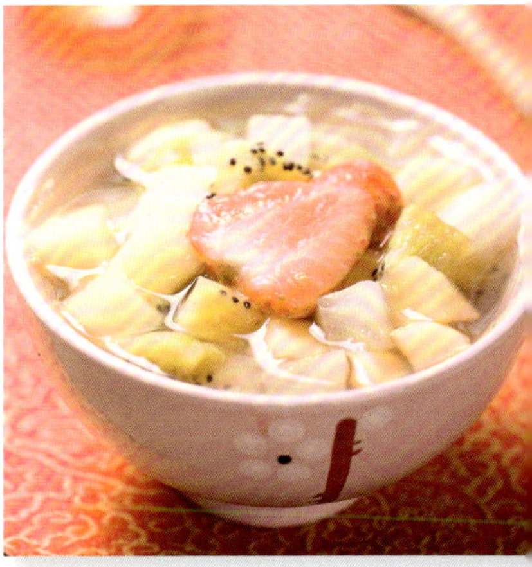

原料：苹果、草莓、白兰瓜、猕猴桃各 50 克。

做法：1. 将苹果、白兰瓜洗净去皮、去籽、去核，切同样大小的方丁；草莓洗净，去蒂，切成两半；猕猴桃剥皮取肉，切块。2. 将苹果丁、白兰瓜丁、猕猴桃块、草莓块一同放入锅内，加清水大火煮沸，转小火再煮 10 分钟即可。

营养功效：水果是预防便秘、恢复苗条身材的好食材。

手把手教你护理新生儿

初为人父母，除了喂奶、换尿布，遇到宝宝哭闹，也会感到紧张。这时可以请有经验的长辈帮忙看一看，如果是因为尿了、饿了、不舒服了等一些小问题，完全可以学会自己护理，不用每次都紧张兮兮的。

读懂宝宝的哭声

原因	哭泣表现	鉴别及处理方法
饥饿	喂奶前发生，声音洪亮、短促、有规律，间歇时有觅食动作	抱起后头立即偏向新妈妈一侧乳房，做吸奶动作，喂奶后哭声即止
吃得过饱	发生在喂奶后，两腿屈曲乱蹬，向外溢奶或吐奶	保持上身抬高姿势，避免宝宝溢奶而呛到；竖抱拍嗝 20~30 分钟；调整喂奶的量及间隔
吃奶过急或乳汁过少	—	吃奶过急：用拇指、食指将乳房捏住，可使乳汁流得慢些 乳汁过少：及时催乳或请教医生
代乳品太甜、太稠	吃奶时，反复避开奶头并边吃边哭泣	配方奶冲调时要仔细按照说明进行调配
鼻腔闭塞导致吸奶困难	—	喂奶前用温水点鼻一两滴，鼻痂可随呼吸冲出
要求爱抚	哭声小，哭哭停停	把宝宝抱起，或用玩具、语言逗引
尿、便污染尿布使其不舒服	哭声先短后长，两声之间间隔较长，抽泣时短促有力	换尿布后即止
突然过强的声光等刺激，失去保护感	突然剧哭，先长后短伴有惊跳反射	将宝宝抱在怀里，耳部贴于新妈妈左侧胸膛听听心跳声，轻轻晃动、听轻柔的音乐或用玩具逗引等
阵发性腹痛（功能性）	多发生在出生后一两周，傍晚发作，重者产生阵发而规律的剧哭，持续数分钟	取俯卧位，轻轻按摩宝宝背部即可缓解
外科急腹症（肠套叠等）	哭声突发而出，节奏先长后短，常伴呕吐、便血等症状，如肠套叠，宝宝即使经过安抚也会有哭闹和安静反复出现的症状	立即送医院诊治
颅脑疾病	尖叫、啼哭，伴有喷射性呕吐	立即送医院诊治

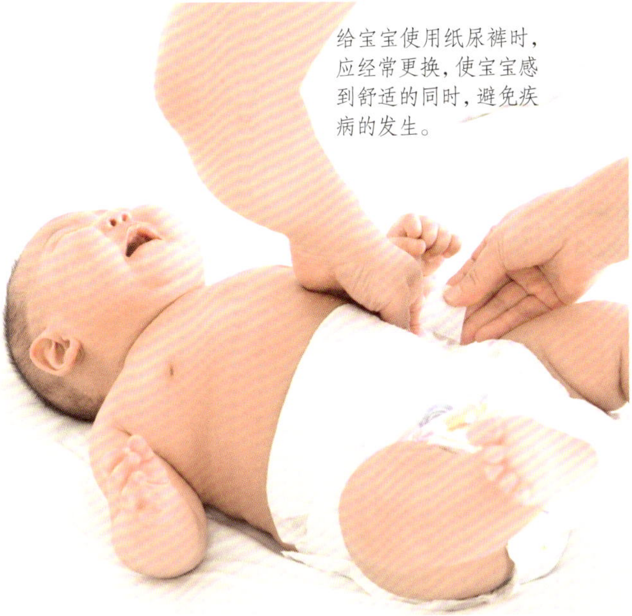

给宝宝使用纸尿裤时，应经常更换，使宝宝感到舒适的同时，避免疾病的发生。

要不要给宝宝吃维生素 D 和钙

宝宝补充维生素 D 的时间是在出生后半个月，即使宝宝没有明显的缺钙症状，也要给宝宝补充维生素 D，只要每天吃维生素 D 400 国际单位就可以了，这是预防量，因为母乳和奶粉中含钙量较高，而维生素 D 的含量较少，因此必须额外补充维生素 D。另外，阳光照射皮肤也是促进钙吸收的一个方法。

如果宝宝有明显的缺钙征象，出现易激怒、烦躁、睡眠不安、易惊、夜啼、多汗等症状，最好建议到医院做一下检查，按医生指导用药，并定期复查。

此外，还需注意的是，补充维生素 D 预防量时，很少会引起中毒，但每日服用 400 国际单位以上、持续一段时间就会引起中毒。一旦出现厌食、恶心、低热、倦怠，甚至呕吐、腹泻等现象，应立即停用，并及时通知医生。

用尿布还是纸尿裤

尿布大都是棉布材质，质地柔软，不仅不会因为摩擦而使宝宝的小屁屁受伤，而且环保又省钱。缺点是宝宝尿尿后无法保持表面的干爽，必须赶紧更换。这时候宝宝一天可尿 20 次以上，所以换洗尿布，新妈妈会很辛苦。

纸尿裤使用方便，减少了新妈妈的劳动，并且能使宝宝的小屁屁保持干爽。缺点是透气性差，使用费用高。现代家庭多以使用纸尿裤为主，干净整洁又方便。

新生儿不需要用枕头

刚出生的宝宝一般不需要使用枕头，因为新生儿的脊柱是直的，头部大小几乎与肩同宽。平躺时，背部和后脑勺在同一平面上；侧卧时，头和身体也在同一平面上。平睡侧睡都很自然。如果给宝宝垫上一个小枕头，反而造成了头颈的弯曲，影响了宝宝的呼吸和吞咽。

但如果床垫比较软、穿的衣服比较厚时，妈妈可以将干净毛巾对折 2 次，垫在宝宝的头下方。溢乳的宝宝，也不可用加高枕头的办法解决，应让宝宝右侧卧，同时把上半身垫高些。

扫一扫，教你纸尿裤的选购要点

很多新妈妈不知道挑选什么类型的纸尿裤最适合自己的宝宝。这其实不难，关键还是要挑选透气性好、松紧适度、经济又实惠的纸尿裤产品。

产后第 4 周

本周大事提前知

扫一扫，
本周注意事项都知道

生活细节

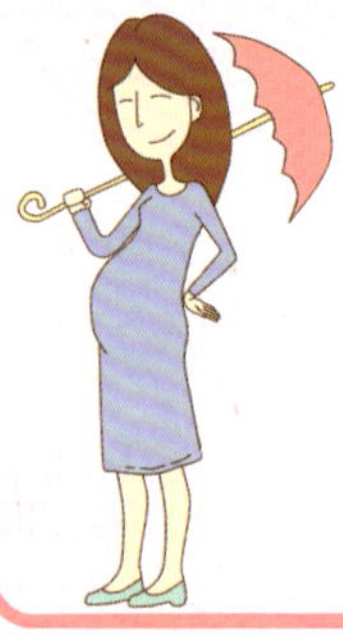

注意防晒

生完宝宝的两年内，新妈妈的内分泌处于渐渐恢复的过程，此时最容易出现黄褐斑，所以尤其应注意防晒，可以用防晒霜。除此之外，外出也要带遮阳伞、太阳镜，也可以穿上专门的防晒衣。

生活细节

选宽松棉质内衣

新妈妈的生理状况较为特殊，毛孔呈开放状态，易出汗，又要喂养宝宝。因此，内衣裤应选择吸汗、透气性好、无刺激性的纯棉面料，且以宽大舒适为宜，不要过于紧身，每日应更换内衣裤。

营养

注意补钙

产后新妈妈每天至少喝 250 毫升牛奶，还要多吃一些豆类或豆制品。如果新妈妈缺钙严重，可以在医生的指导下补充钙剂。

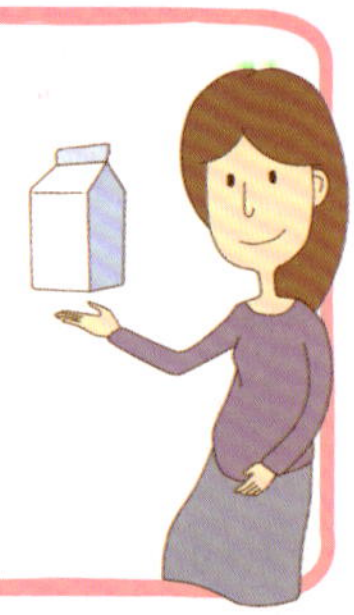

新生儿护理

不要总捏宝宝的脸

经常捏宝宝的脸，会造成宝宝出现流口水的现象，严重的还会患上口腔黏膜炎等疾病。

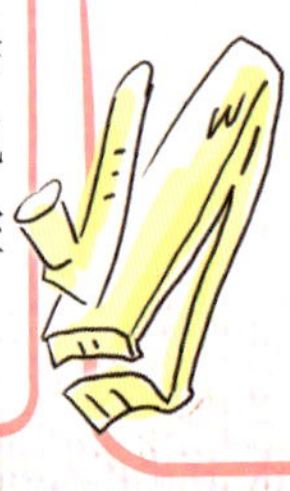

新生儿护理

给宝宝勤剪指甲

宝宝的指甲每周大约会长 0.7 毫米，因此，新手爸妈要及时给宝宝修剪指甲。一般来说，手指甲 1 周内要修剪一两次，而脚指甲需要 1 个月修剪一两次。指甲两侧不能剪得太深，否则容易成为“嵌甲”。

生活细节

不要提重物

一般来讲，在产后 42 天以内妈妈都不要提超过 5 斤的重物。提重物容易造成子宫下垂，在坐月子期间最好是减少需要用腹部力量的动作。此外，新妈妈也尽量不要站着抱宝宝。

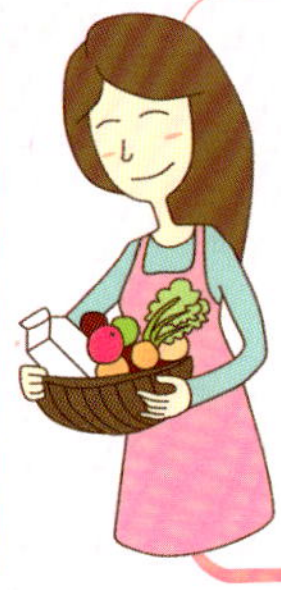

生活细节

不宜用杀虫剂

夏天多蚊虫，给坐月子的新妈妈造成一定困扰，然而新妈妈要慎用杀虫剂。它们有一定的毒性。

产后锻炼

做产褥体操

产后第 4 周时，新妈妈应该坚持做些产褥体操，以促进子宫、腹肌、阴道、盆底肌的恢复。

产后锻炼

出去散散步

产后第 4 周，全身各部位几乎完全恢复正常，新妈妈的心情也会变得轻松些。天气晴朗的时候，新妈妈可以带着宝宝走出房间，呼吸一下新鲜空气。空闲的时候，新妈妈也可以自己出去就近散散步。

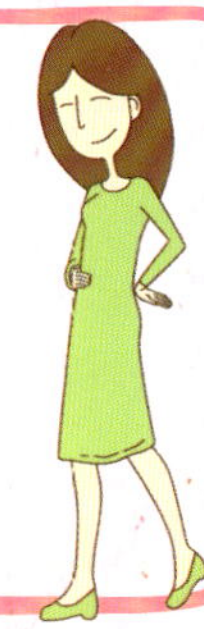

产后检查

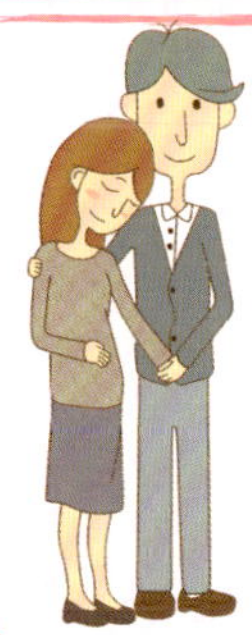

宜进行内科检查

患有妊娠合并症的新妈妈，如患有肝病、心脏病、肾炎等，应到医院内科检查病情变化。怀孕期间患有妊娠高血压疾病的新妈妈要检查血和尿是否异常，还要检查血压是否仍在继续升高。如有异常，应及时治疗，以防转为慢性高血压。另外，对于无奶或奶少的新妈妈，可要求医生进行饮食指导，或给予适当的药物治疗。

新生儿喂养

坚持按需哺乳

到了第 4 周，可能宝宝又经历了一次快速生长期，宝宝会表现为频繁地要喝奶。这是宝宝在主动用这种方式调节奶量，新妈妈坚持按需哺乳即可。

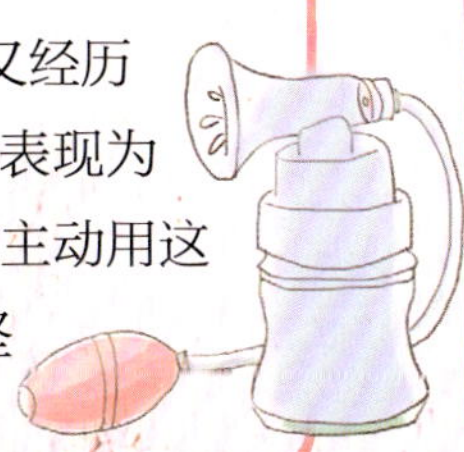

日常规划

给宝宝申报户口

新手爸妈不要忽略了给宝宝申报户口这件事。申报户口要带齐必要的材料，到户口所属的派出所填写户口申请单。

科学护理不留病

本周仍是产后恢复的关键时期，新妈妈依然要注意自身恢复情况，在保证不影响身体健康的前提下，新妈妈可以适当做些产后恢复运动，更有利于保持美丽。

穿干净舒适的衣服

坐月子期间，新妈妈的衣着要随季节及气候的变化而进行相应的增减搭配，但总体应注意以下几点：

1. 衣服质地。新妈妈的衣服应以棉、麻、丝、羽绒等质地为宜。

2. 衣服应宽大舒适。许多新妈妈产后急于瘦身，所以穿紧身衣来防止产后发胖。这样的衣服不利于血液循环，如果穿着不当，还会造成血栓或静脉曲张。过紧的上衣还会影响乳腺管的通畅，引发乳腺炎。所以产后衣服还是以宽大、舒适为佳。

3. 要薄厚适中。天气炎热时，新妈妈可以穿短袖上衣，不要怕暴露肢体，但感觉肢体怕风时，可穿长袖。冬季也不要穿得过厚，以不出汗为佳。

摆脱恼人的黄褐斑

一些不科学的生活习惯，有时会导致新妈妈脸部色素的沉着或黄褐斑的形成。因此，在日常生活中，新妈妈应注意以下几个方面，做到养护结合，才能使面部皮肤美白如初。

保持平和的心态。不管遇到什么事，都不急不躁，良好的情绪将会使你的皮肤越来越好，色斑也会慢慢变淡。

每天保证充足的睡眠。阳光直接照射面部会使面部的斑点增多、斑点颜色变深或斑点变大。因此，新妈妈应避免阳光过度照射，尤其是夏天和春天，外出应注意打伞或戴宽边太阳帽，涂抹防晒霜。

注意日常饮食。多吃一些富含维生素C、维生素E及蛋白质的食物。维生素C可抑制黑色素的产生；维生

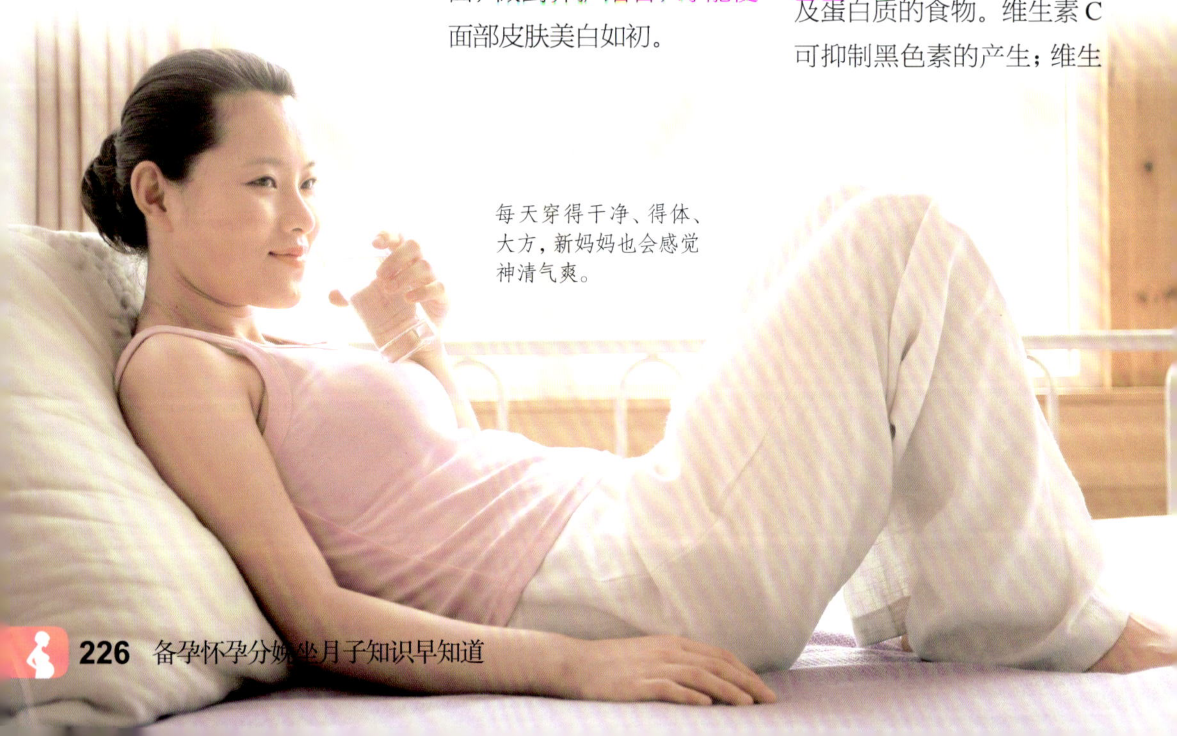

每天穿得干净、得体、大方，新妈妈也会感觉神清气爽。

素E能促进血液循环；蛋白质可促进皮肤生理功能。同时注意少食油腻、辛辣食品，忌烟酒，不饮用过浓的咖啡。

轻松应对皮肤瘙痒

产后皮肤瘙痒多数出现在头胎的新妈妈身上(经产妇也有可能发生)，主要病症是产后皮肤出现过敏瘙痒现象，表现为先在肚皮上，尤其是妊娠纹的附近，产生一些小小的红疹，逐渐融合成一片，慢慢蔓延到大腿。这种痒疹和妊娠纹的产生有很大关系，一般怀孕期间体重增加过多的产妇比较容易得。孕妇痒疹通常在产后1~3个月就会消失。

扫一扫，教你两款产后美白小偏方

新妈妈在哺乳期间，不能使用美白的化妆品。这里有两款美白小偏方，新妈妈不妨试一下。

出现皮肤瘙痒时可采取以下方法：

1. 避免食用刺激性食物。辣椒、酒精、咖喱等刺激性食物，会使身体的痒感加剧。

2. 洗澡时水温不宜过高。用温度过高的水洗澡，会刺激皮肤使其更干燥，引起全身发痒。所以应用接近于人体温度的水洗澡，洗完澡后擦一些保湿乳液。

3. 注意清洁皮肤。容易出汗的新妈妈，应穿吸汗力强的衣服，并勤洗澡、洗衣，洗澡时注意皮肤褶皱部位的清洁。

预防产后痔疮

很多新妈妈产后饱受便秘或痔疮之苦，这是由于坐月子期间，新妈妈大肠蠕动速度减慢，很容易便秘，形成便秘后，就很容易诱发痔疮，令新妈妈很痛苦。预防产后痔疮，尤其要在饮食上加以注意。饮食上不宜过于精细，应多食含膳食纤维丰富的蔬果，如木耳、海带、冬菇、竹笋、胡萝卜、芹菜、菠菜、香蕉、柠檬等，可有效防止产后痔疮。

有效淡化妊娠纹

怀孕时，孕妈妈的腹部快速膨胀，会导致皮下组织所富含的纤维组织及胶原蛋白纤维断裂，致使腹壁皮肤出现一些粉红色或紫红色波浪状花纹。分娩后，这些花纹会逐渐消失，留下白色或银白色的有光泽的瘢痕线纹，即妊娠纹。

良好的生活习惯有利于淡化妊娠纹

1. 新妈妈产后无论多忙都要保证每天8小时以上的睡眠，以调整体内激素的分泌。而且充足的睡眠可以让新妈妈保持轻松愉悦的精神状态，有利于淡化妊娠纹。

2. 有吸烟、饮酒嗜好的新妈妈，在坐月子时一定要戒掉，少吃刺激性过强、甜腻和油炸的食物，多吃新鲜蔬菜和水果，每天保证喝6~8杯白开水。

3. 保持皮肤清洁，每天洗澡。洗澡可以促进身体血液循环，有利于妊娠纹的淡化。

4. 选择适合的去妊娠纹产品，并且坚持每日使用，轻柔地按摩，有助于淡化妊娠纹。

坐月子宜吃不宜吃早知道

在产后第 4 周，哺乳妈妈一方面要保证食物多样性以及营养的多样性，以增强机体抗病能力，改善虚弱体质。另一方面，要多进食有助于美容瘦身的食物。

宜吃健脾胃的食物

产后第 4 周，新妈妈的身体基本恢复了生理机能，也完全掌握了宝宝的哺乳规律。此时新妈妈可以多进食一些补充营养、恢复体力的营养菜肴，为满月后开始独立带宝宝打下基础。需要提醒的是，滋补的汤都比较油腻，要注意肠胃的保健，不要让肠胃受到过多的刺激，引起腹痛或者是腹泻。

健脾胃的食物有：芝麻、牛奶、苹果、菠菜、胡萝卜、圆白菜、山药、南瓜、银耳、猪肚、草鱼等。

另外，哺乳的新妈妈要注意补充钙，建议产后每天喝牛奶至少 250 毫升，以补充乳汁中所需的 250 毫克优质钙。也可适量饮用酸奶，或者多食用豆类或豆制品、鱼肉、乳酪、海米、芝麻、西蓝花等。

宜三餐定时定量

很多新妈妈都盼望着能尽快恢复身材，这就需要新妈妈坚持三餐定时定量这个原则，避免暴饮暴食，避免饮食偏差。除此之外，由于人的身体在晚上处于休息状态，新陈代谢率会降低。如果在晚上 8 点之后还进食的话，会造成脂肪的囤积，既发胖又对健康不利。因此，新妈妈最好改掉吃夜宵的习惯。

夏季是食用苋菜的最佳时期。

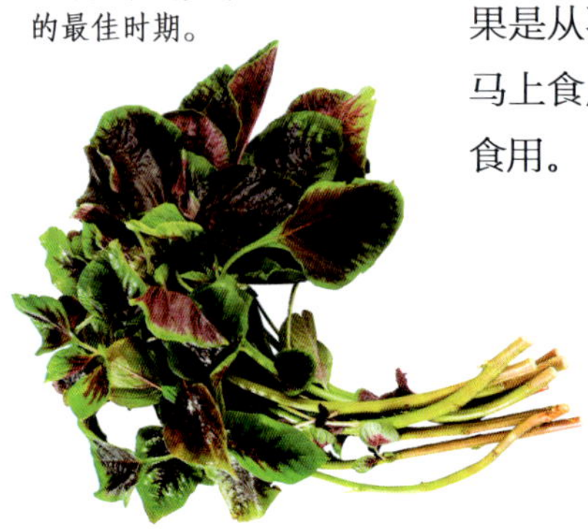

> **新妈妈进食水果要掌握好时间，最好在饭后半个小时后再食用。**

宜多吃红色蔬果

这一周新妈妈减少了对油脂的摄取，可以在每餐中多吃些新鲜蔬菜和水果，尤其是红色蔬菜，如番茄、红苋菜等，这类蔬菜具有较多的番茄红素和花青素，有强效抗氧化的作用。水果如果是从冰箱里取出的，不宜马上食用，等恢复到常温再食用。

平衡好煲汤的时间：这个时期是新妈妈需要大量进补的时候，由于进补的品种比较多，要避免制作一些程序非常复杂而且耗费时间的煲汤，否则照顾宝宝的时间就会减少，尽量不要顾此失彼。

宜吃当季食物

新妈妈应该根据产后所处的季节，相应选取进补的食物，少吃反季节食物。比如春季可以适当吃些野菜，夏季可以多吃些水果，秋季食山药，冬季补羊肉等。要根据季节和新妈妈的自身情况，选取合适的食物进补，要做到“吃得对、吃得好”。

宜吃水果

坐月子吃水果，可以根据季节和自己的口味，每天选择两三种食用。如果怕凉，可以把水果在室温下放几个小时或用温水泡一下再食用。食用水果时，新妈妈每次不要吃太多，适量即可。水果种类繁多，市面上卖的水果，都可以适量食用。

不宜常出去吃饭

宝宝出满月了，亲朋好友都要庆贺一下，新妈妈经过1个月的休整也可以外出就餐了，但一定要注意控制外出用餐次数。大部分餐厅提供的食物，都会多油、多盐、多糖、多味精，不太适合产后新妈妈进补的要求。不得不在外面就餐时，饭前应喝些清淡的汤，减少红色肉类的摄入，用餐时间控制在1小时之内。

不宜过多摄入脂肪

怀孕期间，孕妈妈为了准备生产及产后哺乳而储存了不少的脂肪，再经过产后4周的滋补，又给身体增加了不少负荷。此时若吃过多含油脂的食物，乳汁会变得浓稠，而对于吃母乳的宝宝来说母乳中的脂肪热量比例已高达56%，再过多地摄入不易消化的大分子的脂肪，宝宝的消化功能是承受不了的，容易发生呕吐、腹泻等症状。另外，新妈妈摄入过多脂肪增加了患糖尿病、心血管疾病的风险；乳腺也容易阻塞，易患乳腺疾病；脂肪摄入过多对产后瘦身也非常不利。

忌吃刺激性食物

产后第4周是新妈妈体质恢复的关键时期。这个时候食用刺激性食物容易引起新妈妈的肠胃不适，继而影响宝宝的健康。建议新妈妈在这一时期尽量不吃辣椒、咖喱等刺激性食物，如果实在喜欢吃这些食物，可以在菜中适当添加一点儿。

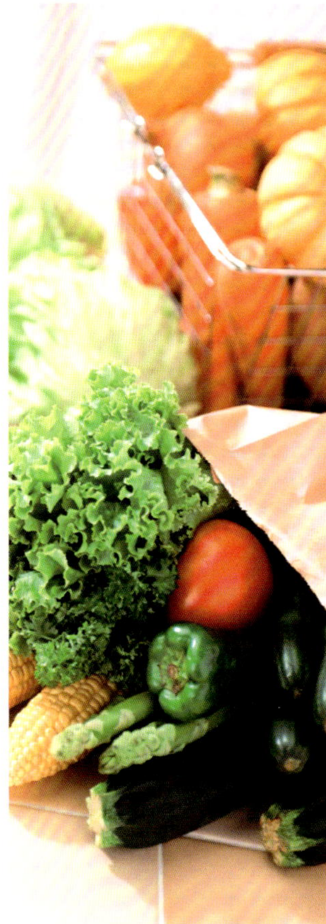

新鲜的应季水果，让新妈妈健康又漂亮。

扫一扫，教你烹饪蔬菜的小窍门

烹饪蔬菜时，有一些小窍门可以在提升口感的基础上，保留住蔬菜的营养，新妈妈了解一下吧。

恢复快不长肉的月子餐

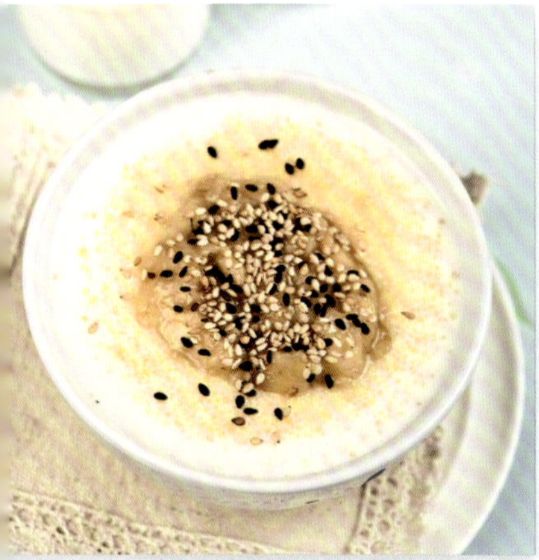

玉米香蕉芝麻糊

原料：香蕉1根，玉米面50克，白糖、熟黑白芝麻各适量。

做法：1.锅中加水，小火煮沸，加入玉米面和白糖，边煮边搅拌，煮至玉米面熟后关火。2.将香蕉剥皮，用勺子研碎；待玉米糊稍凉盛出，放入香蕉泥、熟黑白芝麻。3.食用时搅匀即可。

营养功效：香蕉、芝麻能让新妈妈精神放松，补充钙和铁；香蕉还能帮助新妈妈减脂瘦身。

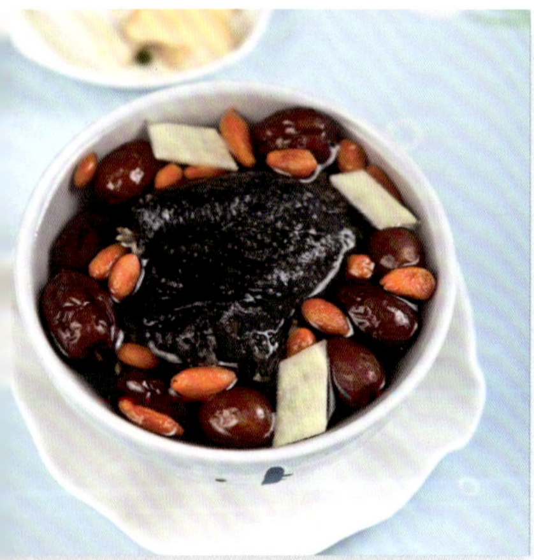

姜枣枸杞乌鸡汤

原料：乌鸡1只，红枣8颗，枸杞子、盐、姜片各适量。

做法：1.乌鸡去内脏，洗净；红枣、枸杞子分别洗净。2.乌鸡放进温水里用大火煮，待水沸后捞出乌鸡，洗去浮沫。3.红枣、枸杞子、姜片和乌鸡一起放入锅内，加水大火煮开后改小火炖至熟烂，出锅时加盐即可。

营养功效：乌鸡汤是产后新妈妈较为常见的滋补汤品，其脂肪含量并不高，不会让新妈妈长胖。

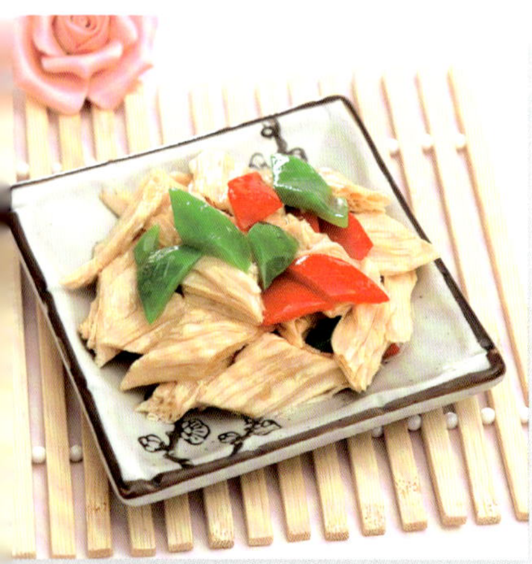

彩椒炒腐竹

原料：青椒、红椒各50克，腐竹200克，葱末、盐、香油、水淀粉各适量。

做法：1.青椒、红椒洗净，切菱形片；腐竹泡水后斜刀切成段。2.油锅烧热，放入葱末煸香，再放入青椒片、红椒片、腐竹段翻炒。3.用水淀粉勾芡，出锅时加盐调味，再淋上香油即可。

营养功效：腐竹含钙丰富，青椒和红椒富含的维生素能促进钙的吸收。

产后第 4 周，是恢复产后健康的关键时期。身体各个器官逐渐恢复到产前的状态，此时它们需要有更多的营养来帮助运转，尽快提升元气。新妈妈可以多进食一些补充营养、恢复体力的营养菜肴，牛肉、虾、蛋、鱼、绿叶蔬菜等。

黄金土豆饼

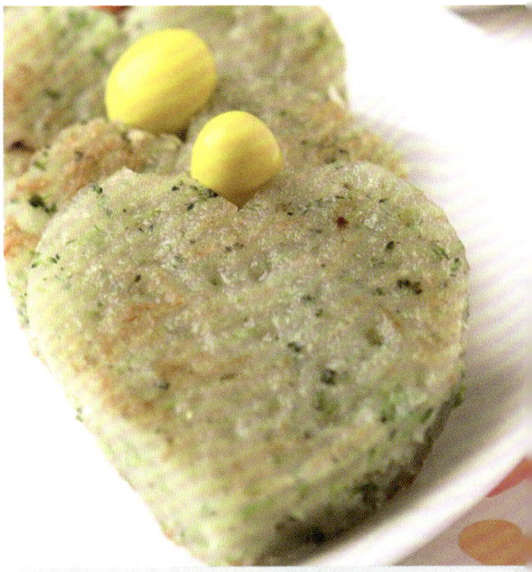

原料：土豆 100 克，西蓝花 50 克，香油、盐各适量。

做法：1. 将土豆、西蓝花煮熟，捣成泥状，放适量盐，搅拌均匀，揪小团用模具压成心形。2. 锅中倒香油，油热后放入土豆饼，煎至两面金黄即可。

营养功效：土豆是高膳食纤维食物，食用土豆后容易产生饱腹感，还能给产妇提供丰富的营养。

板栗烧牛肉

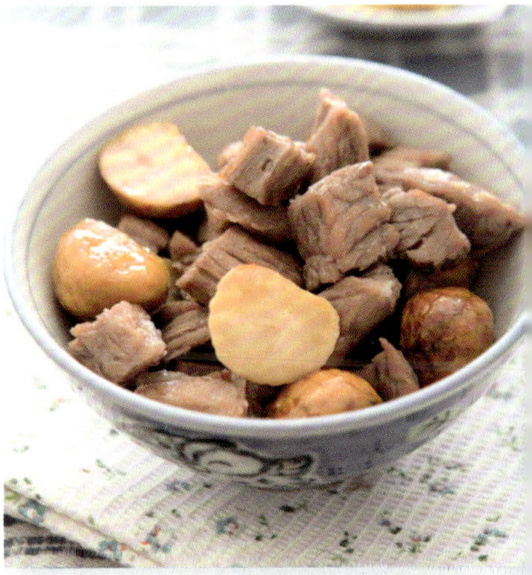

原料：牛肉 500 克，板栗肉 6 颗，姜片、葱花、盐各适量。

做法：1. 牛肉洗净，沸水氽烫，捞出沥干，切块；板栗肉洗净，切半。2. 油锅烧热，放板栗肉炸 2 分钟，盛出，放牛肉块炸，捞起沥油。3. 锅中留底油，放入葱花、姜片炒香，放牛肉块、盐和适量水大火煮沸，撇去浮沫，改小火炖。4. 待牛肉将熟时放入板栗肉，烧至肉熟烂、板栗绵软收汁即可。

营养功效：牛肉可提供蛋白质，脂肪含量低，不增重。

桂圆红枣汤

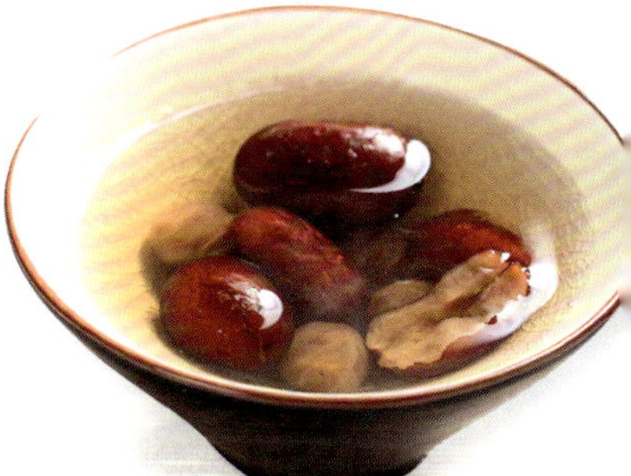

原料：红枣、桂圆各 50 克。

做法：1. 桂圆去壳去核留肉；红枣洗净，去核。2. 清水煮沸，加入去核红枣、桂圆肉。3. 待水再次沸腾后，转小火煲 1 小时即可。

营养功效：桂圆性温味甘，益心脾补气血，不但能补脾固气，还能保血不耗；红枣味甘性温，有补中益气、养血安神的功效，两者搭配具有极佳的补血养气效果。

手把手教你护理新生儿

新生儿的皮肤原本就很娇嫩，新手爸妈在怜爱之余也要注意对宝宝头部和五官的清洁和护理。

宝宝的头部护理

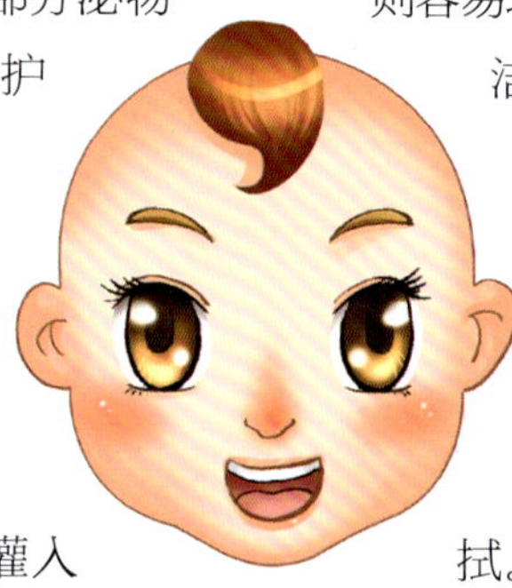

眼：分娩过程中胎儿通过产道时，眼睛易被细菌污染，有些新生儿眼部分泌物很多，所以出生后要注意眼部护理。如有分泌物可用干净小毛巾或棉布捻蘸温开水，从内眼角向外轻轻擦拭，如分泌物严重，应在医生指导下使用抗生素眼膏，切勿自己滥用。

耳：洗澡时注意勿将污水灌入新生儿耳内，洗澡后以棉布捻拭干外耳道及外耳。注意耳背后的清洁，有时会发生湿疹及皲裂，可涂些宝宝专用的润肤乳，一旦发生耳后湿疹可涂婴儿湿疹膏。

囟门：新生儿的囟门需要定期清洗，否则容易堆积污垢，引起宝宝头皮感染，清洁时一定要注意：用宝宝专用洗发液，不能用香皂，以免刺激头皮诱发湿疹或加重湿疹；清洗时手指应平置在囟门处轻轻地揉洗，不应强力按压或强力搔抓。

口：口腔黏膜薄嫩，不宜擦拭。如果发现口腔黏膜有白色豆腐渣样物附着，以棉布轻轻擦拭时，不易脱落而且黏膜充血，则可能患了鹅口疮。

保护好宝宝的隐私处

怎样清洗男宝宝的生殖器

男宝宝的外生殖器皮肤组织很薄弱，几乎都是包茎，容易发生炎症，因此父母需要注意男宝宝外生殖器的日常护理。

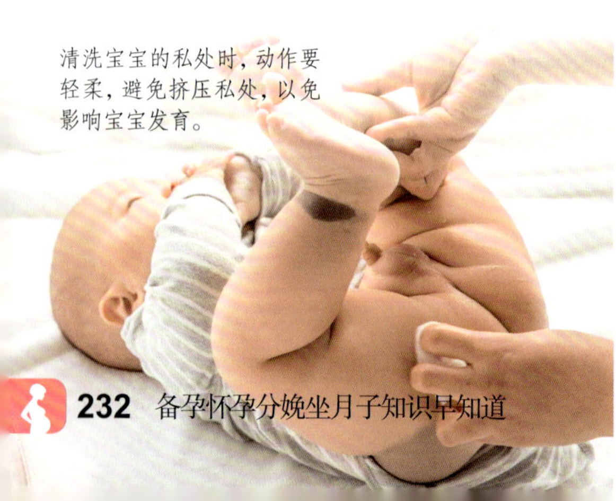

清洗宝宝的私处时，动作要轻柔，避免挤压私处，以免影响宝宝发育。

清洗时要先轻轻抬起宝宝的阴茎，用一块柔软的纱布轻柔地蘸洗根部。然后清洗宝宝的阴囊，这里褶皱多，较容易藏匿汗污，包括腹股沟的附近，也要着重擦拭。清洗宝宝的包皮时，用右手拇指和食指轻轻捏着宝宝阴茎的中段，朝他身体的方向轻柔地向后推包皮，然后在清水中轻轻涮洗。向后推宝宝的包皮时，千万不要强力推拉，以免给宝宝带来不适。清洗男宝宝外生殖器的水，温度应控制在40℃以内，以免烫伤宝宝娇嫩的皮肤，最理想的温度是接近宝宝体温的37℃左右。另外，平时给男宝宝选择的纸尿裤和裤子要宽松，不要把会阴部包裹得太紧。

女宝宝外阴怎么护理

首先，每次给女宝宝换尿布时以及她每次大小便后，最好都要仔细擦拭宝宝的外阴。用柔软、无屑的卫生纸巾拭擦她的尿道口及其周围。擦拭时，方向由前向后，以免不小心让粪便残渣进入宝宝阴部。

其次，帮助女宝宝清洗外阴时，最好每天用温水清洗两次。

女宝宝阴部的清洗顺序跟擦拭的方向一样，一定要从前向后。

1. 用一块干净的纱布从中间向两边清洗宝宝的小阴唇。再从前往后清洗她的阴部。

2. 接下来清洗宝宝的肛门。尽量不要在清洗肛门后再擦洗宝宝的阴部，避免交叉感染。

3. 再把宝宝大腿根缝隙处清洗干净，这里的褶皱容易堆积汗液。

4. 用干毛巾擦干。

最后，女宝宝的尿布或纸尿裤要注意经常更换。不建议给女宝宝外阴部位使用爽身粉，否则粉尘极容易从阴道口进入阴道深处。

怎样给宝宝选择衣物

宝宝贴身衣物要选用柔软易吸水的棉质品，颜色宜浅淡，以便发现污物，便于清洗。市面上的和尚衫比较适合新生宝宝，最好前面稍长一些，后面短一些，可避免大小便污染，腰身宜宽大且容易调节。衣服上不要钉扣子，以免擦伤皮肤，可用细软的带子系在身侧。一般宝宝比大人多穿一件衣服就可以了，如果怕他着凉，可以在里面加个背心或者小肚兜之类的衣服。

宝宝脱皮时怎样护理

在给宝宝洗澡或换衣服时，新妈妈会发现宝宝胸部、胳膊上会有薄而软的白色小皮屑脱落，特别是手指和脚趾的部位，脱皮现象更严重。新妈妈不要惊慌害怕，也不要乱想认为宝宝得了皮肤病，这是正常的生理现象，妈妈不必担心。

新生儿脱皮时，父母只要注意对宝宝皮肤的清洁护理就可以了，清洁时动作要温和轻柔，避免外来的感染和损伤。新妈妈还可以使用安全、温和的宝宝专用润肤乳，以保持宝宝皮肤的湿润光滑。如果宝宝皮肤过于干燥，出现脱皮合并红肿或水泡等异常症状，需及时就医。

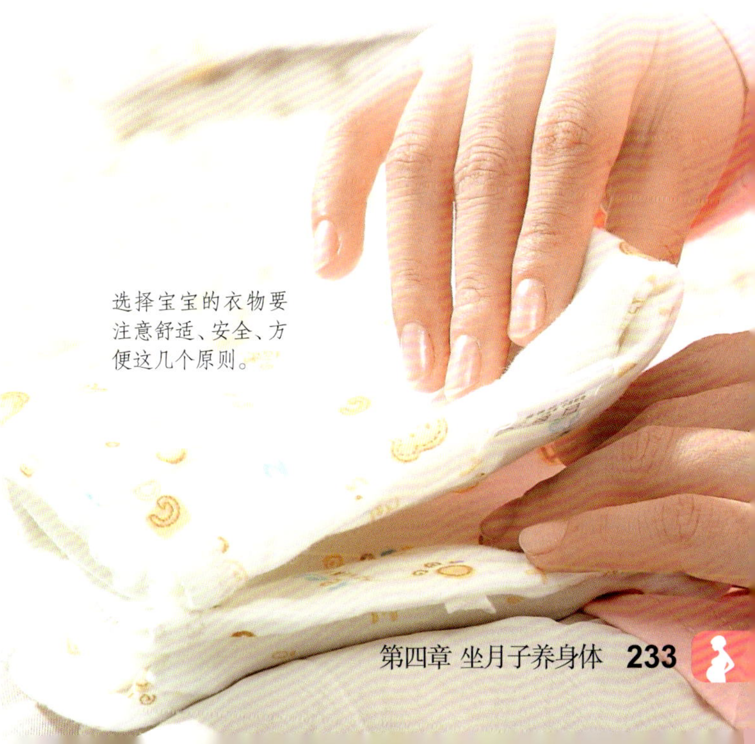

选择宝宝的衣物要注意舒适、安全、方便这几个原则。

产后第 5 周

本周大事提前知

扫一扫，
本周注意事项都知道

生活细节

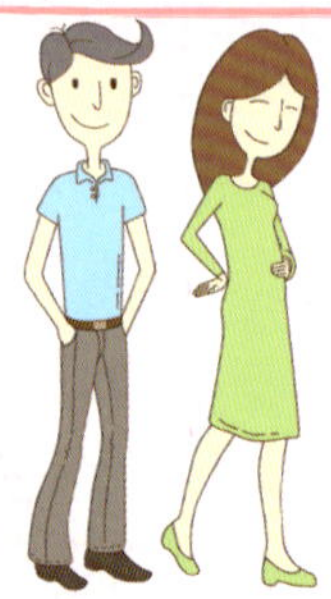

不要过早外出活动

产后新妈妈身体虚弱，免疫力大大降低，如果不注意自我保护，各种病菌很容易乘虚而入。所以新妈妈月子期间最好不要外出，减少与各种灰尘、细菌、病菌接触的机会，以预防各种疾病。如果新妈妈恢复较好，可以由家人陪同，到小区附近散散步。

生活细节

勤换衣物

新妈妈的衣服要常换，特别是贴身内衣更应经常换洗。内裤最好一天一换，上衣也要至少两天一换，以保持卫生，防止感染。

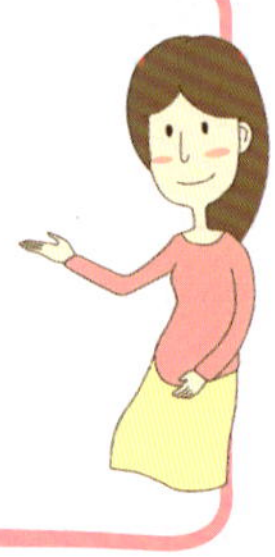

生活细节

宜多按摩头部

老一辈的人认为坐月子期间不能梳头，其实是没有一点科学依据的。新妈妈经常刺激、按摩头皮，可以促进局部皮肤血液循环，满足头发生长所需的营养，从而防止产后发丝断裂、分叉、脱发等。

日常规划

给宝宝拍满月照

给宝宝拍满月照的时候，尽量选择室内拍摄，选择宝宝身体状态、情绪都较好的时候，并带上宝宝的衣物、奶、水、纸尿裤等以备用。

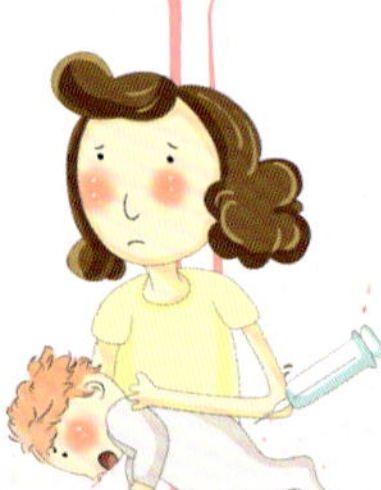

疫苗与接种

带宝宝注射乙肝疫苗

满月后，新爸妈应该带宝宝去注射乙肝疫苗第 2 针了。注射乙肝疫苗能够提高宝宝自身抵抗乙肝病毒的能力，有效地阻挡乙肝病毒传播。

产后锻炼

做简单的家务，注意“劳逸结合”

产后的新妈妈还是要以休息为主，但这并不代表要整日卧床。新妈妈可以根据自己身体的恢复情况，做做简单的家务，但一定要注意适度和循序渐进。

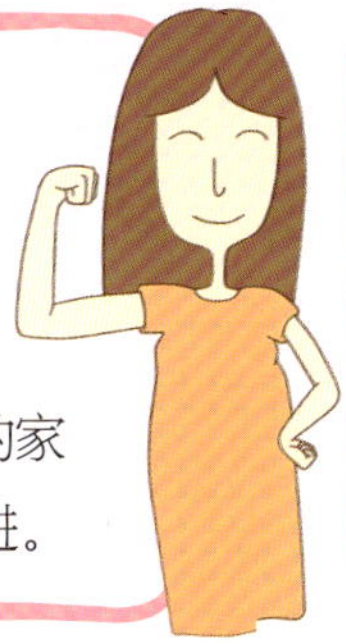

个人卫生

注意阴部卫生

正常情况下，恶露已经全部排出，分泌物开始正常分泌，新妈妈必须注意阴部卫生。产后第 5 周如恶露仍不净，应向医生咨询。

个人卫生

预防牙龈出血

怀孕期间细菌易于繁殖，牙齿机能减弱，产后就会出现齿寒或牙龈出血等症状。只要保持口腔清洁，就不必担心，同时多吃新鲜蔬菜、水果。

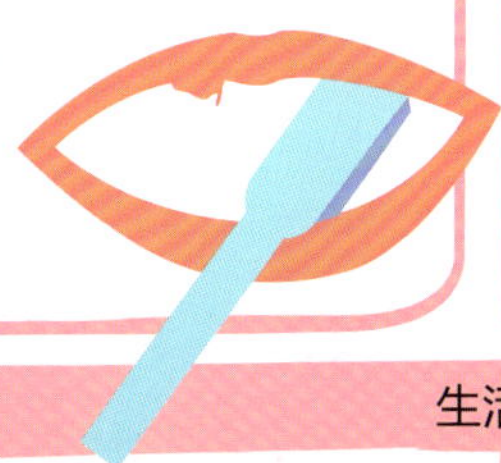

产后瘦身

做好体重管理

适量补充营养即可，不要暴饮暴食，特殊补品宜少不宜多。注意多活动，这是合理控制体重的有效方式，不仅有利于各器官功能的恢复，还为新妈妈体形恢复奠定了良好的基础。

生活细节

哺乳妈妈不要烫发、染发

在分娩后的 6 个月内尽量少在头发上做太大的改变。因为产后的头发仍处于易脱落的时期，染发和烫发时要用药水，而且烫发时上卷的力道也会很大，这些都容易将头发扯下，造成脱发。另外，烫发、染发使用的药水或多或少都有一定的腐蚀性，都会威胁到新妈妈和哺乳期宝宝的健康。

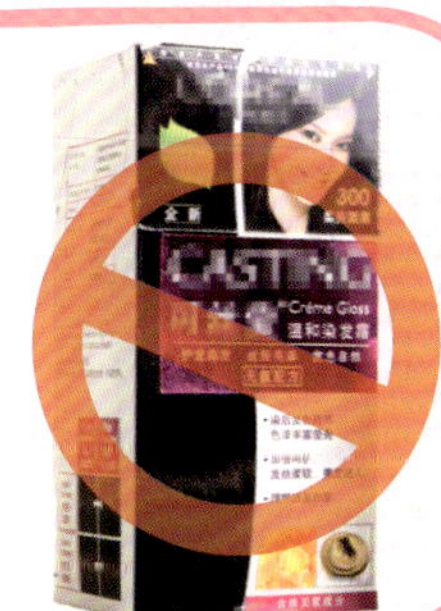

生活细节

家里要干净整洁

温馨的居家环境会令新妈妈倍感舒畅、愉悦。产后新妈妈的房间一定要安静、整洁、舒适，有利于新妈妈身体康复。

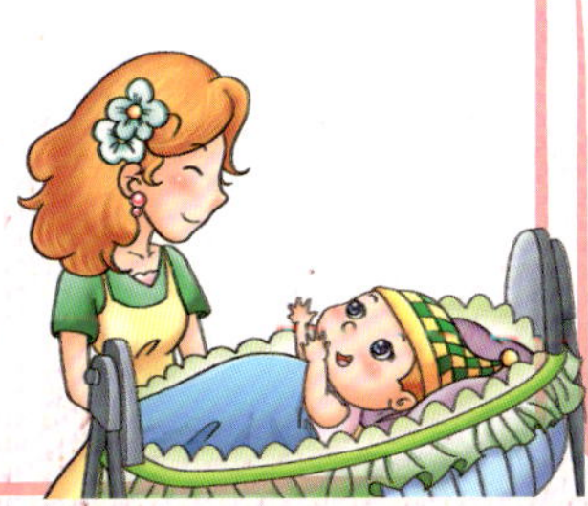

生活细节

宜多通风防感冒

新妈妈和宝宝的免疫力较低，若家中有人患了感冒，应立即采取隔离措施，房间里还应及时多通风进行空气消毒。

科学护理不留病

宝宝终于满月了，但坐月子一定要调养到产后 6 周才算结束，新妈妈还是不能太忽视日常生活的细节，不能太随意，要再忍耐一段时间哦。

按摩预防乳房下垂

一般来说，刚生完宝宝的新妈妈乳房都会松弛下垂。为恢复乳房的弹性，防止乳房下垂，新妈妈可以在产后 20 天左右开始按摩，帮助恢复胸部肌肉的紧实。每天临睡前，新妈妈将两手互搓至掌心发热，将掌心紧贴乳房乳晕位置，以画圈的形式向上按摩，直至锁骨，然后将范围扩大至腋下继续做螺旋状按摩。也可以将手心贴在乳房外侧，然后由外向内轻揉乳房。每个动作重复 10 次，直到胸部感觉隐隐发热为止。

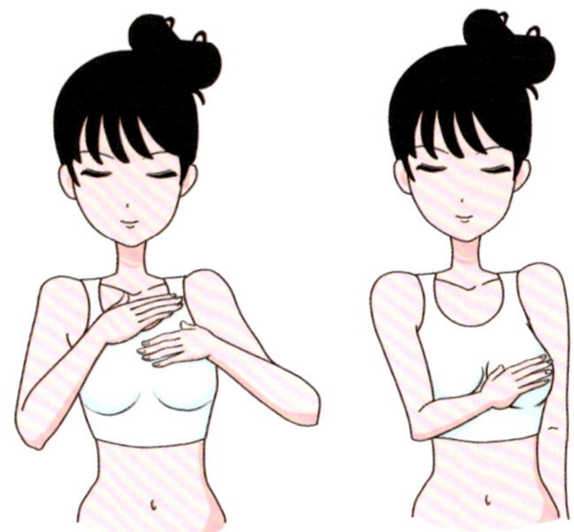

将掌心紧贴乳房乳晕位置，以画圈的形式向上按摩，直至锁骨。

将手心贴在乳房外侧，然后由外向内轻揉乳房。

及时纠正产后贫血

女人从怀孕到生产均需要足够的营养，才能有足够的乳汁与精力来哺喂新生儿，同时使身体尽快恢复。分娩时的失血、产后恶露及哺乳时供应新生儿养分所需的营养不足，均可引起贫血。因此，新妈妈要及时改善贫血症状。

产后贫血应视生产情形而多加调理，若有贫血症状应到医院确认。平时疏解精神压力，并使生活环境舒适；更为重要的是进行饮食疗法，多食用补血的食物，如猪肝、猪血、鱼、贝类、肉类、苋菜、胡萝卜、番茄、菠菜等。最后，也要适当运动，使体力逐渐恢复，做事才能集中精神、有耐心，才能够好好地哺育宝宝，营造幸福的家庭氛围。

做简单的家务

本周，大部分顺产新妈妈的身体已经恢复，剖宫产妈妈也已基本恢复正常，新妈妈不能因为身体已恢复一些就开始进行繁重的劳动。新妈妈应避免长时间站着或集中料理家务，因为此时身体还是相对虚弱的。新妈妈可以做一些简单的家务，比如做饭、用洗衣机洗衣服、给宝宝洗澡等。这些简单的家务能让新妈妈的产后生活丰富起来，不觉乏味，还能起到锻炼的效果。

轻松应对产后尿潴留

一般新妈妈在产后 2~4 小时内就能自己排尿，如果产后 4 小时以上不能自行排尿，而且膀胱胀满，称为尿潴留。尿潴留可使胀大的膀胱妨碍子宫收缩，会引起产后出血。因此，必须采取积极措施。

便盆内放热水，坐在上面熏或用温开水缓缓冲洗尿道口周围，以解除尿道括约肌痉挛，刺激膀胱收缩。

小腹部放热水袋或用艾条熏灸，以刺激膀胱收缩。

要是采用上述办法仍然排不出小便，那就需就医治疗，并在严密消毒处理后，给予药物治疗与插导尿管导尿，并且保留导尿管数天。

低盐少脂防水肿

新妈妈产后一方面由于子宫变大，影响血液循环而引起水肿，另一方面，受到雌激素的影响，身体代谢水分的状况变差，身体也会出现浮肿。那么，如何改善新妈妈产后浮肿？可以采用补肾活血的食疗方法，去除身体水分。如薏仁红豆汤，可以强健肠胃、补血，也可以达到通乳的效果。同时，饮食要清淡，不可太咸，还要补充脂肪较少的瘦肉或鱼类，以免加重肾脏负担发生水肿。

警惕泌尿系统感染

产后新妈妈还要慎防泌尿系统感染，因为产褥期恶露和分泌物较多，又离尿道口近，细菌容易进入尿道，导致细菌往内进入到膀胱，再往上到肾脏，因而造成整个泌尿系统的感染。除此之外，产后尿潴留的问题也会引起泌尿系统感染。

泌尿系统感染后的症状主要有：尿频、小便疼痛、血尿，且有发热的症状，若出现这些症状应迅速就医。

及时抢救中暑的新妈妈

夏季坐月子的新妈妈如捂得太严、居室不通风，可能导致中暑。中暑后如不及时抢救，病情就会进一步恶化，体温可升至40℃以上，出现呕吐、腹泻、昏迷、面色苍白、脉搏加速、血压下降等症状，最终导致呼吸衰竭。

一旦发现新妈妈中暑，首先要迅速改善环境，通风、降低室温，然后用冰水或自来水擦拭其全身，并在腋窝、腹股沟等血管浅表处放置冰袋，同时对其扇风以尽快降低体温。如果病情改善不明显，则需送医院抢救。

扫一扫，教你缓解尿频的小妙方

尿频是不少新妈妈难以说出口的尴尬病症，那么尿频该如何治疗呢？这里有缓解尿频的小偏方，新妈妈快来看看吧。

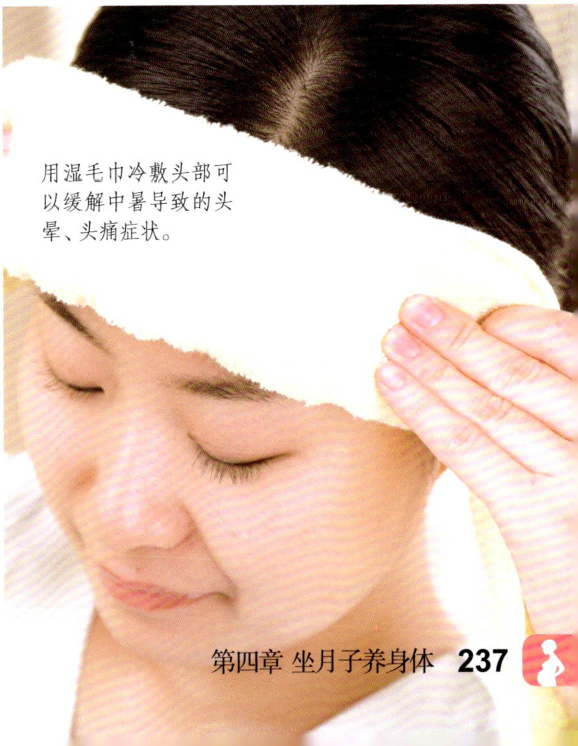
用湿毛巾冷敷头部可以缓解中暑导致的头晕、头痛症状。

坐月子宜吃不宜吃早知道

这 1 周新妈妈在给予了宝宝充分营养的同时，自己也要开始恢复体形的工作了。饮食上要少吃油腻食物，多吃蔬菜水果，并注意适当活动。

宜平衡摄入与消耗

这一时期新妈妈在饮食上既要满足产后身体的恢复，又要有充足的营养供应给宝宝，因此需要注意饮食的荤素搭配，适量吃些蔬菜和水果，使身体中的营养与消耗达到平衡。而产后第 5 周也是瘦身黄金周，新妈妈可以通过喂奶的方式让体内过多的营养物质通过乳汁排出，以避免体内脂肪堆积。

宜健康减重

在孕期中为了保证自己与宝宝的营养需求，孕妈妈总会摄入很多的食物，体重已经增加不少。而在产后为了身体的恢复与喂哺宝宝，新妈妈又进补了很多营养物质，这就很容易引起“产后肥胖症”。为此，在月子期的最后两周，新妈妈应多吃脂肪含量少的食物，如魔芋、竹荪、苹果等，以防止体重增长过快。

宜适当吃粗粮

很多新妈妈为了尽快恢复身材，而选择少吃甚至是不吃主食。这种做法会造成新妈妈营养缺失，长此以往身体会吃不消。粗粮中所含有的膳食纤维、B 族维生素和矿物质要比细粮丰富得多，还能够促进胃肠蠕动，具有减肥功效。想瘦身的新妈妈可以适当吃些以燕麦、玉米、红薯等粗粮食物做成的主食。

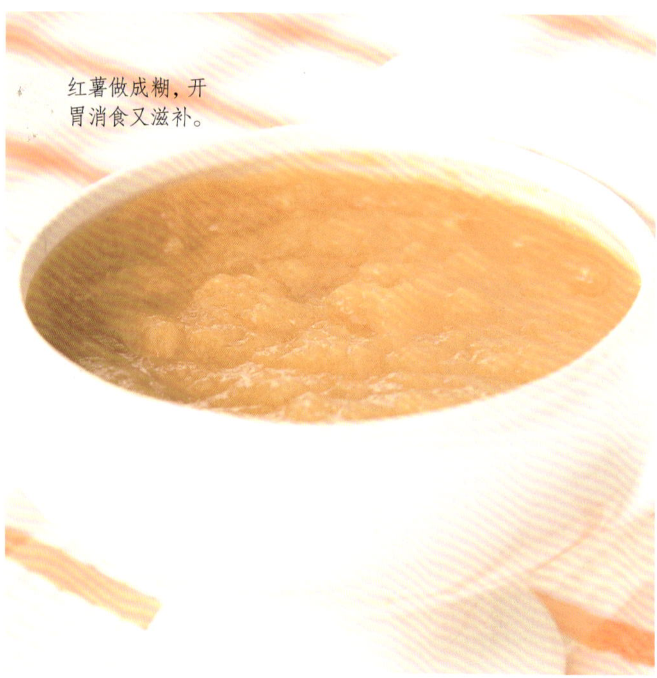

红薯做成糊，开胃消食又滋补。

饮食要重质不重量：对于摄入热量或营养的所需量不甚了解的新妈妈，一定要遵循合理食量、提高品质的原则，尽量做到不偏食、不挑食。

> 坚果热量很高，新妈妈每天吃 20~30 克就可以了。

宜根据宝宝生长情况调整饮食

宝宝的生长发育与母乳的质量息息相关，而宝宝是否能完全吸收营养，通过大便可以反映出来。如果宝宝的大便呈绿色，且量少、次数多，说明宝宝的“饭”不够吃，就需要新妈妈多吃些下奶食物了。如果宝宝的便便呈油状，并且有奶瓣儿，则说明新妈妈饮食中脂肪过多，这时新妈妈就要少吃脂肪含量高的肉类等食物了。总之，为了宝宝的健康，哺乳妈妈要注意观察宝宝的大便，并随时调整自己的饮食结构，让宝宝健康成长。

扫一扫，了解月子进补 8 个阶段

产后新妈妈的身体状态每一天都有新变化，针对产后不同阶段，新妈妈的进补是有区别的。

不宜大量吃坚果

大多数坚果有益于新妈妈的身体健康，坚果中富含蛋白质、脂肪、碳水化合物，还含有多种维生素、矿物质和膳食纤维等。另外，坚果中还含有不饱和脂肪酸，包括亚麻酸、亚油酸等人体必需的脂肪酸。坚果的营养价值很高，但因油脂含量高，而产后新妈妈消化功能相对减弱，过量食用坚果很容易引起消化不良。坚果的热量很高，50 克瓜子仁中所含的热量可相当于 1 碗米饭，所以，新妈妈每天食用坚果 20~30 克即可，食用过量，多余的热量就会在体内转化成脂肪，使新妈妈发胖。

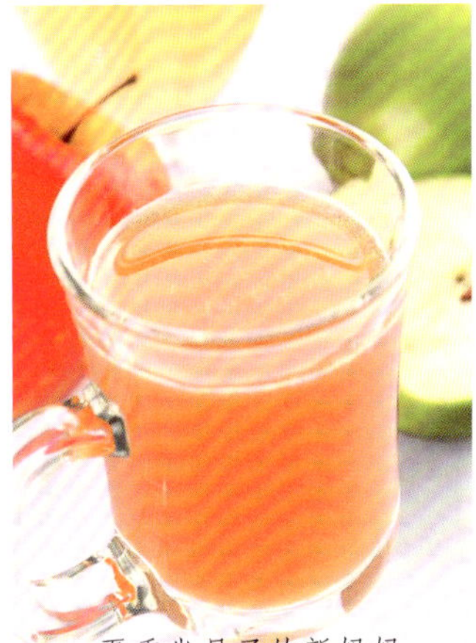

夏季坐月子的新妈妈可饮用水果汁来解暑，最好不要食用冷饮。

忌营养单一

很多新妈妈在孕期能够做到营养摄入全面，但产后就只挑自己喜欢的吃了，新妈妈爱吃的很多食品不但没有营养，反而会对身体健康不利。因此，新妈妈在产后切忌挑食、偏食，要做到食物多样化，粗细、荤素搭配合理，以全面补充所需营养。

忌贪凉

到这 1 周，新妈妈的身体已经恢复，孕前本就喜欢吃冷饮的新妈妈在这个时候一定想肆无忌惮地吃些自己喜欢的冷饮。但是要知道，新妈妈过度贪凉，会刺激胃肠，很容易引起胃肠疾病。因此，新妈妈在这时食用冷饮，一定要有所节制。

恢复快不长肉的月子餐

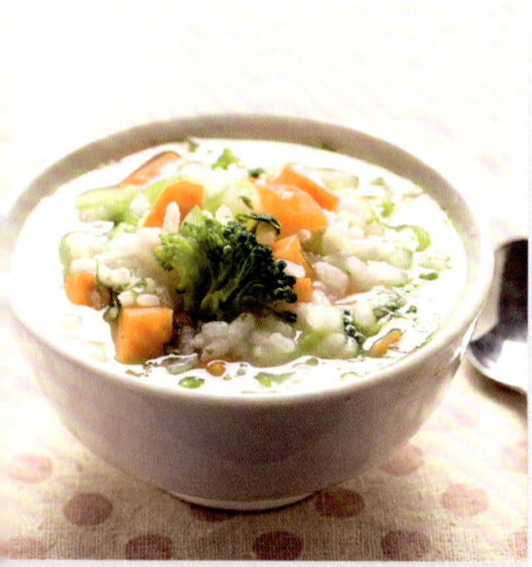

田园蔬菜粥

原料：西蓝花、胡萝卜、芹菜各 30 克，大米 50 克，盐适量。

做法：1. 西蓝花洗净，掰小朵；胡萝卜洗净，去皮，切丁；芹菜洗净，去根、去叶，切丁；大米洗净，浸泡 30 分钟。2. 锅置火上，放入大米和适量水大火烧开后转小火煮至大米开花，放胡萝卜丁、芹菜丁、西蓝花继续熬煮，待食材熟透，加盐调味即可。

营养功效：田园蔬菜粥可以帮助新妈妈补充维生素，有助于预防便秘，排毒瘦身。

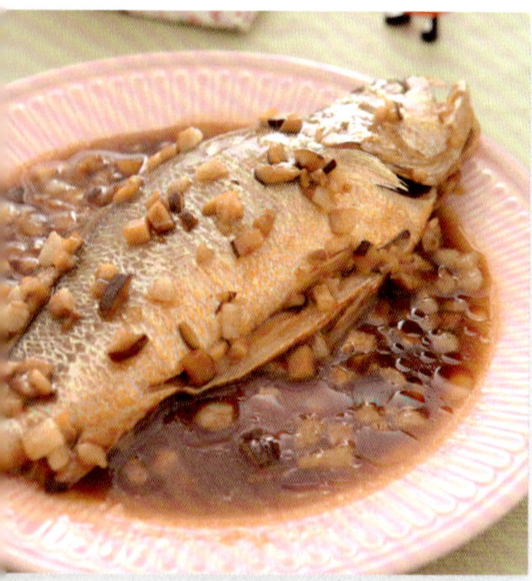

干烧黄花鱼

原料：黄花鱼 1 条，五花肉丁 50 克，香菇丁、姜片、葱段、蒜片、酱油、白糖、盐各适量。

做法：1. 黄花鱼去鳞及内脏，洗净。2. 油锅烧热，放黄花鱼煎至微黄。3. 另起油锅，放五花肉丁和姜片，用小火煸炒，再放香菇丁、葱段、蒜片翻炒熟，加水烧开；放入黄花鱼，加酱油、白糖，转小火烧片刻，加盐调味即可。

营养功效：黄花鱼脂肪含量低，在提供丰富营养的同时不会让新妈妈长胖。

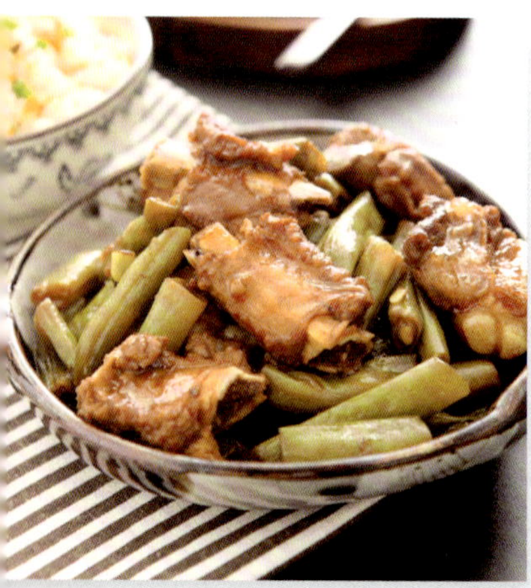

豆角炖排骨

原料：排骨 400 克，豆角 250 克，盐、姜片、蒜末、生抽、蚝油各适量。

做法：1. 将排骨洗净，斩小段；豆角洗净，切段。2. 油锅烧热，爆香姜片、蒜末，倒入排骨段，加入生抽、蚝油，翻炒至排骨段变色，加水，用大火烧沸。3. 调小火，倒入豆角段，炖煮至排骨段熟透，加盐即可。

营养功效：豆角炖排骨荤素搭配，补充多种营养素的同时也不会摄入过多脂肪。

产后第5周，是新妈妈调整体质的黄金时期，此时新妈妈的腹部开始收缩，身体各功能趋于正常，饮食上要遵循食量合理、提高品质的原则，尽量做到不偏食、不挑食，可多吃些绿色、健康的食物，并要控制饮食中脂肪的摄入。

猪骨菠菜汤

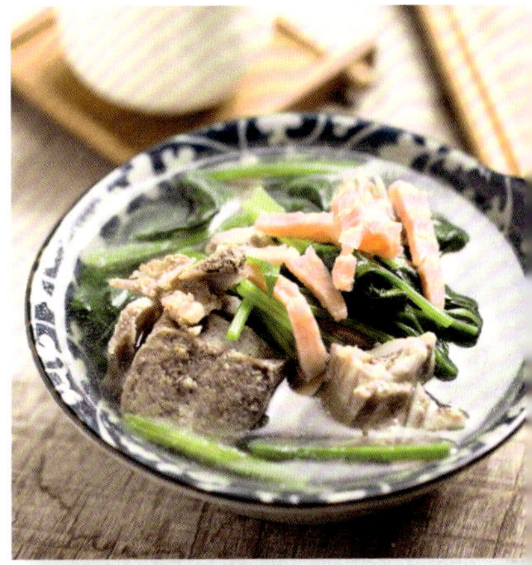

原料：猪骨150克，菠菜50克，盐、火腿条各适量。

做法：1. 将猪骨洗净，斩段，放入沸水中氽一下，捞出沥水；菠菜洗净，切成段。2. 将猪骨放入锅内，加适量清水，熬成浓汤。3. 锅中放入菠菜段、火腿条，煮熟后加盐调味即可。

营养功效：此汤富含钙、铁、维生素和胡萝卜素，有补铁养血、健壮骨骼的作用。

干贝灌汤饺

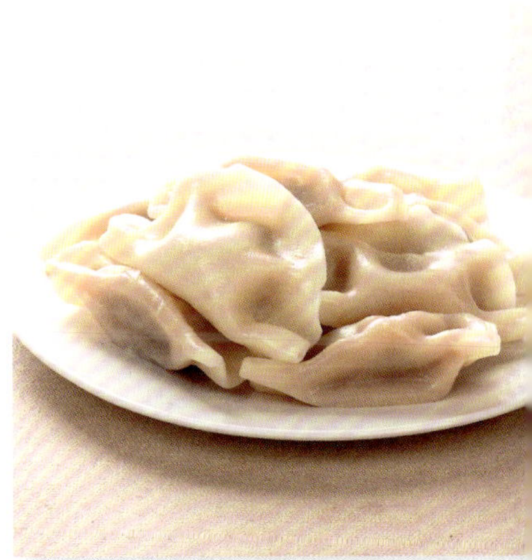

原料：面粉、猪肉末各100克，干贝20克，白糖、琼脂冻、姜末、盐各适量。

做法：1. 将面粉加适量清水和盐，揉成面团，稍饧，制成圆皮；琼脂冻切小丁。2. 干贝用温水泡发、撕碎，然后将猪肉末、干贝碎、姜末、盐、白糖一同调制成馅料。3. 取圆皮包入馅料和琼脂冻丁，捏成月牙形，煮熟即可。

营养功效：干贝味道鲜美，与猪肉做成馅，可补充优质蛋白质，又不会增长脂肪。

苹果蜜柚橘子汁

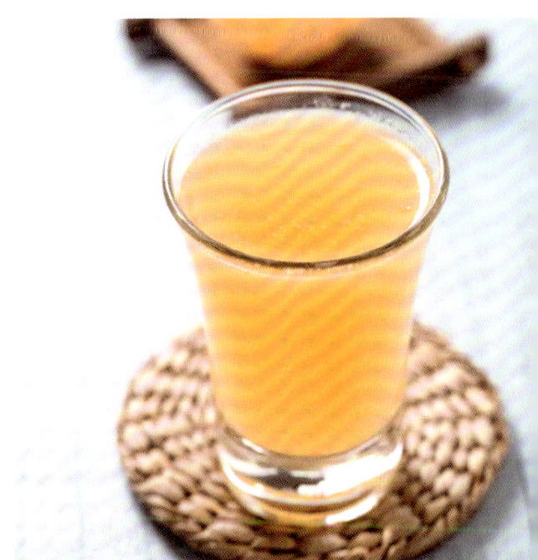

原料：苹果、橘子各1个，柚子、柠檬、蜂蜜各适量。

做法：1. 柚子去皮、去籽，撕去白膜，取果肉；苹果洗净，去皮及核，切块；橘子去皮、去籽取果肉；柠檬挤汁。2. 将除柠檬汁外的上述水果放入榨汁机中，加入温开水，搅打均匀，调入蜂蜜、柠檬汁即可。

营养功效：柚子可润肠通便，瘦身养颜；橘子可美白护肤，榨汁饮用更易于人体吸收。

手把手教你护理新生儿

宝宝的作息习惯开始趋于规律化，开始习惯新妈妈的怀抱和气味。在注意事项方面，要及时带宝宝接种疫苗。这些看似简单的事情，没有经验的爸妈特别容易忽略。

接种乙肝疫苗提醒

乙型肝炎在我国的发病率很高，慢性活动性乙型肝炎还是造成肝癌、肝硬化的主要原因。如果怀孕时母亲患有高传染性乙型肝炎，那么宝宝出生后的患病可能性达到 50% 以上，所以让下一代接种乙肝疫苗是非常必要的。目前我国采用安全的第 2 代基因工程疫苗，出生 24 小时后，为每一个新生儿常规接种。一般接种时间有 3 次，出生满 24 小时以内注射第 1 针，满月后第 2 针，满 6 个月时第 3 针。

扫一扫，了解新生宝宝要接种哪些疫苗

宝宝出生后，由于免疫功能尚未发育完全，对一些疾病缺乏抵抗力，需要进行疫苗接种。

如何预防新生儿湿疹

新生儿湿疹是一种常见的新生儿和婴儿过敏性皮肤病，多见于过敏体质的宝宝。

症状：在宝宝的脸、眉毛之间和耳后与颈下对称地分布着小斑点状红疹，有的还流有黏黏的黄水，干燥时则结成黄色痂。通常会有刺痒感，常使宝宝哭闹不安，不好好吃奶和睡觉，影响健康。

预防措施

1. 如果对某种婴儿配方奶粉过敏，可换其他品牌。

2. 避免过量喂食，防止消化不良。

3. 哺乳妈妈要少吃或暂不吃鲜虾、螃蟹等诱发性食物，可多吃豆制品等清热食物。

4. 不吃刺激性食物，如蒜、葱、辣椒等，以免乳汁加剧宝宝的湿疹。

5. 做好湿疹宝宝的保湿工作，一定要给宝宝涂润肤乳预防皮肤干燥。

宝宝患了湿疹，新妈妈在患处可用消毒棉花蘸些消过毒的石蜡油等油类浸润和清洗，不可用肥皂或用水清洗。过敏严重的要在医生的指导下用药。

新生儿“红屁股”怎么办

新生儿的皮肤发育得不完善，抵抗力也差，很容易受尿液刺激，引起“红屁股”，医学上称为尿布疹。另外，宝宝新陈代谢快，排汗多，如果热气不能有效排出，也容易产生“红屁股”。

“红屁股”多发生在与尿布接触的部位，如小屁股和会阴，主要表现是大片红斑、水肿，表面光滑、发亮，边界清楚。严重的会发生脓包、溃疡、发热等。

预防措施

1. 勤换尿布或纸尿裤。适当减少用尿布和纸尿裤的时间，让宝宝的小屁屁多透气通风。

2. 每次大小便后及时用清水清洁皮肤。

3. 可以经常给宝宝涂些护臀霜。

不要给新生儿佩戴饰物

在中国的民间习俗里，认为给宝宝戴饰物有吉祥祈福的意思。现在生活水平越来越高，更多的爷爷奶奶、外公外婆、爸爸妈妈愿意为宝宝花钱，会买一些金银珠宝首饰，如各种长命锁、如意金铃等。其实给新生儿佩戴饰物，存在很多隐患，如宝石、金银器等挂件的细绳或细链易勒伤宝宝的脖子，或引起血液流通不畅。另外，饰物缝隙中的细菌可能通过口腔进入体内，造成细菌感染，还有的宝石有放射性物质。因此爱宝宝，就不要给他佩戴饰物。

不要给宝宝剃满月头

一些地方有这样的习俗，宝宝满月要剃个“满月头”，把胎毛甚至眉毛全部剃光。认为这样做，将来宝宝的头发、眉毛会长得又黑、又密。专家认为，头发的好与坏与剃不剃胎毛并无关系，而是与宝宝的生长发育、营养状况及遗传等有关。此外，宝宝皮肤薄、嫩，抵抗力弱，剃刮容易损伤皮肤，引起皮肤感染。

给宝宝拍照不用闪光灯

这个年龄段的宝宝，视网膜上的视觉细胞功能处于不稳定状态，强烈的电子闪光会对视觉细胞产生冲击或损伤，影响宝宝的视觉能力。这种损伤同电子闪光照相机拍照时的距离有关，照相机离眼睛的距离越近，这种损害就越大。因此对于 5 岁以内的宝宝（尤其 6 个月以内的宝宝），要尽量避免用闪光灯拍照。

扫一扫，教你新生儿摄影技巧

父母都喜欢用相机记录宝宝成长的过程，然而想照出满意的效果并非易事，需要掌握一些技巧。

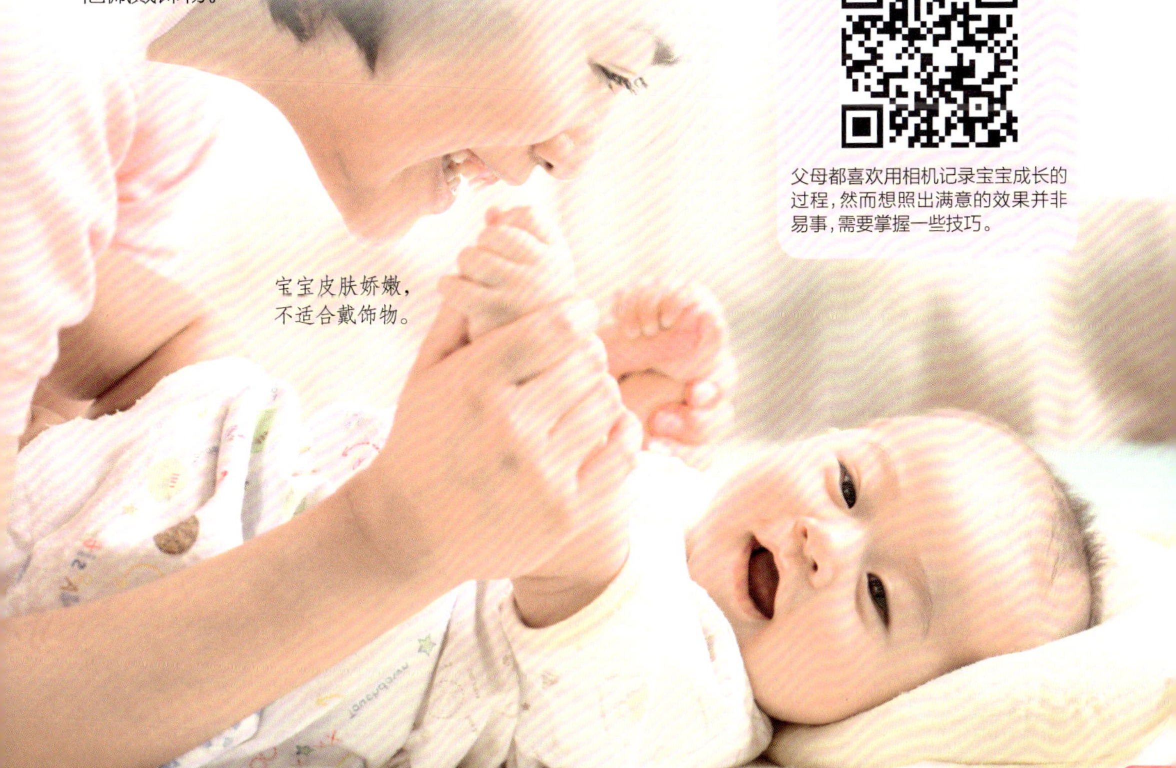

宝宝皮肤娇嫩，不适合戴饰物。

产后第 6 周

本周大事提前知

扫一扫，
本周注意事项都知道

产后瘦身

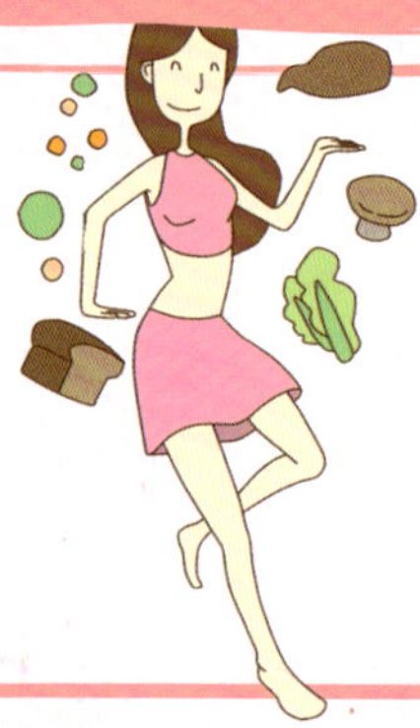

抓住产后 6 个月的黄金减重时期

产后新妈妈最佳减肥时间是产后 6 个月后。产后 6 个月，新妈妈体内的激素水平会渐渐恢复到孕前状态，新陈代谢速率也会恢复正常，身体以及因分娩而受损的器官已恢复，身体渐渐进入最佳状态。此时实施减肥计划更容易成功，也更加健康。

产后检查

重视产后第一次检查

产后 42 天的健康检查尤为重要，可以让医生了解新妈妈产后的恢复情况，及时发现异常，防止后遗症。新妈妈去医院做产后检查时要带上宝宝，和宝宝共同检查。

生活细节

产后不宜马上恢复性生活

恶露未尽时绝对禁止夫妻生活。正常分娩后的 42 天内不能过性生活。

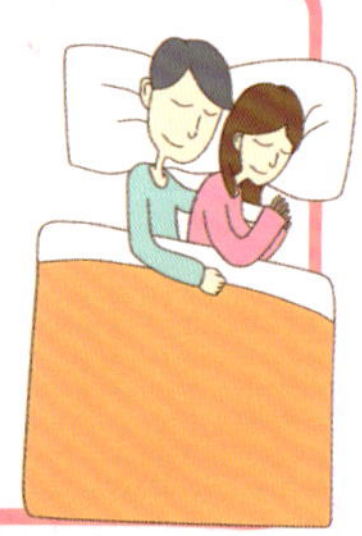

日常规划

给宝宝建个健康档案

爸爸妈妈可以给宝宝建一个健康档案，把宝宝身体生长发育情况、接种疫苗记录等内容收录起来，不仅能记录宝宝的成长过程，在宝宝生病时也能给医生做参考。

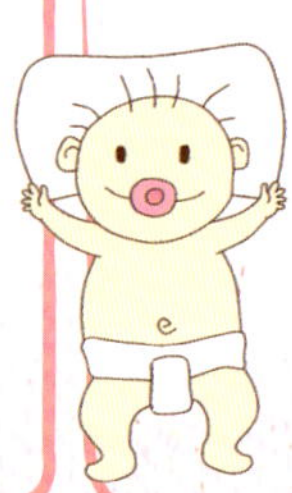

新生儿护理

了解宝宝的生活习惯

新妈妈可以在白天宝宝睡觉的时候，记录一下宝宝成长日记。新妈妈还要充分了解和熟悉宝宝的各种生活习惯，与宝宝建立默契的母婴关系。

身体变化

不宜猛站猛蹲、久站久蹲

当新妈妈的韧带尚未恢复时，由于受到了较强的外力作用，如负重下蹲、起坐过猛、过早做剧烈运动等，均易发生耻骨联合分离、内脏脱垂等，从而产生疼痛不适。所以不宜猛站猛蹲、久站久蹲。

不适与用药

慎用西药回乳

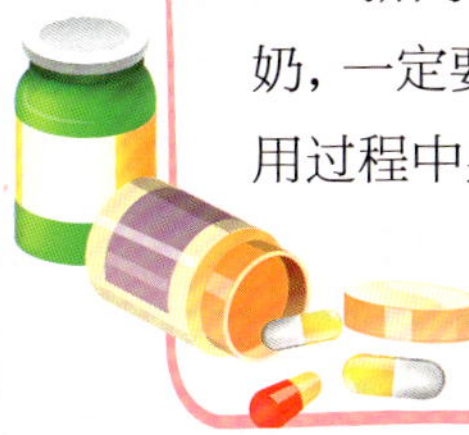

新妈妈如果选用西药回奶，一定要遵医嘱。如果在使用过程中身体有不适反应，应停止服用，或采取食疗回奶。

生活细节

不宜使用三无护肤品

坐月子期间使用的化妆品，虽然不像孕期那么严格，但三无护肤品往往含有铅和汞，不宜使用，最好选用纯天然的化妆品。

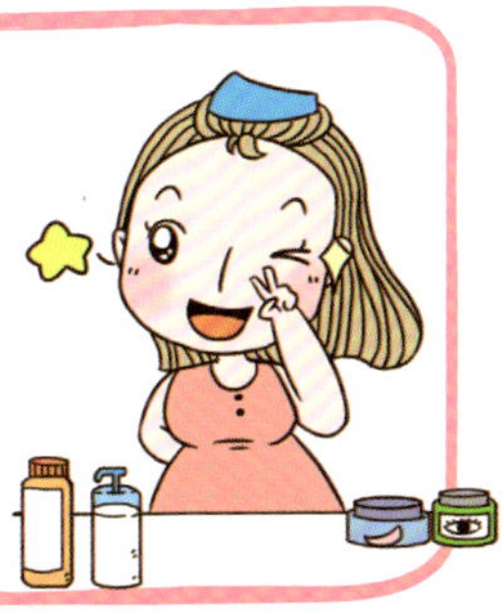

不适与用药

冷敷缓解回奶胀痛

当乳房胀得有硬块时，可以用冷毛巾敷在乳房上，减少乳腺分泌乳汁，使乳房变软。

不适与用药

不宜哺乳期使用避孕药

口服避孕药安全长效，正确服用后避孕效果好；停药后生育能力很快恢复；能预防和减少缺铁性贫血，减少经期出血量，缩短经期，治疗月经失调，使痛经减轻。但产后 6 个月内的哺乳妈妈不应服用；不哺乳的新妈妈，可在月经来潮后使用，在此之前，仍需使用避孕套避孕。

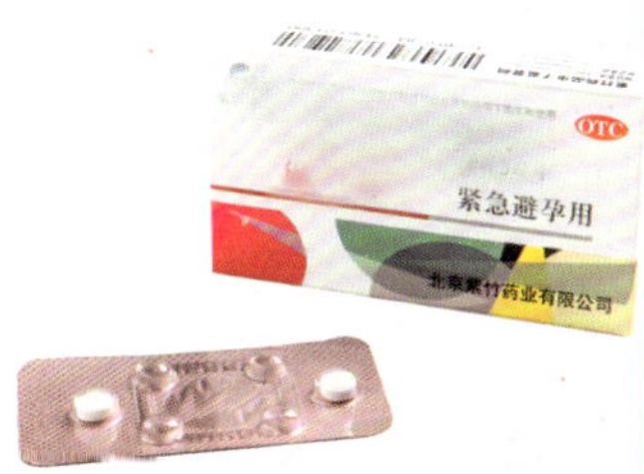

新生儿喂养

宜至少 6 个月纯母乳喂养

基于母乳喂养对宝宝和新妈妈的双重益处，国际母乳协会建议，至少要保证母乳喂养 6 个月，如果有条件，完全可以持续到宝宝 2 岁。

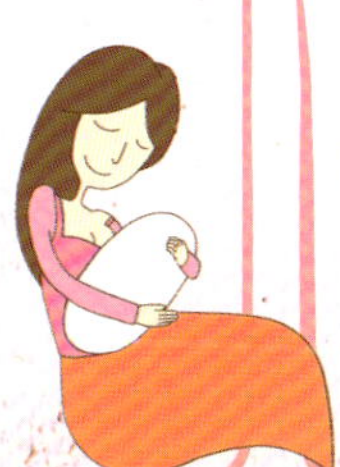

生活细节

忌边哺乳边看电视

新妈妈边哺乳边看电视会减少新妈妈和宝宝感情交流的机会，宝宝听到的是电视里发出的喧闹声，听不到新妈妈轻柔的话语，看不到新妈妈温馨的微笑，这对宝宝大脑的发育很不利。

科学护理不留病

本周是月子中的最后一周，新妈妈一定要坚持住，保持健康的生活作息，保持良好的卫生习惯，远离月子病。

按摩腹部化解产后疼痛

不管是自然生产还是剖宫产，新妈妈产后都有子宫收缩的疼痛，为了让子宫收缩成正常大小，即使疼痛也要经常按摩腹部。因为这样有利于促进子宫收缩和恶露排出。新爸爸可以帮助新妈妈沿同一方向按摩腹部，注意力度一定要轻柔。

宜做运动减腰痛

分娩后新妈妈的内分泌系统尚未得到调整，骨盆韧带还处于松弛状态，腹部肌肉也由于分娩而变得较为松弛，或遇恶露排出不畅引起盆腔瘀血。因此，产后腰痛是很多新妈妈经常遇到的麻烦。有些新妈妈产后很娇气，不愿意下床活动，总是躺或坐在床上休养，躺的时间太久，腰部肌肉缺乏锻炼，也容易出现腰痛。专家认为，新妈妈不要贪图安逸过多躺卧，顺产后 24 小时、剖宫产 48 小时之后就可以做产后康复按摩，以利于腰部肌肉的恢复。月子期间，新妈妈应坚持散步等适当运动，或适当做一些预防腰痛的体操，以加强腰背部的柔韧度。

宜热敷、按摩去手脚痛

新妈妈若不慎患上了产后手脚痛，可进行热敷或按摩。热敷用热毛巾即可，若采用按摩，一般是在痛点先轻压再重压，压 30 秒，放开 15 秒，交替进行。注意按压时忌揉捏，否则会加重疼痛。

不要忽视骨盆疼痛的预防

胎宝宝在娩出的时候必须经过骨盆，如果新妈妈觉得骨盆疼痛，原因是产后恢复不好，引起了盆腔炎症。要预防这种情况的发生要做好产褥期间的个人卫生，适度进行骨盆运动。

注意个人卫生，新妈妈要勤换洗被褥、内衣裤，使用消毒的卫生垫并勤换等。要适当地运动，产后新妈妈为了促进子宫的恢复，又要保持侧卧的姿势，这就在不知不觉中延长了盆骨支撑人体的时间，为了避免疲劳，要适当地变换睡姿并做骨盆运动。

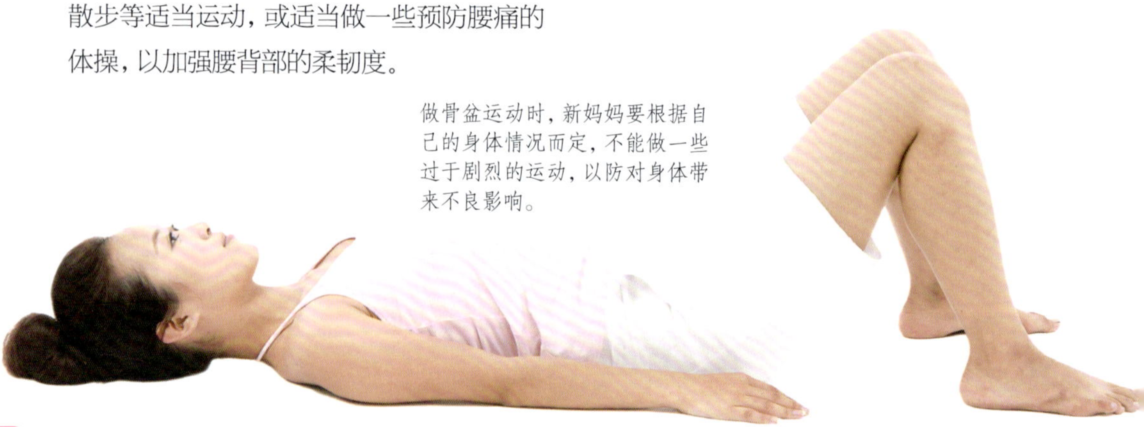

做骨盆运动时，新妈妈要根据自己的身体情况而定，不能做一些过于剧烈的运动，以防对身体带来不良影响。

骨盆运动可先使盆底肌肉紧缩进而放松，增强了此部位的血液循环，并促进其产后恢复。新妈妈可咨询医生，学习正确的运动盆底肌肉的方法，然后尽快地展开运动。

哺乳期间要谨慎用药

众所周知，许多药物都能通过血液循环进入到乳汁中，其中一些可能会对宝宝造成不良影响或损害，有时甚至很严重，如引起宝宝病理性黄疸、耳聋、肝肾功能损害或呕吐等。因此产后新妈妈一定要慎用药物，如果必须要用药时，一定要遵守医嘱。

要和医生充分沟通

到医院就诊时，要及时与医生沟通，说明自己正在哺乳。在服用药物时也要注意仔细看药物说明书，看该类药是否标明哺乳期禁用。若必须服用某种药物，且该药物可能对宝宝产生影响时，新妈妈应该暂停哺乳，并在停药数天后再恢复哺乳。用药期间要注意，将乳房排空，以免影响以后乳汁分泌。

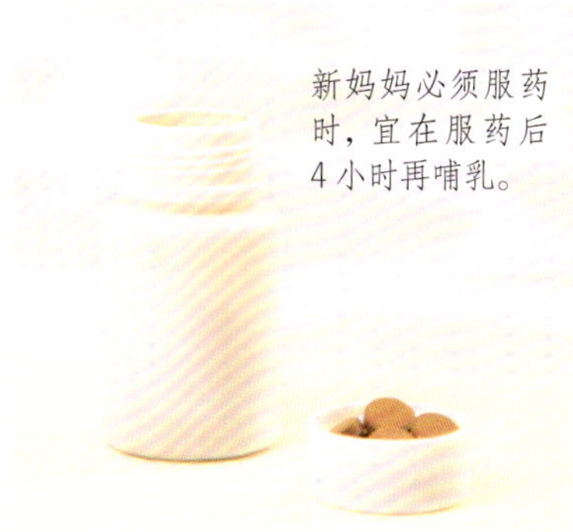

新妈妈必须服药时，宜在服药后4小时再哺乳。

服药后隔一会儿再哺乳

如果医生确定新妈妈所服用的药物不会损害宝宝的身体，那么就尽量不要随意中断哺乳。但是服药时一定要注意调整喂奶时间，最好在哺乳后马上服药，并且尽可能地推迟下次给宝宝喂奶的时间，这样会使奶水中的药物浓度降到最低，尽量使宝宝少吸收药物。

不要忽视子宫复位情况

宝宝顺利出生了，但是他曾居住过的小房子——子宫，却比怀孕时更需要关怀和照顾，一般需要大约4~6周的时间，才能恢复原貌。而在这一过程中，可能会有疼痛、疾病不断来袭，新妈妈要格外注意。除了通过产后检查来判断子宫复位外，新妈妈还需要注意一些生活细节：避免下半身用力，例如搬重物、做下蹲动作，在生产后42天之内应尽量避免进行一些产后运动，如进行腹式深呼吸，才能使子宫和下腹有效收缩和复原。

扫一扫，提前了解产后检查项目

新妈妈提前了解产后检查有哪些项目，可以做到心中有数。

产后42天要进行健康检查

新妈妈应该在产后42天进行健康检查，以便让医生了解新妈妈的恢复情况，了解全身和盆腔器官的恢复情况，及时发现异常，防止后遗症。一些新妈妈因初为人母，忙得头昏脑涨，抽不出时间做产后检查，这样忽略自己的身体健康是不应该的，万一病了，就不能很好地照顾宝宝，所以无论如何都不可忽略产后检查。

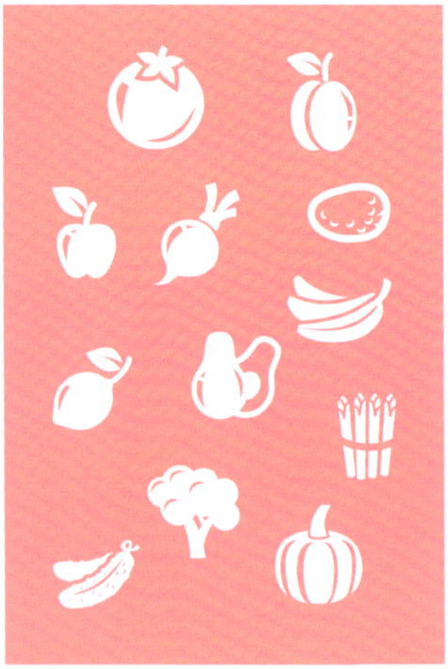

坐月子宜吃不宜吃早知道

进入产后第6周，新妈妈的身体恢复得差不多了。对于饮食的选择，建议新妈妈选择能够提高乳汁质量的食物。同时，减少对脂肪的摄入。

宜少吃高热量食物

产后第6周，新妈妈除了需要科学合理地安排饮食之外，对于一些含脂肪过多的高热量食物，如各种植物油、奶油、油炸品和油酥点心等都要加以节制。要知道，新妈妈食用了高热量食物，会通过乳汁传给宝宝，对宝宝的健康不利。

宜补水排毒

多喝水能够加强身体的排毒，而人体所有的生化反应都需要依靠水才能进行。当人体水分少的时候，代谢废物无法完全清除，积存在体内会危害身体健康。不仅如此，身体中的水分是否充足还是决定瘦身成败的关键因素。所以，新妈妈多补水是每天必须要做的事情。

宜饮食+运动瘦身

新妈妈在身体恢复得不错的情况下，可以从饮食和运动两方面达到瘦身的效果。饮食要清淡，在滋补的同时多摄取一些蔬菜、水果和各类谷物。此外，可适当进行瘦身锻炼，但是，锻炼的时间不可过长，运动量也不能过大，要注意循序渐进，逐渐增加运动量。

宜常食糙米

糙米属于粗粮，相比精米含有更多的膳食纤维，因此可以成为新妈妈的肠胃“清道夫”。每天都吃一顿糙米饭，可以慢慢改善便秘，有助于体内毒素的排出，不但对健康有益，更有助于保持身材的苗条和皮肤的干净透亮。新妈妈如果觉得糙米难以下咽，就一半精米一半糙米地混着蒸煮。吃糙米饭还有一个好处，因为它比较硬，所以需要充分咀嚼，这很容易使人产生饱腹感，而且对牙齿有利。牙齿不好的新妈妈可选择糙米粥来食用。

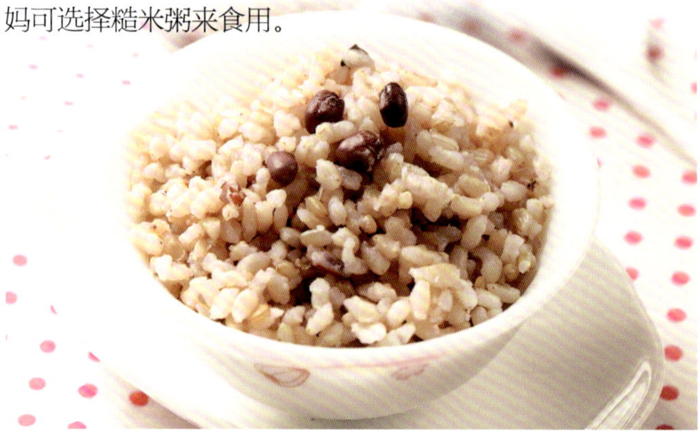

早晨喝水，养生又瘦身：我们在夜晚睡觉的时候，身体在排泄、呼吸的过程中消耗了体内大量的水分，在早上起床后，人的身体会处于生理性的缺水状态，所以早晨及时补充水分，对身体很有好处。

> **产后42天内，不能盲目节食减肥。**

不宜吃高油、高盐、高糖的零食

新妈妈怀孕前如有吃零食的习惯，在哺乳期内要杜绝不健康零食的摄入。大部分的零食都含有较多的盐和糖，有些还是经过高温油炸过的，并加有大量的食用色素。现在新妈妈还在哺乳，对于这些零食，新妈妈要主动拒绝，避免食用后对宝宝的健康产生不必要的危害。

扫一扫，教你不同季节坐月子的饮食注意事项

不同季节的饮食注意事项各不同，新妈妈来了解一下吧。

少喝茶、咖啡和碳酸饮料

哺乳期间新妈妈应少喝浓茶。因为茶中的鞣酸被胃黏膜吸收，进入血液循环后，会产生收敛作用，从而抑制乳腺的分泌，造成乳汁的分泌障碍。咖啡会使人体的中枢神经兴奋。虽然没有证据表明它对宝宝有害，但也同样会引起宝宝神经系统兴奋。碳酸饮料不仅会使哺乳妈妈体内的钙流失，它含有的咖啡因成分还会使宝宝吸收后兴奋。

不宜食用鸡精、味精

鸡精、味精的主要成分是谷氨酸钠，会通过乳汁进入宝宝体内，与宝宝血液中的锌发生特性结合，生成不能被吸收利用的谷氨酸，随尿液排出体外。这样会导致宝宝缺锌，出现味觉减退、厌食等症状，还会造成智力减退、生长发育迟缓、性晚熟等不良后果。新妈妈在整个哺乳期或至少在产后3个月内应少吃或不吃鸡精、味精。

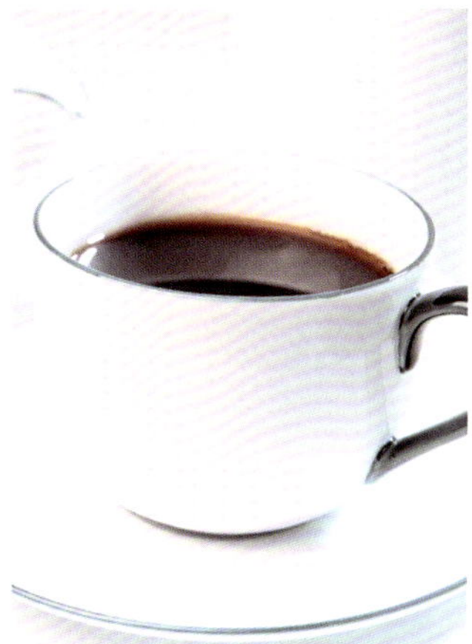

忌吃减肥药

几乎所有的减肥产品都含有利尿剂、泻药和膨胀剂，这些成分对我们的身体都是不利的。而服用药物一般减的是水分，而不是脂肪，一旦停止服用后，就会出现严重的便秘、反弹现象。最重要的是药物会通过母乳进入宝宝体内，给宝宝带来的影响后患无穷。

所以，减肥药对新妈妈来说并不是好的选择，不仅减肥效果不佳，容易反弹，而且对宝宝也存在威胁，合理控制饮食和适当的运动才是最佳的减肥瘦身方法。

恢复快不长肉的月子餐

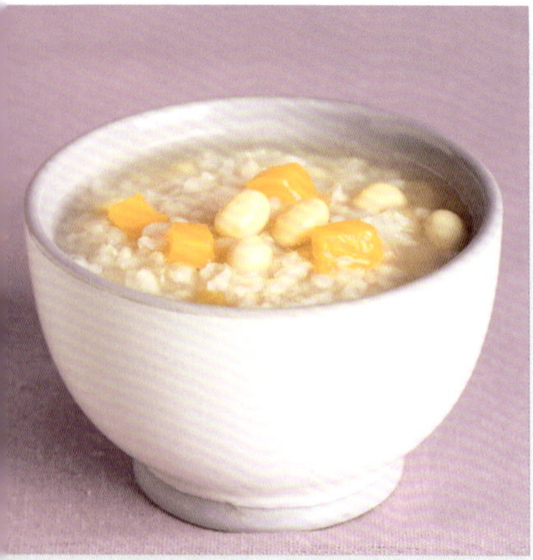

黄豆糙米南瓜粥

原料：糙米 80 克，黄豆 20 克，南瓜 50 克。

做法：1. 黄豆、糙米分别洗净，浸泡 1 小时；南瓜洗净，去皮、去瓤，切块。2. 糙米、黄豆、南瓜块一同放入锅内，加适量清水大火煮沸，转小火煮至粥稠即可。

营养功效：糙米和南瓜容易让新妈妈有饱腹感，有利于控制食量及体重。

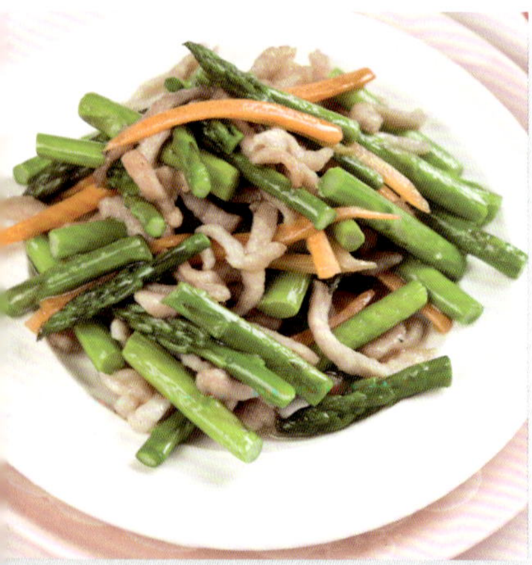

芦笋炒肉丝

原料：猪瘦肉 50 克，芦笋 40 克，胡萝卜 20 克，葱丝、盐、白糖各适量。

做法：1. 猪瘦肉切丝备用；芦笋洗净，切段；胡萝卜洗净，切丝。2. 锅中烧开水，放入芦笋段和胡萝卜丝焯一下，捞出备用。3. 油锅烧热，煸香葱丝，倒入猪瘦肉丝煸炒至变色。4. 倒入芦笋段和胡萝卜丝一起翻炒，加盐、白糖调味即可。

营养功效：猪瘦肉含有蛋白质，营养又不易增重。

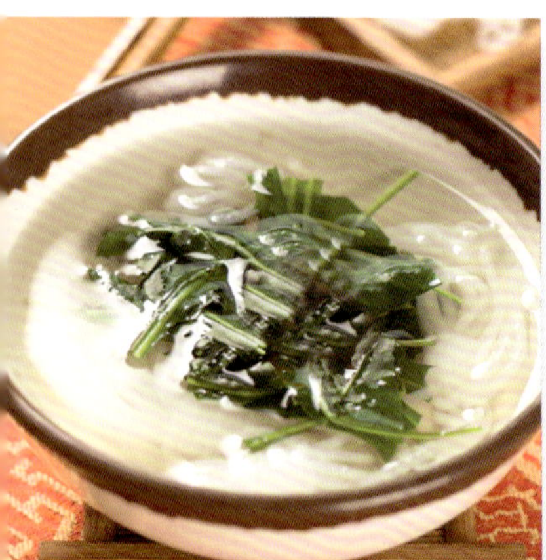

荠菜魔芋汤

原料：荠菜 150 克，魔芋丝 100 克，姜丝、盐各适量。

做法：1. 荠菜洗净，切段；魔芋丝洗净，用热水煮 2 分钟去味，沥干。2. 锅内加清水、魔芋丝、姜丝一同用大火煮沸。3. 放入荠菜段，转中火煮至荠菜熟软，加盐调味即可。

营养功效：魔芋食后有饱腹感，可减少食物的摄入量，从而控制热量的摄入，避免脂肪堆积。

产后过了 6 周，新妈妈可以适当瘦身了！本周新妈妈身体基本恢复，腹部松弛的状况已经改善，饮食基本上可以与孕前一样，但哺乳的新妈妈还需要持续增加营养，以保证乳汁的分泌。

炒豆皮

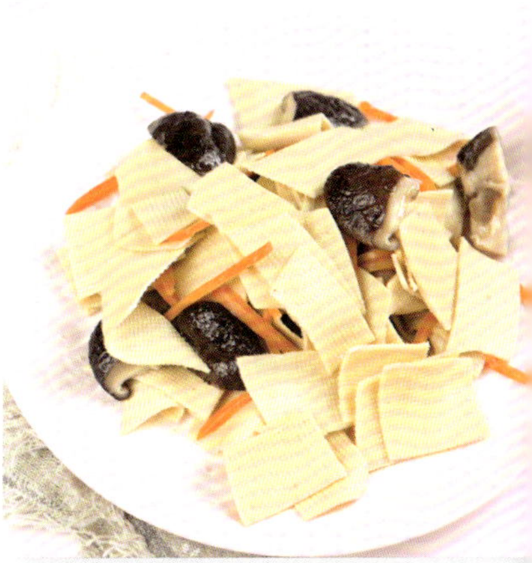

原料：豆皮 1 张，香菇、胡萝卜各 20 克，香油、姜片、盐各适量。

做法：1. 香菇洗净，切块；胡萝卜洗净，切丝；豆皮切条。2. 将香油烧热，爆香姜片，再放入豆皮条、胡萝卜丝、香菇块，炒熟放盐调味即可。

营养功效：炒豆皮简单又营养，是很多新妈妈喜欢的一道素食。

香煎豆渣饼

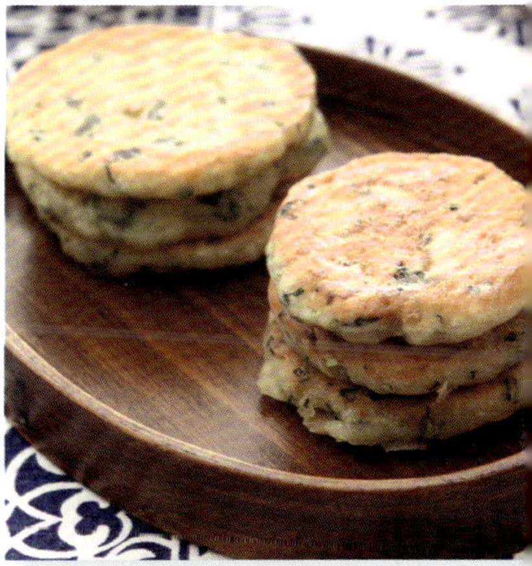

原料：豆渣、面粉各 100 克，鸡蛋 1 个，青菜、白胡椒粉、盐各适量。

做法：1. 青菜洗净焯烫，切碎；鸡蛋打散，加入豆渣、青菜碎、盐、白胡椒粉搅拌均匀，再加入面粉搅拌成面团。2. 手上蘸清水，取适量面团做成圆饼状。3. 油锅烧热，小火煎炸至两面金黄色即可。

营养功效：豆渣有降脂、防便秘、预防骨质疏松、降糖等作用。

冬瓜蜂蜜汁

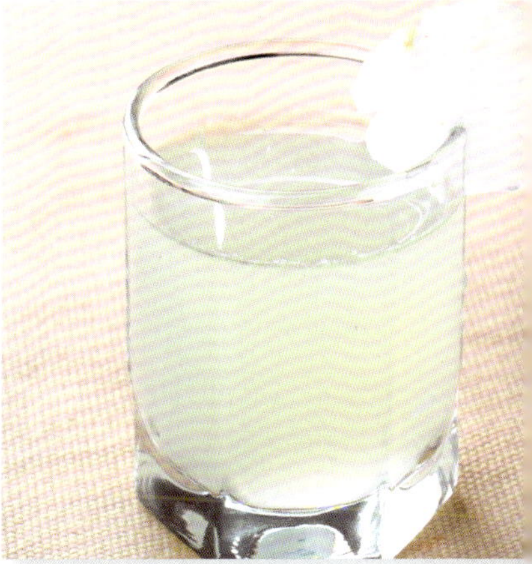

原料：冬瓜 100 克，蜂蜜适量。

做法：1. 冬瓜去皮、去瓤，洗净，切块。2. 锅中加水，放入冬瓜块煮熟，捞出冬瓜块。3. 将煮熟的冬瓜块和适量温开水放入榨汁机中榨汁，去渣取汁，加入蜂蜜即可。

营养功效：冬瓜的膳食纤维含量丰富，且不含脂肪，有利水消肿的功效，适合产后水肿、便秘的新妈妈食用。

手把手教你护理新生儿

宝宝出生后的 42 天左右，需要去医院进行产后发育检查。这个检查一定要做，这是婴儿疾病检查的最好时机，医生还可以根据宝宝的发育状况给予父母一对一的喂养和护理指导。

带宝宝做 42 天体检

从出生开始，宝宝成长发育的每一步都至关重要。定期进行儿童健康体检，早诊断早治疗，帮助新手父母更好地把握宝宝的成长过程。宝宝出生 42 天的筛查，是他的第一次体检，对宝宝来说意义重大。

一般来讲，宝宝要做的检查包括体重、身长、头围、胸围的测量、听力筛查等。

体重	是判定宝宝体格发育和营养状况的一项重要指标。测量体重时宝宝最好空腹并排去大小便，测得的数据应减去宝宝所穿衣物及尿布的重量
身长	是宝宝骨骼发育的一项主要指标。身长受很多因素的影响，所以，一定要保证宝宝营养全面、均衡，睡眠充足，并且每天保持一定的活动量
头围	能够反应宝宝的脑发育情况、脑容量大小，宝宝的头围发育过快或过慢都是不正常的
胸围	胸围的数据可反映宝宝胸部的发育状况，包括肺的发育、胸廓的发育以及胸背肌肉和皮下脂肪的发育程度
听力筛查	能及早发现听力有问题的婴儿，给予适当的治疗及训练

正确对待宝宝的枕秃

宝宝的后脑勺，也就是脑袋与枕头接触的地方，出现了一圈头发稀少或没有头发的枕秃现象。这圈小小的“不毛之地”将宝宝的头部分成了奇怪的“上下两半球”。孕期营养摄入不够、缺钙或者佝偻病的前兆可能出现枕秃，不过大部分的枕秃往往是因生理性的多汗、头部与床面经常摩擦而形成的。

枕秃的预防

加强护理：3 个月以后，可以给宝宝选择透气、高度适中的枕头，发现有潮气，要及时更换枕头，以保证宝宝头部的干爽。

调整室温：由于宝宝自主神经发育不稳定，睡觉时容易出汗，新妈妈应注意调整室温。温度太高引起出汗，会让宝宝感到不舒服，同时很容易引起感冒等其他疾病。

多晒太阳：每天带宝宝到户外晒晒太阳，紫外线的照射可以使人体自身合成维生素 D，避免缺钙。

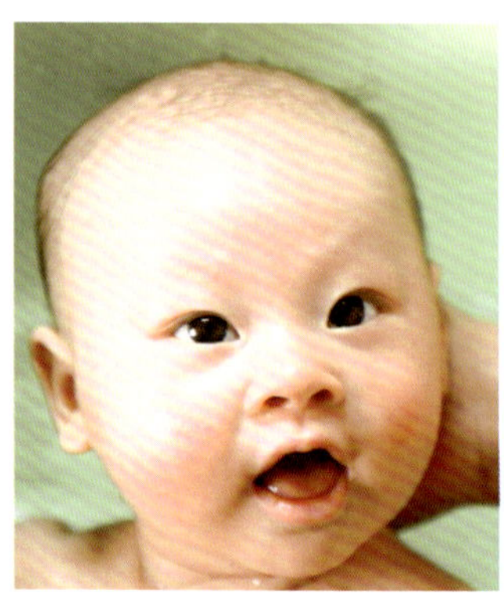

宝宝腹泻如何处理

宝宝消化功能尚未发育完善，由于在胎内是母体供给营养，出生后需独立摄取、消化、吸收营养，消化道的负担明显加重，在一些外因的影响下很容易引起腹泻。

新生儿大便次数较多，特别是吃母乳的宝宝大便更多更稀一些，不一定不正常。有很多因素会造成宝宝腹泻，应该先找找原因，然后对症采取措施治疗腹泻。有些宝宝的腹泻是生理性的，可不必治疗，会随年龄的增长逐渐好转。

腹泻的宝宝需要新妈妈的细心呵护，宝宝腹泻时的护理要点如下：

隔离与消毒：接触生病宝宝后，应及时洗手；宝宝用过的碗、奶瓶、水杯等要消毒；衣服、尿布等也要用开水烫洗。

注意观察病情：记录宝宝大便、小便和呕吐的次数、量和性状，就诊时带上大便采样，以便医生检验、诊治。

外阴护理：勤换尿布，每次大便后用温水擦洗臀部，女宝宝应自前向后冲洗，然后用软布吸干，以防泌尿系统感染。

宝宝便秘怎么办

新生儿发生便秘的情况不是非常多，但新生儿早期有胎粪性便秘。这是因为胎粪稠厚、积聚在结肠和直肠内，使得排出量很少，产后 72 小时还尚未排完，表现为腹胀、呕吐、拒奶。对于这种类型的便秘，父母可在医生指导下使用开塞露助排便。胎粪排出后，症状消失不再复发。如果随后又出现腹胀这种顽固性便秘，要考虑是否患有先天性巨结肠症。

新生儿便秘容易发生在人工喂养的宝宝身上。如果排便并不困难，并且大便也不硬，宝宝精神好，体重也增加，这种情况就不是病。如果排便次数明显减少，每次排便时还非常用力，并在排便后可能出现肛门破裂、便血，则应积极处理，及时到医院诊治。千万不可自行用泻药，因为泻药有可能导致肠道的异常蠕动而引起肠套叠，如不及时诊治，可能造成肠坏死，严重时会危及宝宝的生命。

预防宝宝生痱子

不少新妈妈总担心宝宝受凉，即便是在夏季，也给宝宝穿得很厚，很容易捂出痱子。另外，室内通风差、宝宝皮肤不清洁等使汗腺孔被堵塞，汗液排泄不畅也会导致痱子出现。夏季父母要注意预防宝宝生痱子，具体措施如下：

注意宝宝皮肤清洁卫生，要及时换下宝宝身上沾有汗渍的衣服，一天洗一两次澡，这样宝宝就不会长痱子了。夏季的衣服材质是很重要的，应穿吸水性好的薄棉布衣服，而且衣服要宽松，热量被散发出来，汗水被棉布衣服吸去自然不易长痱子。在炎热的夏天，不要一直抱着宝宝，尽量让宝宝躺在床上，以免长时间在大人怀中，散热不畅，捂出痱子。

扫一扫，教你使用痱子粉的注意事项

痱子粉是用来给宝宝防止痱子用的，但是由于宝宝还小，为了避免给宝宝造成伤害，爸爸妈妈在给宝宝擦拭痱子粉时，还有一些注意事项需了解。

附录

孕期食物“黑名单”

	食物名称	不宜吃原因
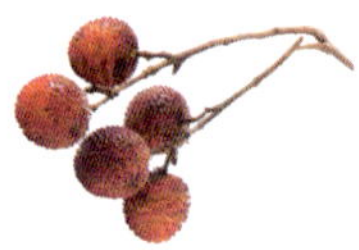	荔枝	荔枝性温，容易引起上火，并且含有丰富的糖分，孕妇应少食，有妊娠糖尿病症状的孕妈妈忌食，否则会引发高血糖
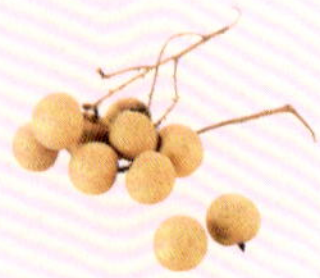	桂圆	孕妈妈阴血偏虚，往往出现大便燥结、心悸燥热的症状。吃桂圆后不仅增添胎热，还会引起见红等先兆流产症状。同时桂圆还含有丰富的糖分，容易引发妊娠糖尿病
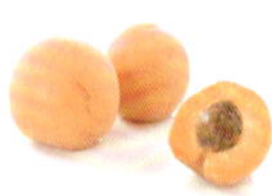	杏	杏性热，有滑胎作用。另外，苦杏仁有毒，为了避免其毒性物质透过胎盘屏障影响胎宝宝，孕妈妈应忌食苦杏仁
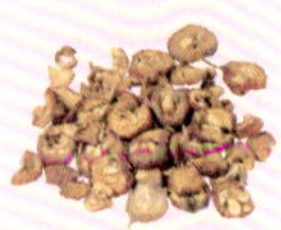	山楂	山楂会刺激子宫收缩，可能导致流产。在孕早期只能少量食用，有流产史或有流产征兆的孕妈妈忌食
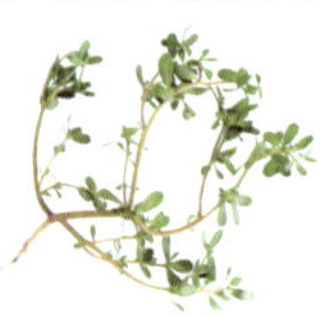	马齿苋	马齿苋性寒凉，对子宫有明显的兴奋作用，会使子宫收缩次数增多、强度增大，易造成流产，孕妇宜少食
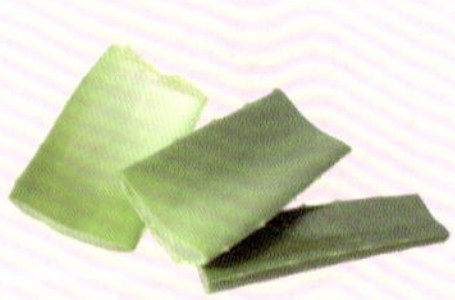	芦荟	芦荟有促进子宫收缩的作用，孕妈妈食用芦荟容易导致阴道出血，甚至造成流产，孕妇应少食

	食物名称	不宜吃原因
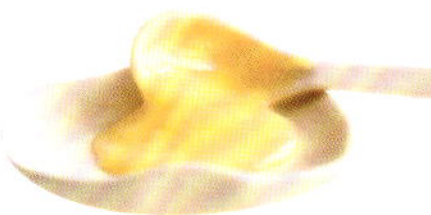	蜂王浆	蜂王浆中的激素物质会刺激子宫，引起宫缩，干扰胎宝宝的生长发育，使胎宝宝过大，不利于分娩
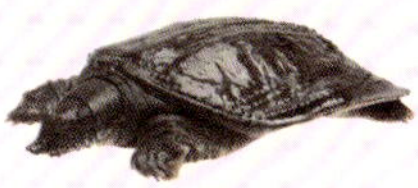	甲鱼	容易引起肠胃不适。妊娠合并慢性肾炎、肝硬化、肝炎的孕妈妈也不宜吃甲鱼，有可能诱发肝性脑病
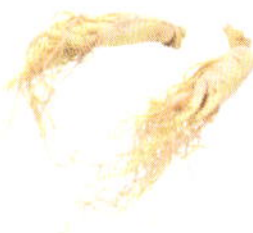	人参	会使孕妈妈产生皮疹、水肿、高血压等阴虚火旺的症状，甚至导致流产。胎宝宝对人参的耐受性很低，且孕期不要随意吃药，中药也不行，因此孕妇忌食人参
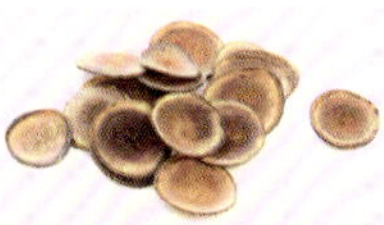	鹿茸	经常服用鹿茸会加剧呕吐、水肿、高血压、便秘等症状，甚至引发流产，孕妇忌食
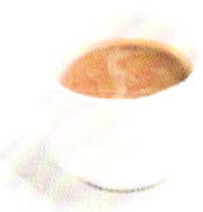	咖啡	会使孕妈妈难以入睡，影响胎宝宝的骨骼成长，有可能出现手指、脚趾畸形的情况
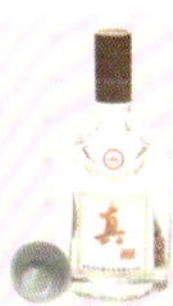	酒	酒精可以毫无阻挡地通过胎盘，孕妈妈不能饮酒，否则会导致胎宝宝面部和大脑发育不健全或呈明显畸形状态
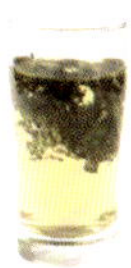	浓茶	含有大量的单宁，能和食物中的其他营养成分凝集沉淀，影响孕妈妈和胎宝宝对蛋白质、铁、维生素的吸收
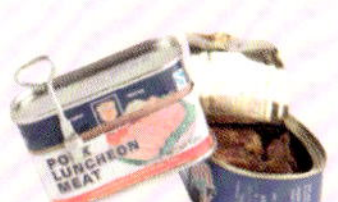	罐头食品	在制作过程中加入了一定量的添加剂，孕妈妈过量食用会对胎宝宝健康不利

图书在版编目（CIP）数据

备孕怀孕分娩坐月子知识早知道 / 陈达书主编 . -- 南京：江苏凤凰科学技术出版社，2021.1
（汉竹 • 亲亲乐读系列）
ISBN 978-7-5713-0613-7

Ⅰ . ①备… Ⅱ . ①陈… Ⅲ . ①妊娠期－妇幼保健－基本知识②分娩－基本知识③产褥期－妇幼保健－基本知识 Ⅳ . ① R715.3 ② R714.3 ③ R714.6

中国版本图书馆 CIP 数据核字 (2019) 第 234744 号

中国健康生活图书实力品牌

备孕怀孕分娩坐月子知识早知道

主　　编	陈达书
编　　著	汉　竹
责任编辑	刘玉锋　黄翠香
特邀编辑	李佳昕　张　欢
责任校对	杜秋宁
责任监制	刘文洋
出版发行	江苏凤凰科学技术出版社
出版社地址	南京市湖南路 1 号 A 楼，邮编：210009
出版社网址	http://www.pspress.cn
印　　刷	合肥精艺印刷有限公司
开　　本	720 mm × 1 000 mm　1/16
印　　张	16
字　　数	320 000
版　　次	2021 年 1 月第 1 版
印　　次	2021 年 1 月第 1 次印刷
标准书号	ISBN 978-7-5713-0613-7
定　　价	46.00 元